痛み、疲れは

「動いて」消す！

人体力学

Body Dynamics

…手・井本整体主宰　医学博士

井本邦昭

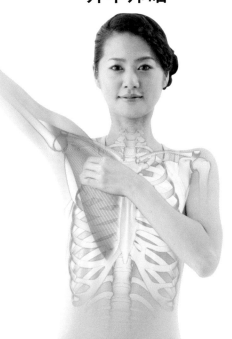

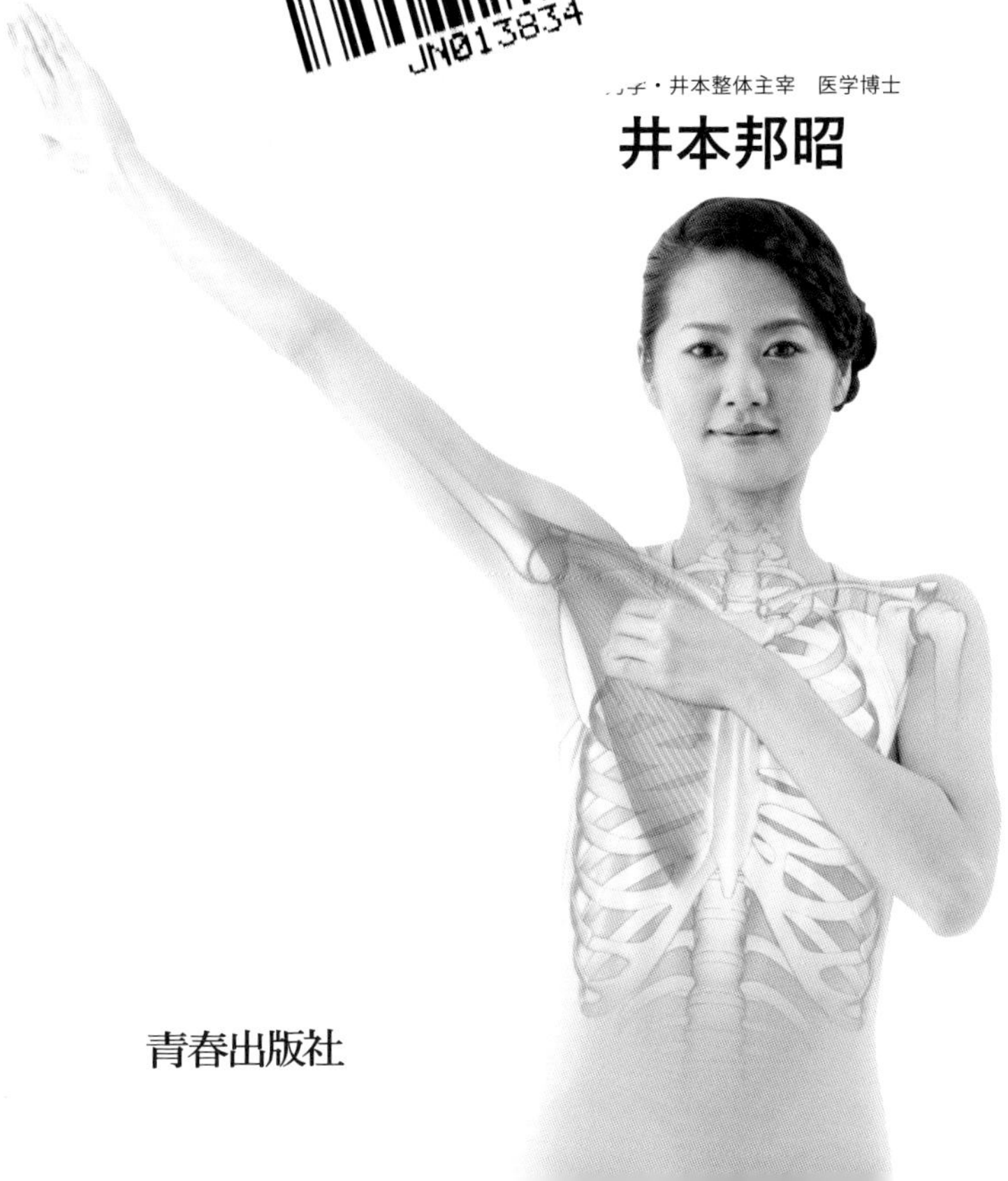

青春出版社

はじめに――「本来の動き」を取り戻せば不調が消える！

首や肩がこる、一晩寝ても疲れが抜けない、ちょっとしたことでもイライラしてしまう――休んだり、マッサージしたり、リラックスできるよう心がけたりと、いろいろなことをやっているのに、何をやってもよくならない。

その原因は、もしかしたら「**体の使い方**」にあるのかもしれません。

痛みや疲れがあると、休んだほうが体にいいと思いがちですが、逆に体を動かしたほうがいい場合もあります。なぜなら、**生きているということは、動きがあるということ**だからです。

私たちの体は、もともと「動く」ようにできています。ただし、やみくもに動けばいいというものではありません。「体本来の動き」ができてこそ、痛みもなく自由な動作が可能になるのです。

例えば腰痛があると歩くのもつらかったり、首を寝違えると曲げることができないように、体のどこかに異常があれば動きに支障が出てきます。こうした不調は「本来の動き」から遠ざかっているために起きています。

では、どうすればいいのかというと、**休むのではなくあえて「動く」ことで、体の「本来の動き」を取り戻す**のです。

そのための方法が、この本でお伝えする「人体力学」です。

人体力学とは、60年にわたり整体指導をおこなってきた私が考案した、体のしくみから不調の根本にアプローチする方法です。

整体というと、体だけに働きかけるように思われるかもしれませんが、私は長年多くの方の体を見てきた経験から、「**体と心は別物ではなく、同じものだ**」と考えています。そのため、整体指導の場でも、心の状態も含めて体を見るようにしています。

実際、体が整うことで心までラクになります。逆に、心の状態をいい方向に導くことで、体の不調が改善するケースも多く見てきました。

そこでこの本では、「**体と心の両方に効く人体力学**」について解説していきます。

「本来の動き」というのは、体だけでなく心にもあります。体も心も、「本来の動き」を取り戻すことで、不調を寄せつけない自分へと変わっていくのです。

『痛み、疲れは「動いて」消す！　人体力学』　目次

1章

人体力学が痛みと疲れに効く！

不調の根本にアプローチする整体法

2章

体と心がラクになる人体力学

今、気になる症状を「動いて」消す！

体に効く人体力学体操

3章

「体のクセ」を知って疲れない体をつくる

ストレスタイプ別の人体力学体操

撮影……石田健一
ヘアメイク……平塚美由紀
モデル……森崎亜矢（スペースクラフト）
ＣＧ制作……（株）BACKBONEWORKS
本文イラスト……千原櫻子
本文デザイン……青木佐和子

本書は『1日5分！　ストレスに強くなる整体法』（2011年・小社刊）に大幅な加筆・修正を加えてリニューアルしたものです。

1 章

人体力学が痛みと疲れに効く!

不調の根本にアプローチする整体法

肩をもんでもまた肩こりになる理由

私はこれまでに整体を通して、100万人以上の方の体を診てきました。そして不調を抱えている人で、自分自身が自覚していないところに根本の原因があるというケースを数多く見てきました。

例えば肩こり。乳酸がたまることで筋肉が硬直し、血流が悪くなった状態です。それを改善するために、マッサージなどで硬いところをもみほぐすと、血流がよくなり、こりも改善します。

ところが、しばらくするとまた肩こりがぶり返してきます。これは、体のどこかに肩こりを引き起こす「体のクセ」があるということです。このクセがなくならない限り、肩こりを根本的に治すことはできません。

「体のクセ」は、人によってさまざまです。姿勢が悪い、パソコン作業で腕を酷使《こくし》している、肩が冷えている……など、いろいろな要因があります。そして実は食べすぎで肩こりの症状が起こることも多いのです。

「なぜ、胃腸のトラブルが肩に関係するの？」

と不思議に思われるかもしれません。

食べすぎて胃腸が疲れると、それらの消化器を働かせる筋肉が緊張しはじめます。これが背骨に沿うようにしてある脊柱起立筋群《せきちゅうきりつきんぐん》にまで影響を及ぼします。脊柱起立筋群は肩こりと関係する僧帽筋《そうぼうきん》とも隣接しているため、力学的に、脊柱起立筋群の硬直が僧帽筋の硬直までも招いてしまうというわけです。

こうした筋肉や骨、内臓、さらには心のつながりを理解し、不調の根本を読み解くために考案したのが、この本で紹介する「人体力学」です。

不調を引き起こしている「体のクセ」に気づくことがなければ、いつまでも同じことを繰り返してしまいます。

今あらわれている症状の根本原因を探ると同時に、その原因を取り去ることで症状を消す。それが人体力学の最大の特長なのです。

不調の原因は「体のサビ」にある

こりや痛み、疲れといったさまざまな不調をもたらす原因はどこにあるのでしょうか。

人体力学では、こうした不調の原因は「体のサビ」にあると考えます。

鉄がサビると、劣化して脆《もろ》くなりますね。それと同じようなことが、体のなかでも起こっているということです。

体にサビがあると、その部分の血流やリンパの流れが滞ります。こうした部分的に淀んだ箇所は、悪化してその状態が長引くと、不調や病気の原因になります。筋肉のこりや痛みを引き起こし、関節の各部位の動きが悪くなり、臓器や神経伝達の働きを低下させてしまいます。

このサビは、体のゆがみや疲れ、ストレスなどがたまることで生じます。その部分の筋肉が硬くこわばっていることから、人体力学では「硬結《こうけつ》」といいます。硬結はＭＲＩやレントゲンなどに映ることはありませんが、例えば腰痛があるとき、手で触れると腰のあたりに鉛筆の芯のような硬いものがあることがあります。これが硬結です。

人体力学の目的は、不調の根本の原因である、この硬結をとることです。その方法は3つあります。

1つは「操法《そうほう》」です。整体の技術を学んだ人が、体をいい状態にするためにおこなう施術です。その時々の体の状態を見ておこなうため大変効果があり、自分では越えがたい、あるいは越えるのに時間を要する壁を乗り越えたいときに真価を発揮します。

しかし、いつでも誰かの操法を受けられるわけではありません。操法が受けられないときのセルフケアとして考案されたのが、2つめの「人体力学体操」です。その症状を引き起こしているおおもとの部位を狙って体を動かします。

3つめは「熱刺激」です。風邪をひいて高熱が下がったあと、体全体がすっきりしたと感じたことはないでしょうか。実は発熱は、全身を一気にゆるめてリセットする効果があるのです。しかし、熱を出そうと思ってもなかなか出せるものではありません。そこで、意図的に体を温める方法もあります（4章参照）。

次章では、この2つめの人体力学体操を紹介していきます。

人体力学で重視する体の3つのポイント

人体力学では、体のなかでも「肺」「背骨」「お腹」を重要な場所と考えています。

特に現代人は、肺、つまり呼吸器にかかわる機能が弱くなっています。また、自律神経とも関係が深い背骨は、ストレスなどの影響を受けやすい箇所です。

もう1つ注意したいのが、お腹です。人体力学で体を診るときは、必ずお腹の状態をチェックします。お腹には、その時々の体や心の状態があらわれるからです。

ではこれから、その3つのポイントについて、詳しく説明しましょう。

肺…呼吸器が弱ると全身が弱っていく

街中を歩いていると、前かがみのいわゆる猫背になっている人をよく見かけます。それは、肺の力が弱くなっているのが大きな原因です。

実は、人体力学では肺が非常に重要な意味を持っています。肺の裏側には肩甲骨《けんこうこつ》があり、下側には、呼吸や運動に関係する横隔膜《おうかくまく》があることはご存じだと思います。肺がしっかりとしていれば、そうした周囲の骨や組織をきちんと支えてくれるので、自然と背筋の伸びた姿勢になります。

　ところが、現代人の多くは、デスクワークで姿勢が悪くなっています。また、ストレスがたまってくることにより、周囲を支える力が弱くなり、だんだんと前かがみの姿勢になってしまいます。このような人の肺に触れてみると、通常の位置よりも下がっていたり、こわばったり、極端な場合は萎縮《いしゅく》しているのがわかります。

　萎縮といっても、レントゲンで撮影をしたときに、目に見えて大きさが変わっているといったものではありません。でも、触ってみるとわかります。これが人間の体の不思議なところです。

　同じ手を握るのであっても、恋人と手をつないでいるのと、警察官に手をつかまれるのとでは感触の違いはすぐにわかるでしょう。たとえ手の大きさや握力といった数値が同じであっても、その違いは目をつぶっていてもわかるはずです。人体力学では、こうした感受性の違いを非常に重視しています。

　肺の力が弱まると全身のバランスに影響を及ぼします。前かがみが常態化してくると、バランスをとるために、あごを突き出さなくては歩けなくなります。また、左右の肩甲骨がだらりと広がって、腰の位置が下がってきてしまいます。すると、体の各器官や内臓があるべき位置から下がるため、負荷がかかって十分な働きができず、しまいには体の不調や病気を招くきっかけとなってしまうのです。

背骨…S字カーブが崩れると神経にも影響する

背骨（脊柱）もまた人体力学にとって重要な場所です。普段の体の使い方や姿勢、ストレスの影響などにより、この背骨が硬直してまっすぐになってしまうこともあります。「背骨がまっすぐになるのは、いいことではないか」と思うかもしれません。しかし、そうではないのです。

一般に背骨と呼ばれていますが、これは1本の骨ではなく、平たい円柱形をした骨（椎《つい》骨《こつ》）がいくつも重なり、組み合わさってできています。この椎骨が一つひとつじゃばらのように独立して動くことによって、背骨全体が前後左右に動けるわけです。

椎骨は全部で24個あり、首の部分にあるものを頸椎《けいつい》（7個）、胴の部分を胸椎《きょうつい》（12個）、腰の部分を腰椎《ようつい》（5個）と呼んでいます。さらに、その下に仙骨《せんこつ》、尾骨《びこつ》（尾椎3～5個）

と連なっています。

ここで重要なことは、背骨（つまり椎骨の連なり）は、まっすぐではないということです。ゆるやかにS字型の湾曲《わんきょく》をしているのが正常な状態です。この生理的湾曲が力学的にバネのような役割をしているために、私たちは重い頭を支えて二本足で直立できるのです。もし、背骨が一直線の棒のようであったら、頭を支えるのは難しくなってきます。

ところが、疲れやストレスがたまってくると、背骨がこわばってきて、だんだんと湾曲が小さくなっていきます。すると、頭を支えにくくなりますので、体全体のバランスも悪くなり、動きがぎこちなくなってしまうのです。動きにぎこちなさやこわばりのある人は、何かしらのストレスがたまっていると考えてもよいでしょう。

また、背骨は神経の通り道でもあり、そこから伸びた神経がさまざまな臓器へとつながっています。そのため、内臓の不調が実は背骨と関係していた、といったことも起こってくるのです。

お腹…体と心のバロメーター

お腹は心の状態に非常に敏感な場所です。おもしろくない仕事や勉強をしなくてはならないとき、嫌な人と会うときに、決まって腹痛や下痢を起こすという経験はないでしょうか。

実は、お腹というのは、体に関するあらゆる情報があらわれる場所でもあるのです。ストレスのような神経の働きや内臓の状態、全身のバランスまで、お腹を見て触れればわかると人体力学では教えています。

例えばストレスがかかっている人は、お腹全体の肌がザラザラして、吸いつくような弾力がなくなってきます。さらに、その人の体力が残っているかどうかで、お腹の硬さが2通りに分かれます。

お腹全体がだらりと弛緩《しかん》して、いかにも力が入らないという人は、ストレスに対して疲れ切っている状態です。こういう人はまず上手に睡眠や休養をとる必要があります。

一方、お腹全体、特に上腹部がカチカチに硬直して、緊張状態にある人もいます。これは、まだ体力がありながらストレスがたまっている状態です。このようなときは、3章で紹介する「胃腸タイプ」に効く体操を中心にして、緊張を解消するのがよいでしょう。

なお、人体力学では腹部の急所を「腹部調律点」として、12箇所定めています。適度な圧を加えることで、そこに意識が集中し、全身を整えることができます。自分の体調を知る際の参考にしてみてください。

腹部12調律点

井本整体ではお腹を見ることを重視しています。あお向けになった状態で、腹部調律点を１番から12番まで順に押さえていきましょう。指先に小さな溝やくぼみを感じたら、そこがポイントです。周辺と比べて硬くなっている箇所や、ずぶずぶと指が入っていく箇所があるかもしれません。最初のうちはわからなくても、毎日触っていると、硬いところやゆるんでいるところがわかるようになります。

腹部1番（痢症活点《りしょうかってん》）

右腹直筋が、肋骨とぶつかる位置。風邪をひく直前や肝臓の具合が悪いときにもここが硬直してくる。ストレスが長引いている人もここが硬直する。

腹部2番

1番と3番の中央。

腹部3番（感情抑圧点）

左腹直筋が、肋骨とぶつかる位置。精神的なストレスを受けて、イライラしてくると硬直してくる。

腹部12番

右腹直筋の外側で、肋骨から指1、2本分ほど下。十二指腸潰瘍になるとここの力が抜けてくる。

腹部11番

右腹直筋の外側で、へその真横あたり。十二指腸潰瘍になるとここの力が抜けてくる。

腹部10番

右腹直筋の外側で、腸骨の上端のラインのあたり。

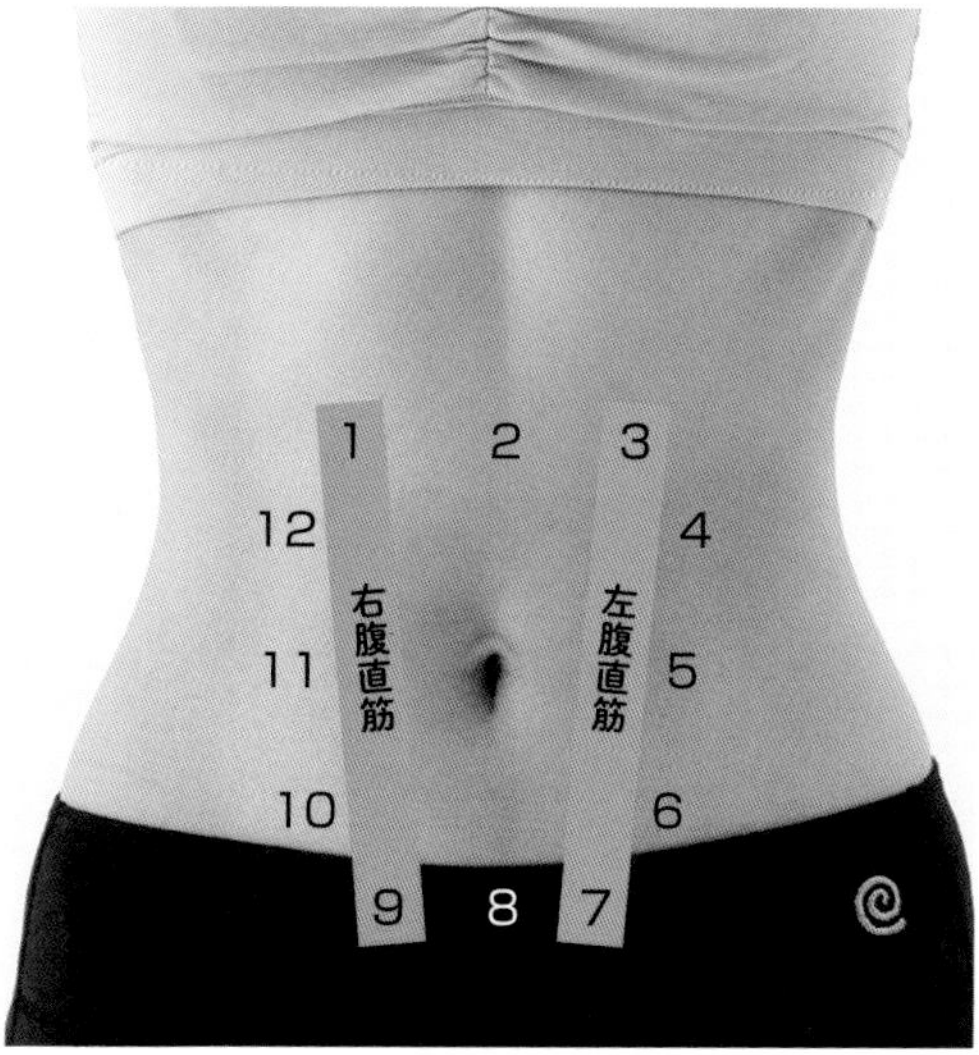

腹部4番

左腹直筋の外側で、肋骨から指1、2本分ほど下。胃潰瘍になるとここの力が抜けてくる。

腹部5番

左腹直筋の外側で、へその真横あたり。胃潰瘍になるとここの力が抜けてくる。

腹部6番

左腹直筋の外側で、腸骨の上端のラインのあたり。

腹部9番

右腹直筋の下のほうにあり、恥骨から指４本分ほど上。

腹部8番

へその下、恥骨から指４本分ほど上。

腹部7番

左腹直筋の下のほうにあり、恥骨から指４本分ほど上。

「心地いい」よりも少し中に入る程度の圧で押さえてください。

体と心はつながっている

先ほど、「筋肉や骨、内臓、さらには心のつながり」と述べたように、人体力学では体と心は別物ではなく、同じものと考えています。

医学的にいえば、体と心をつないでいるのは自律神経です。自律神経には交感神経と副交感神経があり、両者がバランスをとることで、私たちの体温や呼吸、内臓の働きなどをコントロールしています。

「大勢の人の前で話をするとき、心臓がドキドキする」

「人間関係の悩みで胃が痛い」

こうした心の状態に伴う体の変化には、自律神経がかかわっているのです。

この自律神経は背骨に沿って存在し、さらにさまざまな内臓へと張り巡らされています。

つまり、自律神経は背骨と密接な関係があるということです。もし、背骨にゆがみがあれば、当然自律神経にも影響を及ぼします。

また、近年増加している「心の病」を抱えている人には、共通する体の傾向があります。例えばうつの場合。人間関係や仕事のストレスが関係しているとよくいわれますが、うつの人は肺の弾力が低下して、肩甲骨や横隔膜の位置を正常に保つ力が弱くなっていることが多いのです。そうすると当然、姿勢が悪く前かがみになってきます。

さらに、肺の力が抜けたときに、首の力が抜けてガクッと前に落ちる形になるのが、うつの人の特徴です。

食道狭窄《きょうさく》や気管支狭窄を起こす人もこのような格好をしています。食道が狭《せば》まると、食べたものが詰まるようになってきます。また、気管支が狭まると深い呼吸ができなくなります。これでは精神的にもよいはずがありません。

うつの人の呼吸には特徴があって、ゆっくりしているので、一見すると深い呼吸をしているように見えます。しかし、実はゆっくりでありながら浅いのです。

首についてもう1つ付け加えると、うつの傾向がある人は概して首が細いという共通点があります。細いうえに力がないので、見た目でも、首に弾力や生気が感じられないというとわかりやすいかもしれません。

もう1つ、呼吸と関係が深いのがパニック障害です。

パニック障害の人の呼吸は、普段から浅く速いのが特徴です。しかも、ストレスが高まってくると、呼吸をしばらく止めてしまうこともしばしばあります。一般の人でも、極度に緊張をすると呼吸を止めるのですが、パニック障害の人はそれが頻繁《ひんぱん》にあるのです。

また、うつの人は首の力が抜けると述べましたが、それに対してパニック障害の人は、首が硬くなってきます。そのために、動作がぎこちなくなり、心理的にも融通が利かなくなります。

例えば、何かをやろうとして手を出すのですが、そのまま何もしないで手を引いてしまうということがよくあります。1つのことをするにも、1回ですっきり決まらずに、似たような動作を繰り返したり、やり直したりといったことが普段から見られます。

このような心の問題に対しては、休養する、薬を使うといった方法が一般的ではないでしょうか。

しかし、人体力学で体と心のつながりから読み解いていくと、**心にアプローチするよりも体からのアプローチが有効なこともあります**。次章では、こうした「心の疲れ」をとる人体力学体操も紹介します。

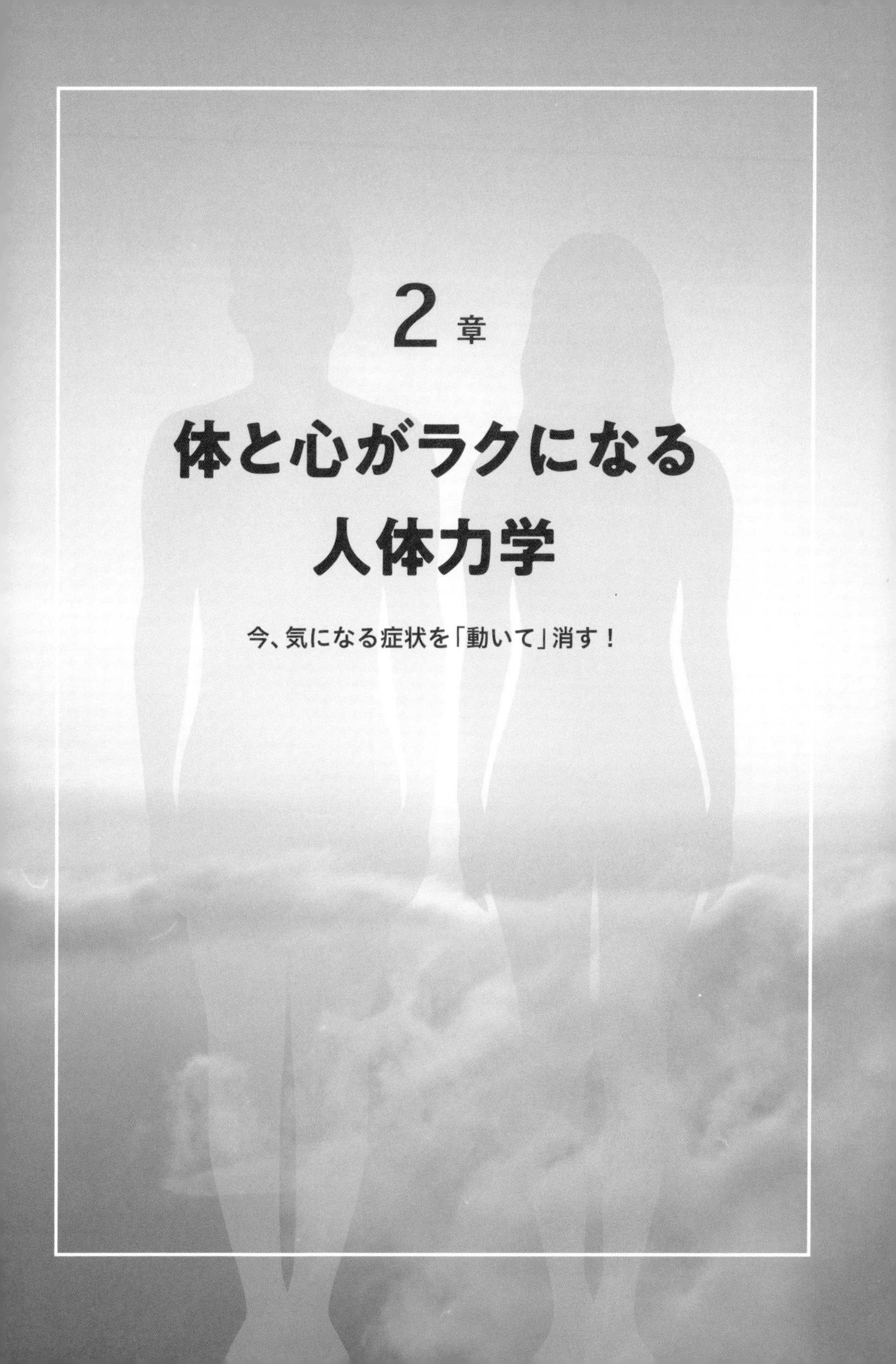

2章

体と心がラクになる人体力学

今、気になる症状を「動いて」消す！

「10秒刺激」で体も心も一気にラクになる！

ではこれから、体と心のさまざまな不調を改善する人体力学体操のやり方を解説していきましょう。

ここまで述べてきたように、人体力学では「体のサビ」をとることで回復力を高めるのを目的としています。

そこでおこなうのが、体の急所を狙って刺激を与えること。

例えば「肝臓の急所は第9肋骨」「睡眠の急所は大胸筋」など、それぞれの症状の改善に適した骨や筋肉があるのです。

刺激する時間はたったの10秒。短いと思われるかもしれませんが、狙った場所を刺激できれば、驚くほどの効果を得ることができます。この急所を「的《まと》」として意識することが大切です。

「的」は、必ずしも異常を感じている場所そのものとは限りません。肩こりが胃の疲れから来ることもあるように、不調の根本原因は必ずしも患部にあるとは限らないからです。そのため一見遠回りのように思うかもしれませんが、それぞれの体操で「的」にしている骨や筋肉を意識しながらおこなうと、確実に体は変わっていきます。どの体操が体のどの部分に働きかけるのかは、28～29ページにある体の骨格図や、各体操で解説している骨や筋肉の図で確認してください。

実際にやってみるとわかると思いますが、普段動かしていない場所を使うものが多くあります。まずは形を真似るところからスタートしてみてください。

なかにはちょっと苦手な動きもあるかもしれません。実はそのようなやりにくい体操こそ、今のあなたにとって必要な体操です。

ラクにできる動きというのは、逆にいうと今のあなたに必要のない動きともいえます。「できる体操」よりも「できない体操」を優先的におこなうようにしましょう。

体操をおこなうタイミングは、朝起きたときと夜寝る前をおすすめしています。1日のはじまりに体を整え、夜寝る前にその日の痛みや疲れをリセットするのが理想的です。

続けていくうちに、体と心が軽くなっていくことを感じられるでしょう。

前後の骨格

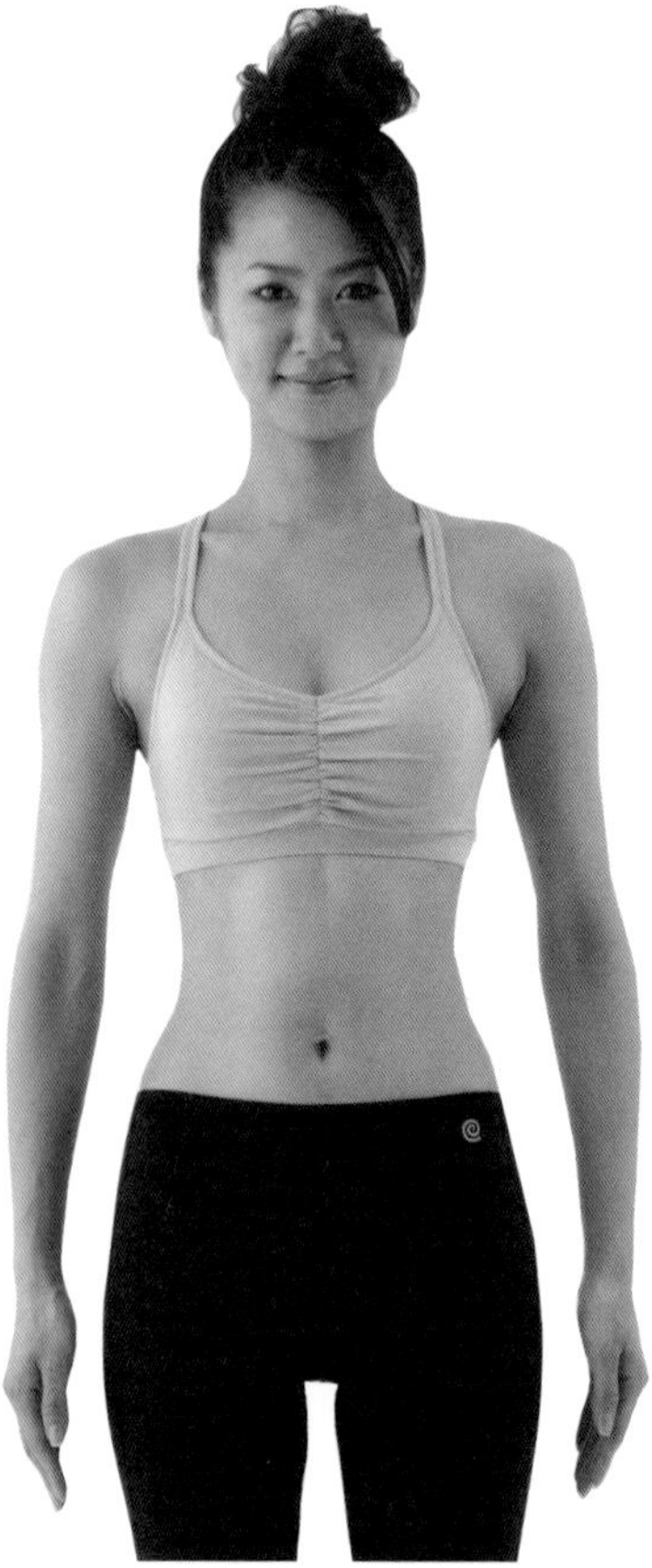

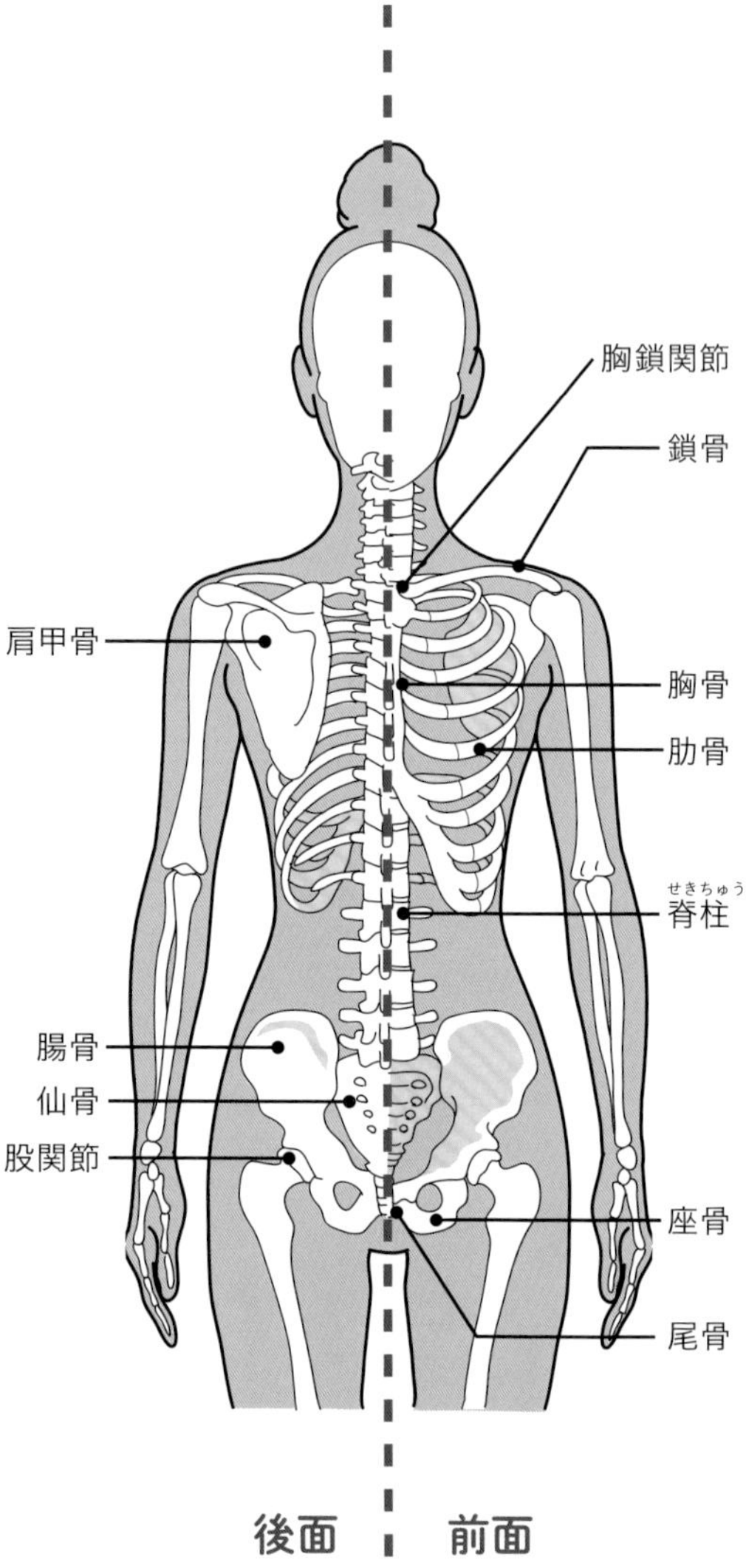
胸鎖関節
鎖骨
肩甲骨
胸骨
肋骨
脊柱《せきちゅう》
腸骨
仙骨
股関節
座骨
尾骨
後面
前面

背骨の骨格

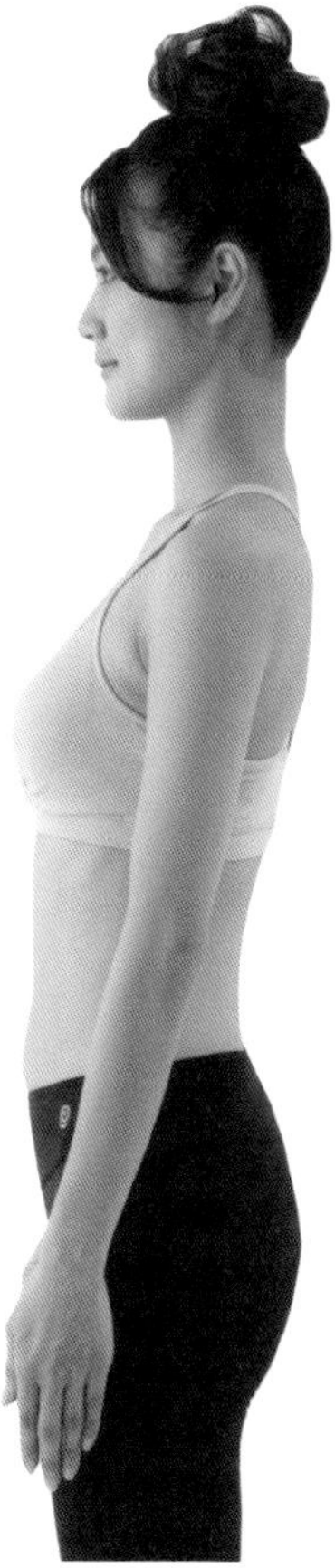

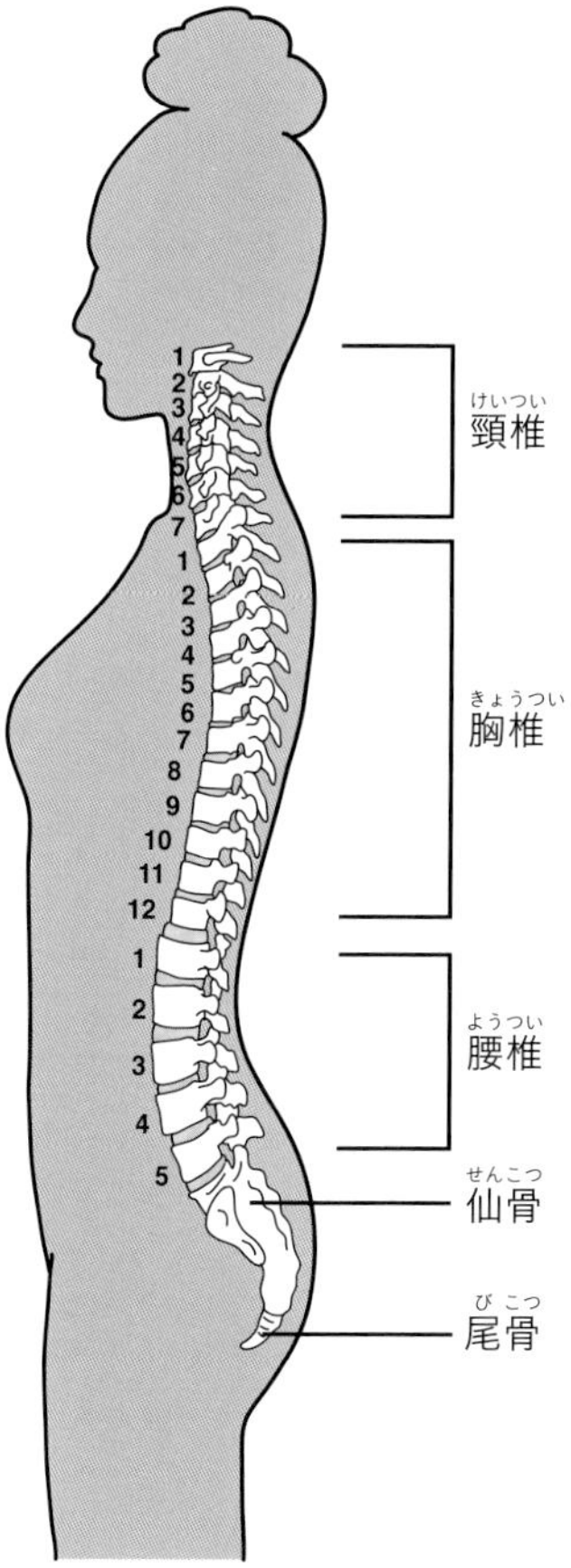
1
2
3
4
5
6
7
頸椎《けいつい》
1
2
3
4
5
6
7
8
9
10
11
12
胸椎《きょうつい》
1
2
3
4
5
腰椎《ようつい》
仙骨《せんこつ》
尾骨《びこつ》

【内縁の捻転《ねんてん》体操】

肩のこり、痛み、腕の症状

頭痛があるとき、肩や肩甲骨まわりにこわばり（こり、痛み）があるとき、肩甲骨に左右差があるときにも効果的です。左右片方ずつおこなってください。体が硬い人にも向いている体操です。

1 あお向けに寝て、一方の手は頭のほうにまっすぐ伸ばし、もう一方の手はラクにする。両足はまっすぐ伸ばす。

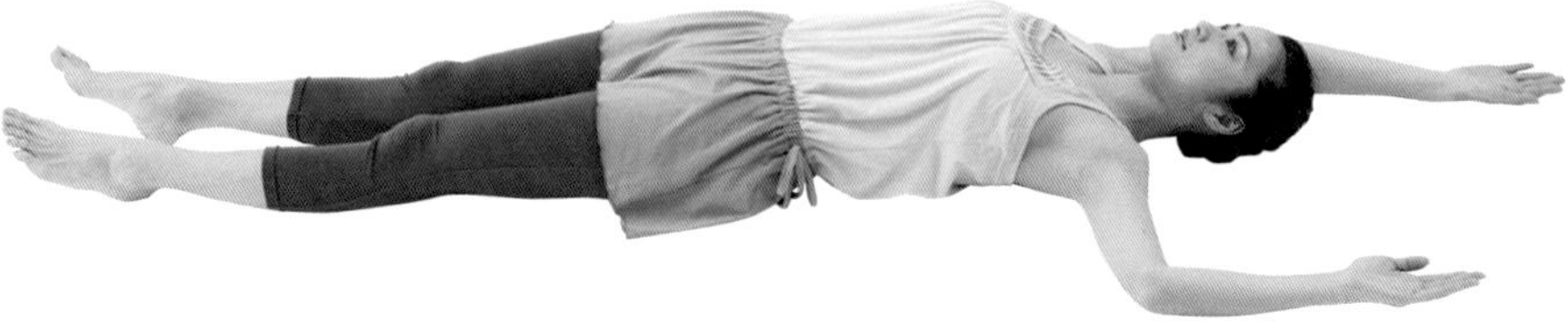

2 伸ばした手と反対側の足のひざを外側に曲げる。

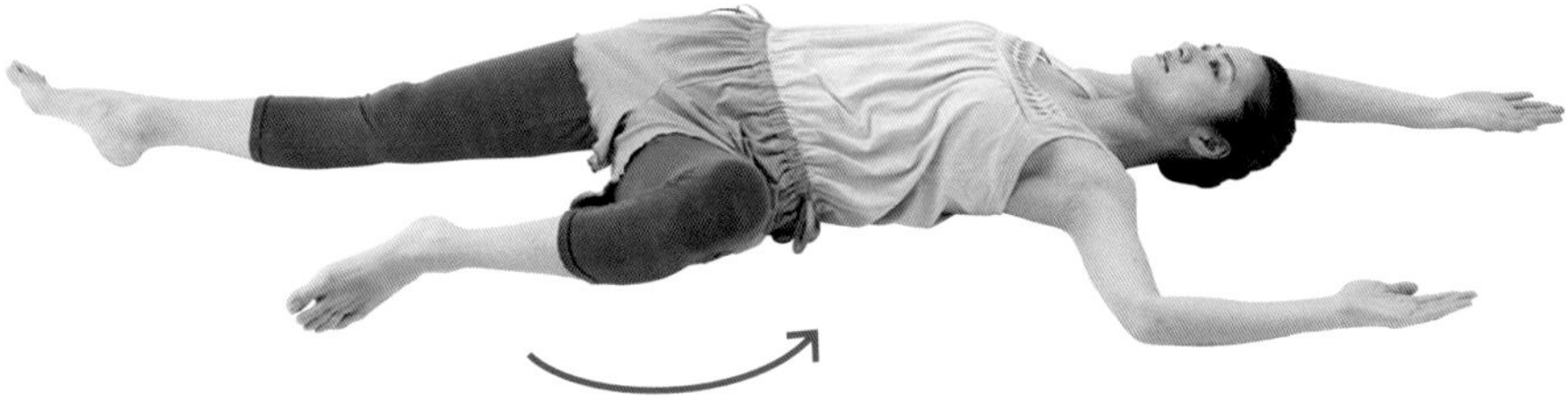

3 ひざを曲げたまま弧を描くようにして、足を体の前に移動させ（❶）、体をねじってひざを床につける（❷）。

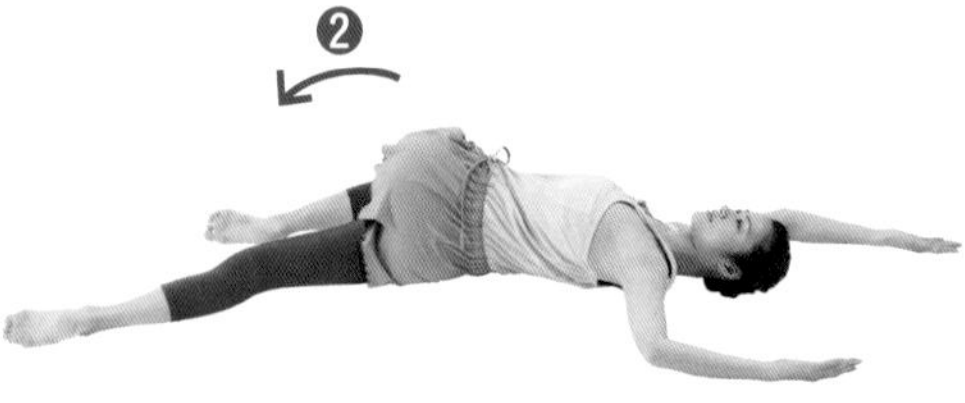

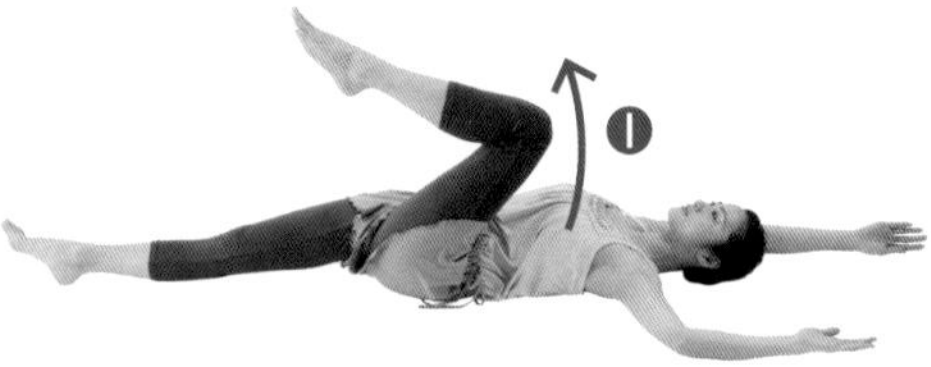

4 伸ばしている手と反対側の手をあげ、肩甲骨の内側に力が集まるのを感じたところで止める（体をひねったとき床から肩が45度くらい浮いた状態）。

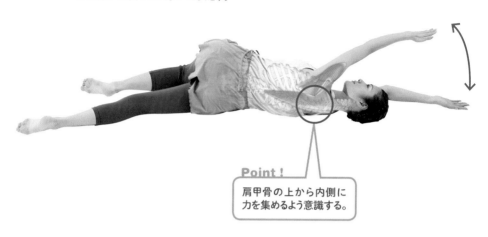

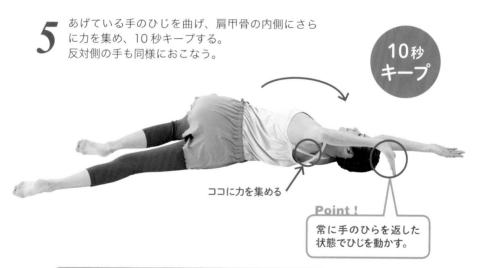

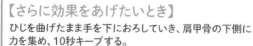

Point！
肩甲骨の上から内側に力を集めるよう意識する。

5 あげている手のひじを曲げ、肩甲骨の内側にさらに力を集め、10 秒キープする。
反対側の手も同様におこなう。

10秒キープ

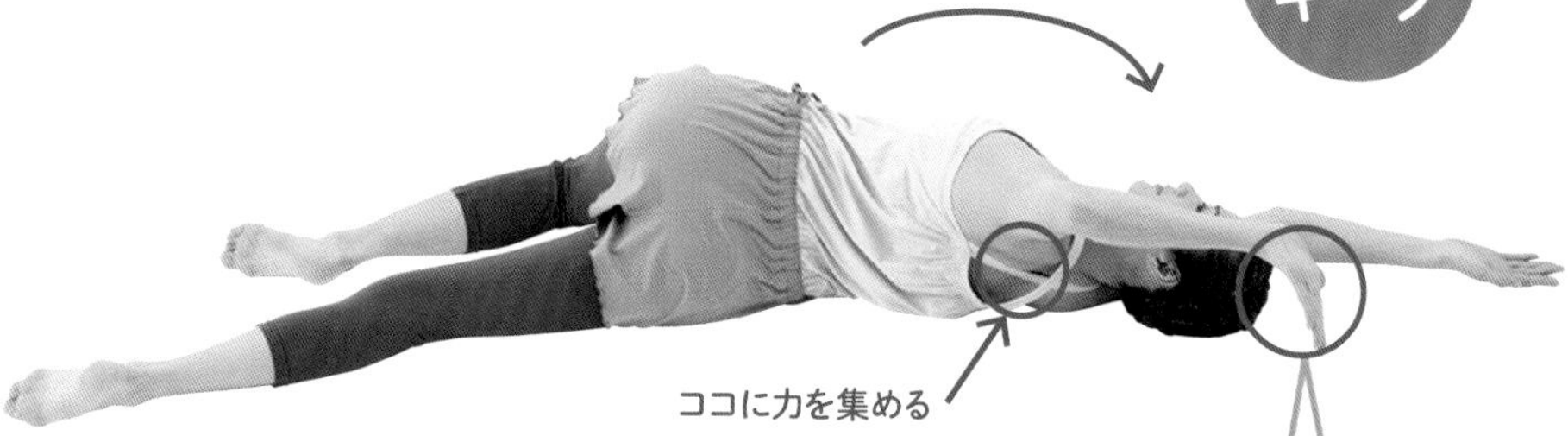

Point！
常に手のひらを返した状態でひじを動かす。

【さらに効果をあげたいとき】
ひじを曲げたまま手を下におろしていき、肩甲骨の下側に力を集め、10秒キープする。

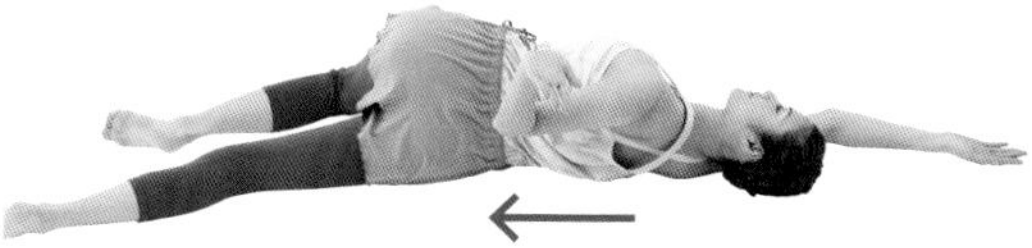

【上胸部三角点の体操】

頭痛、頭の疲れ、目の疲れ

胸鎖関節の体操(58ページ)をおこなっても喉のつかえが改善されない人、目、鼻、耳、喉に不調を感じている人にもおすすめ。うまく体操が決まると、頭がすっきり、視界がはっきりします。ただし、ややきつい体操なのでやりすぎないようにしましょう。

1 四つんばいになり、手足を肩幅に開いて床につく。

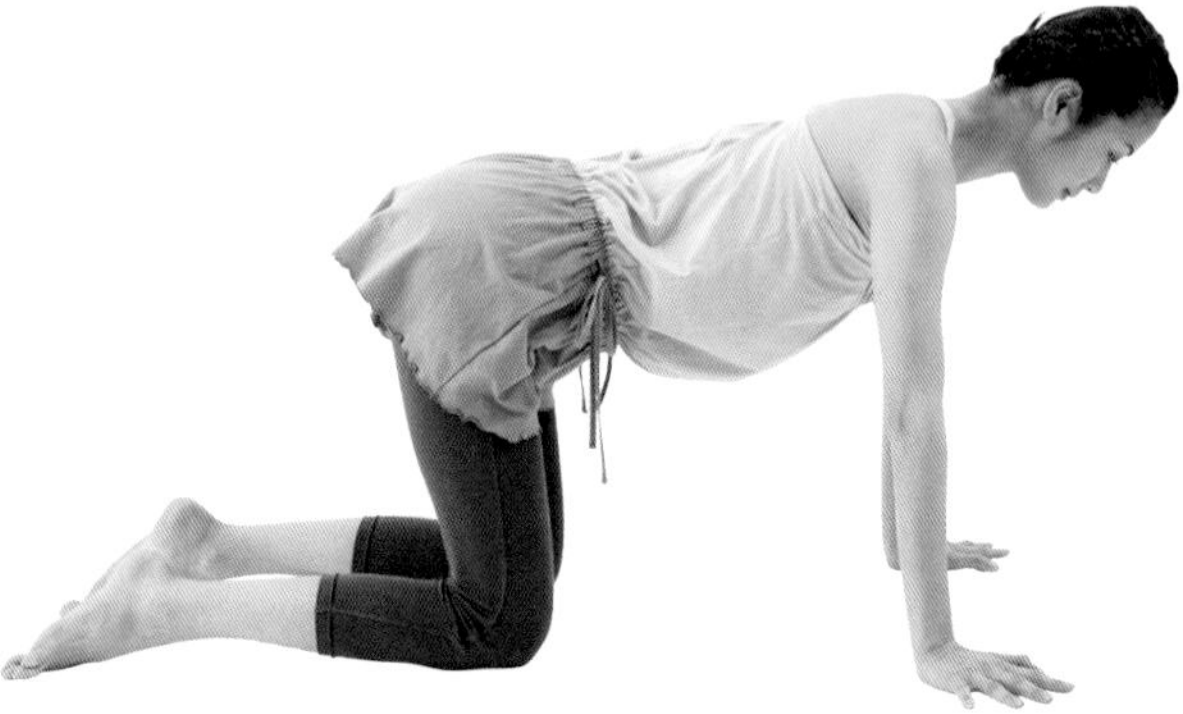

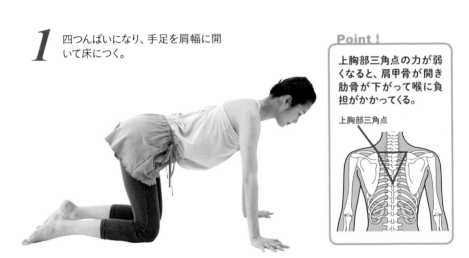

Point !

上胸部三角点の力が弱くなると、肩甲骨が開き肋骨が下がって喉に負担がかかってくる。

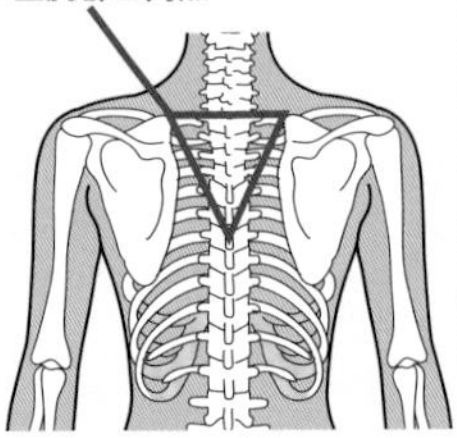

2 ひじを曲げて上体をさげる。

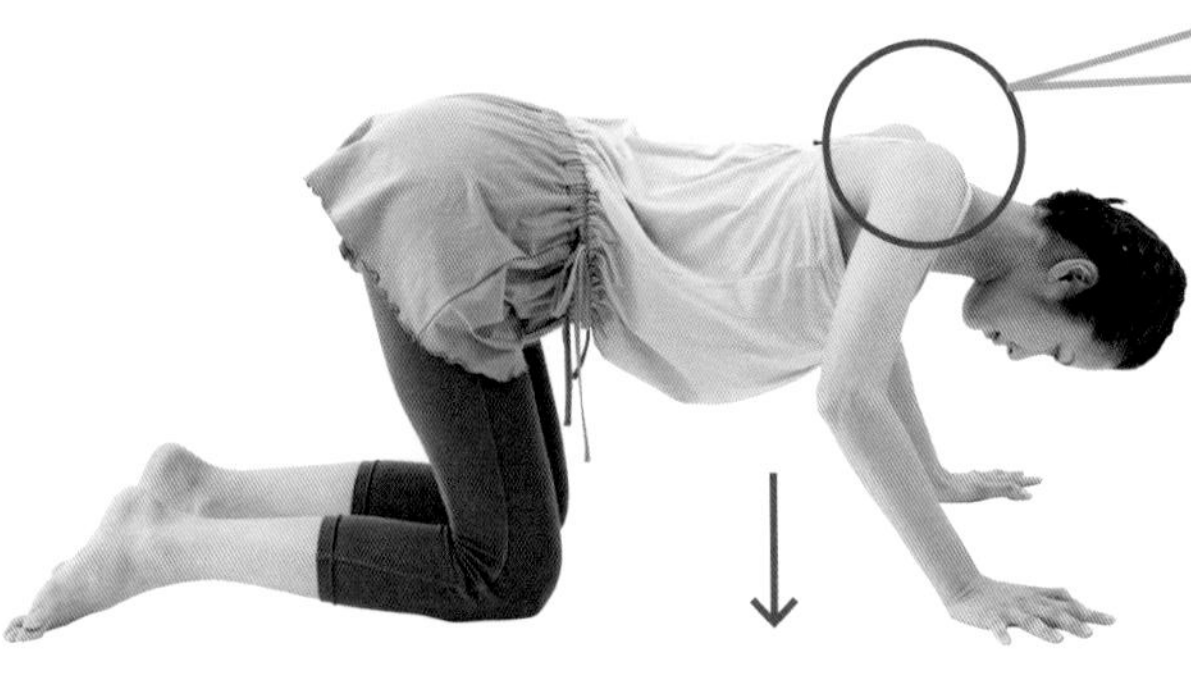

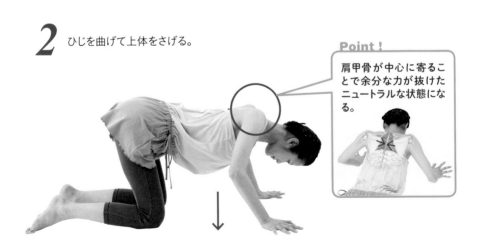

Point !

肩甲骨が中心に寄ることで余分な力が抜けたニュートラルな状態になる。

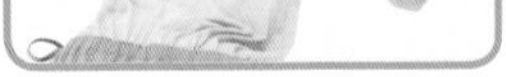

3 あごで喉を引っ張るように顔をあげる。

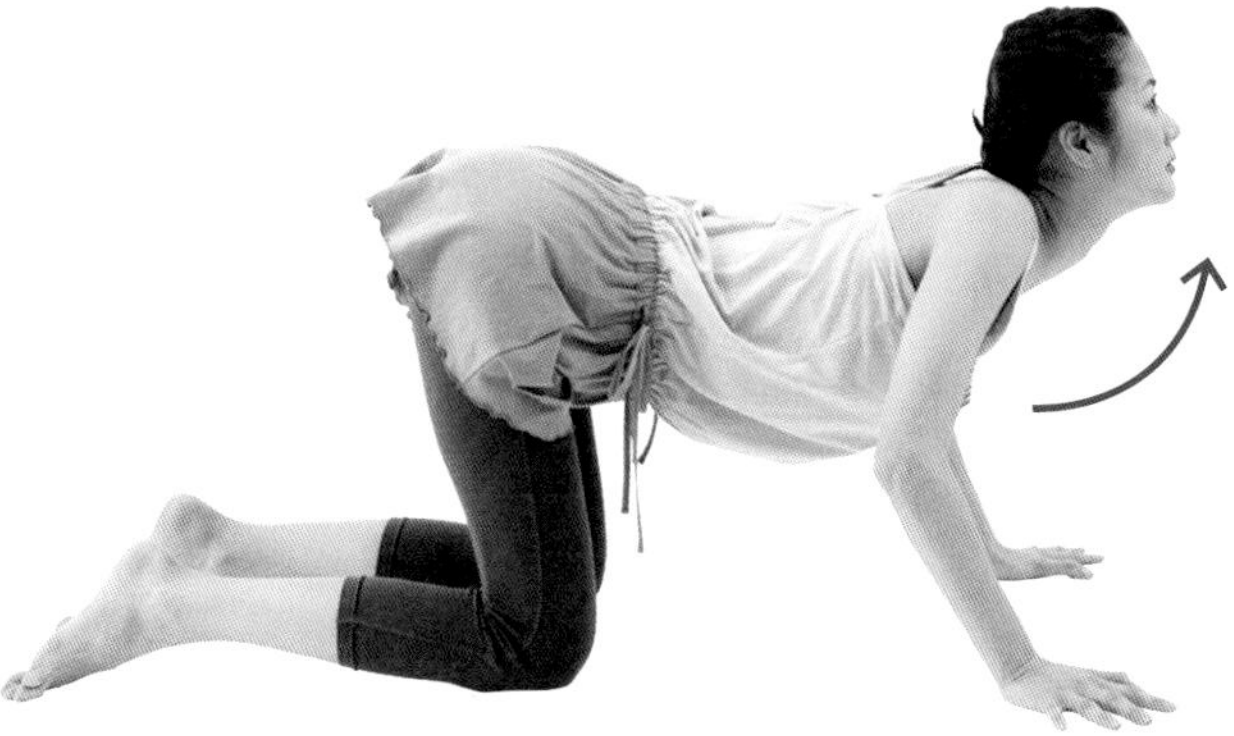

Point !

肩甲骨の内側に集まった力が逃げないようにする。

4 顔をあげた状態でひじを軽く伸ばす。仙骨と喉を小さく引っ張り合うように、前後に2、3回動かす。

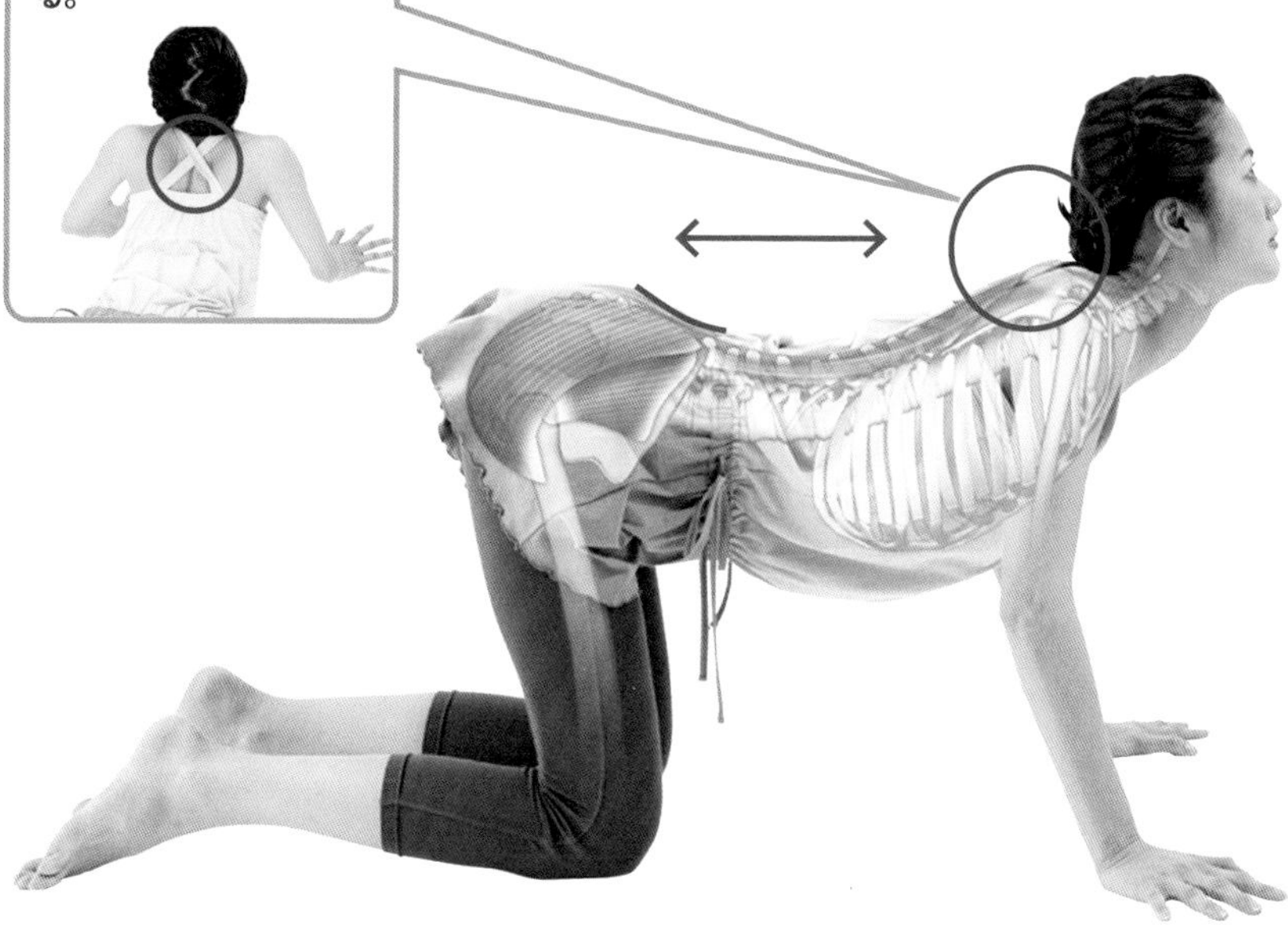

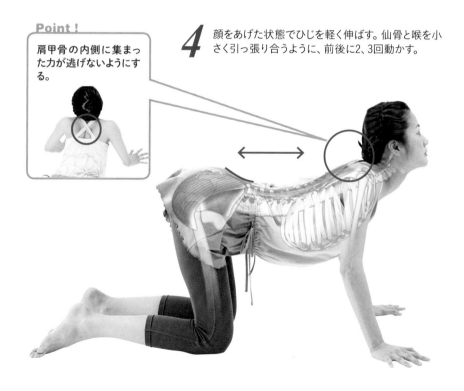

【頸椎4番の捻転体操】

首・肩のこわばり、寝違え

首や肩がこわばっているとき、寝違えたとき、頸椎4番をゆるめることでこりや痛みをとります。耳鼻科系の症状があるときにやるのもよいでしょう。その際は異常がある側に顔をねじるようにしてください。

1

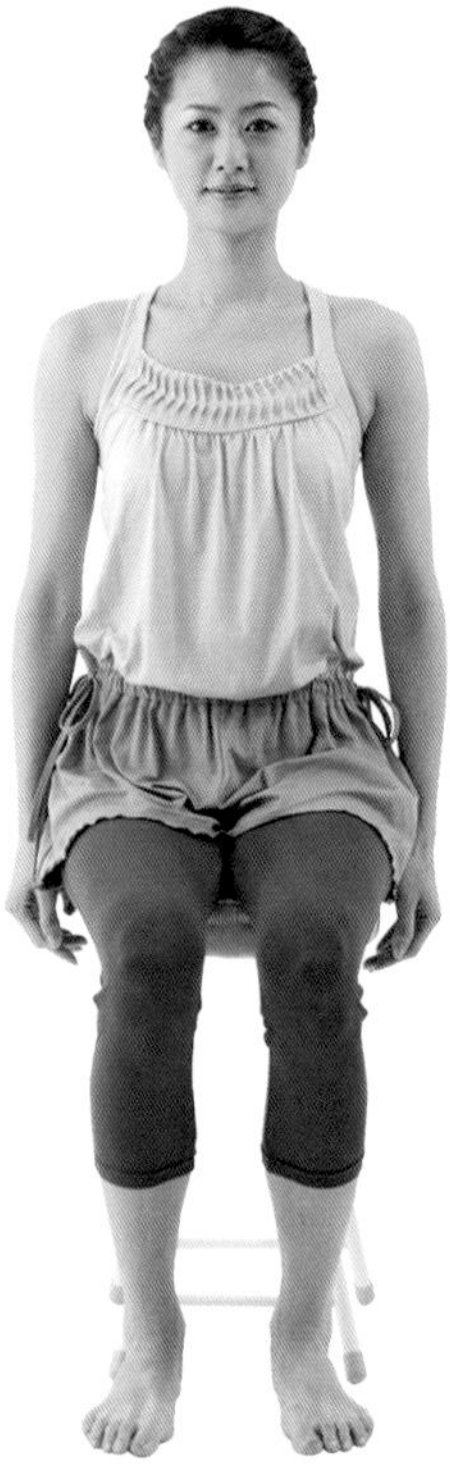

背筋を伸ばしてイスに座る。

2

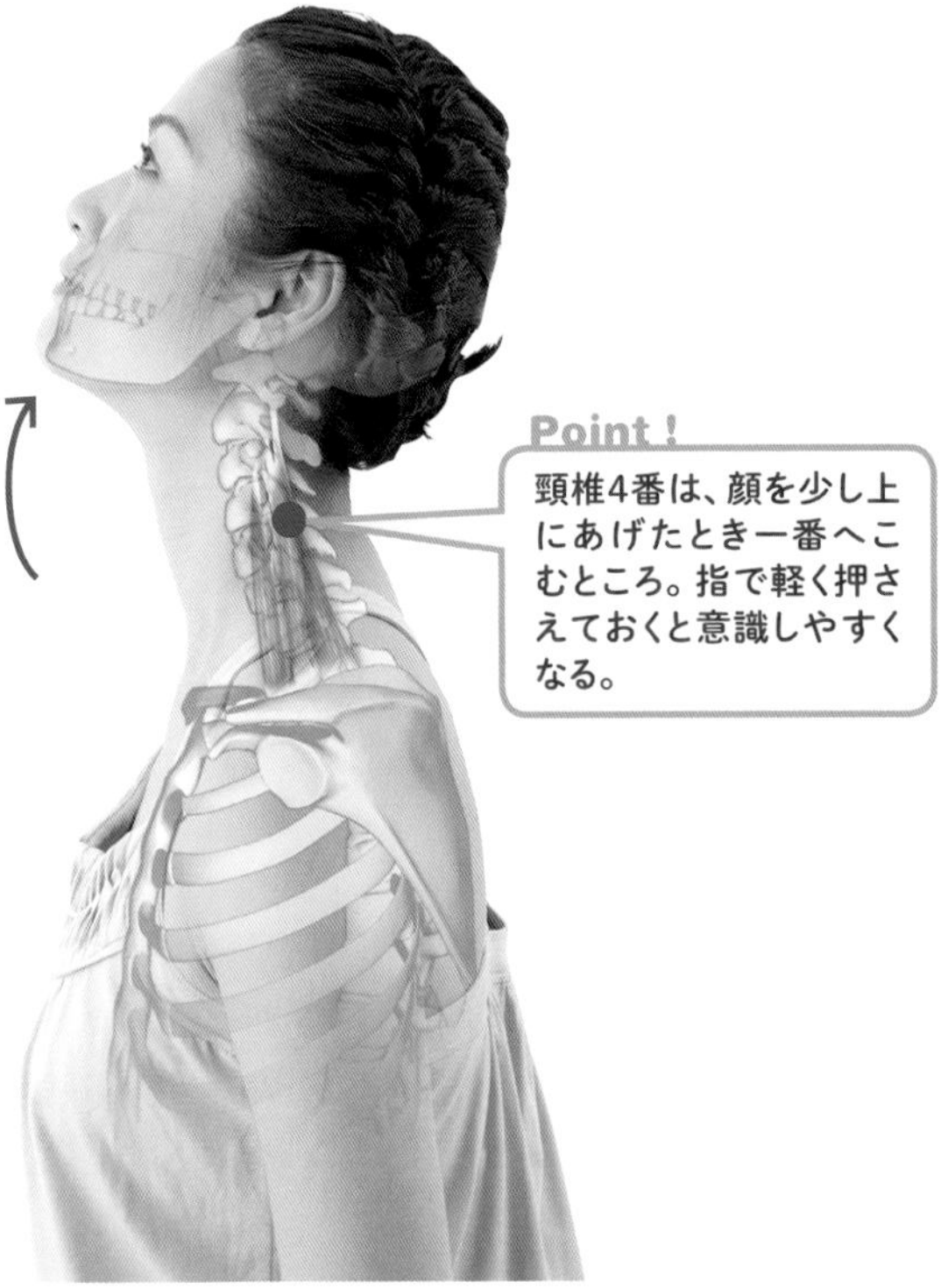
Point！
頸椎4番は、顔を少し上にあげたとき一番へこむところ。指で軽く押さえておくと意識しやすくなる。

少し上を向き、頸椎4番の位置に意識を集める。

3

ゆっくり

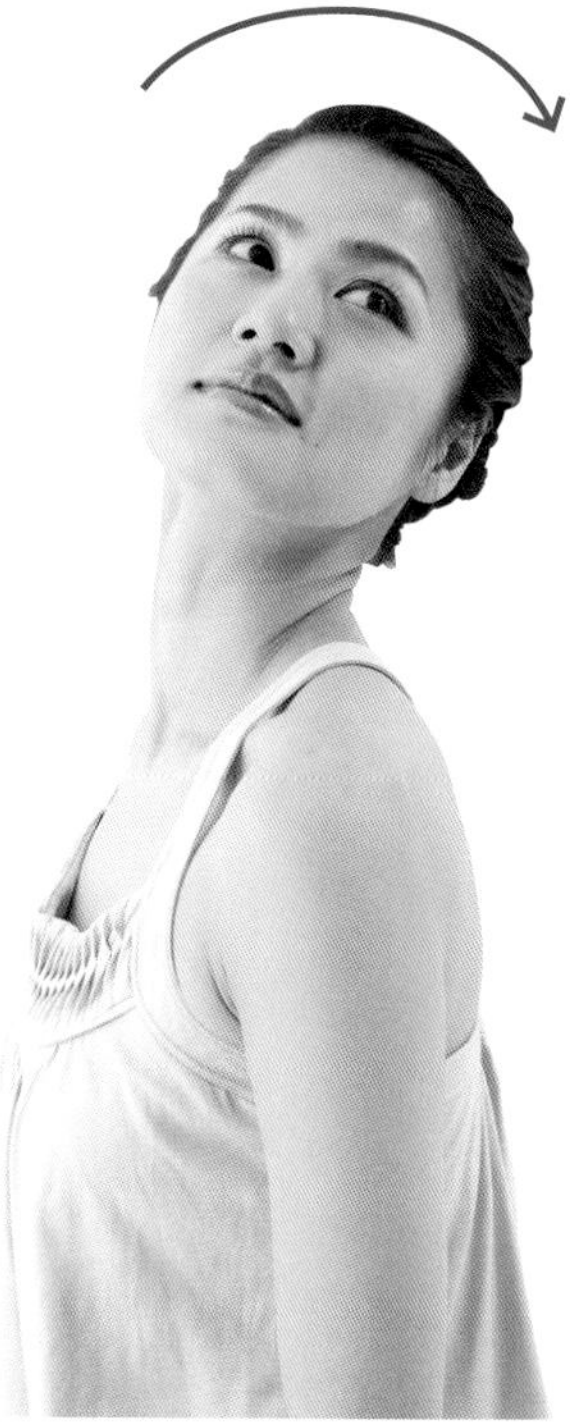

頸椎4番を意識したまま、後ろ側を見るように、ゆっくり首をひねる。
耳鼻科系の症状がある場合は、ねじったときの目線は自分の背中を見るようにする。

4

勢いよく

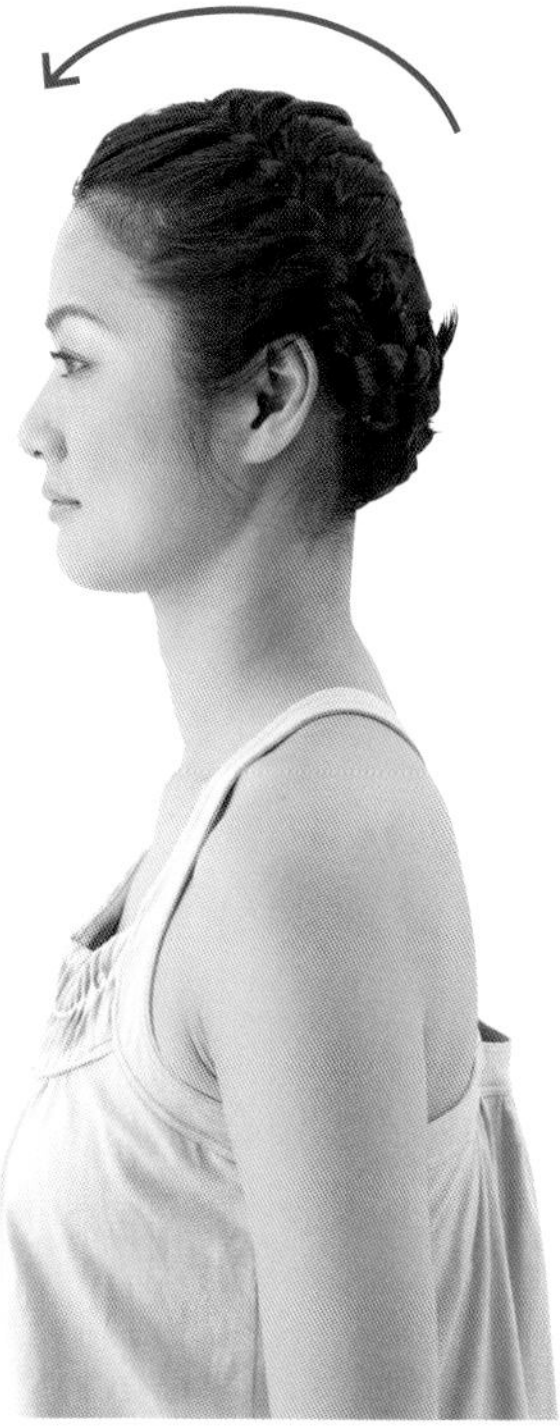

頸椎4番を意識したまま、いっぱいまでひねったら、顔を勢いよく正面に戻す。

Point！

首筋が硬いほう、首が回りにくいほうに首を曲げておこなう。どちらかわからなければ、左右両方おこなう。

【腰部捻転体操】

腰痛、生理痛

腰痛や生理痛がひどく、長時間立っていられないとき、すぐに座りたくなるときに。体がこわばって動きが硬いとき、腰がねじりづらいときにもおこないましょう。 あげたほうの足で腰に力を集めて引っ張るようにするのがポイント。

1 手足を軽く伸ばしてあお向けに寝る。

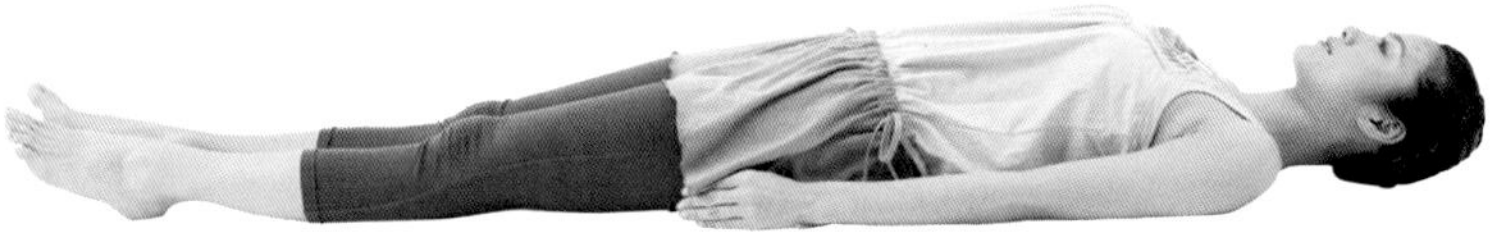

2 一方の手を上にあげる。

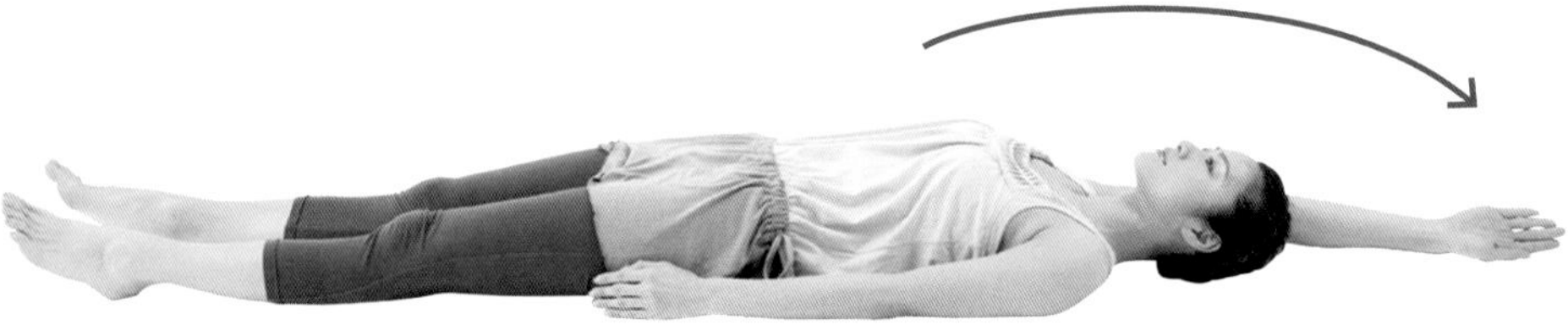

3 伸ばした手と反対側の足のひざを外側に曲げる。

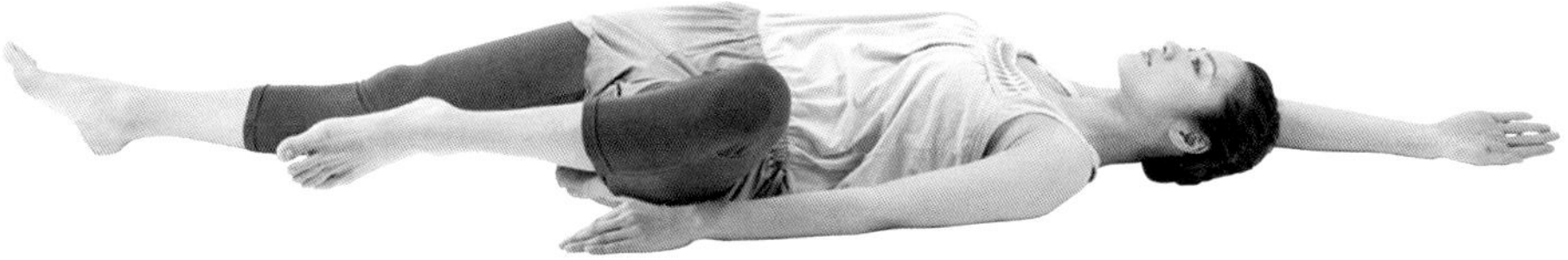

4 ひざを曲げたまま弧を描くようにして、
足を体の前に移動させる。

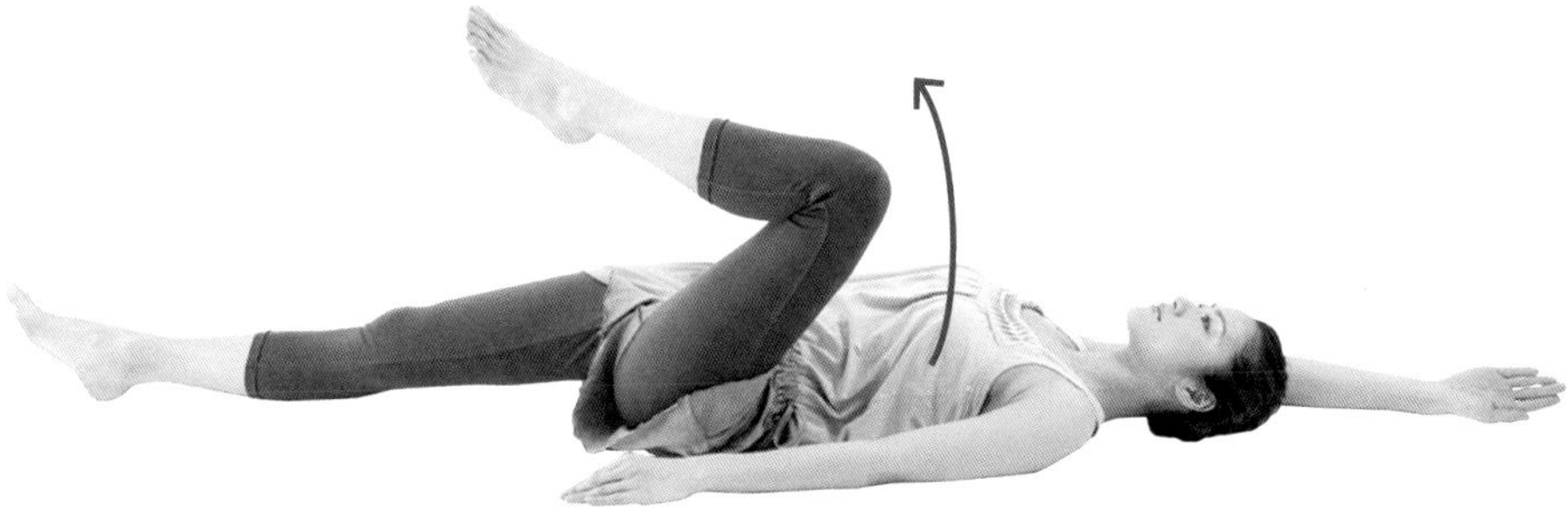

5 体をひねりながら、ひざを曲げた足を反対側に伸ばす。
下におろしている手のひじを曲げ、腰椎3、4番を軸にして、ひじと足で引っ張り合うようにしてねじり、3、4番に力を集め10秒キープしたら力を抜く。

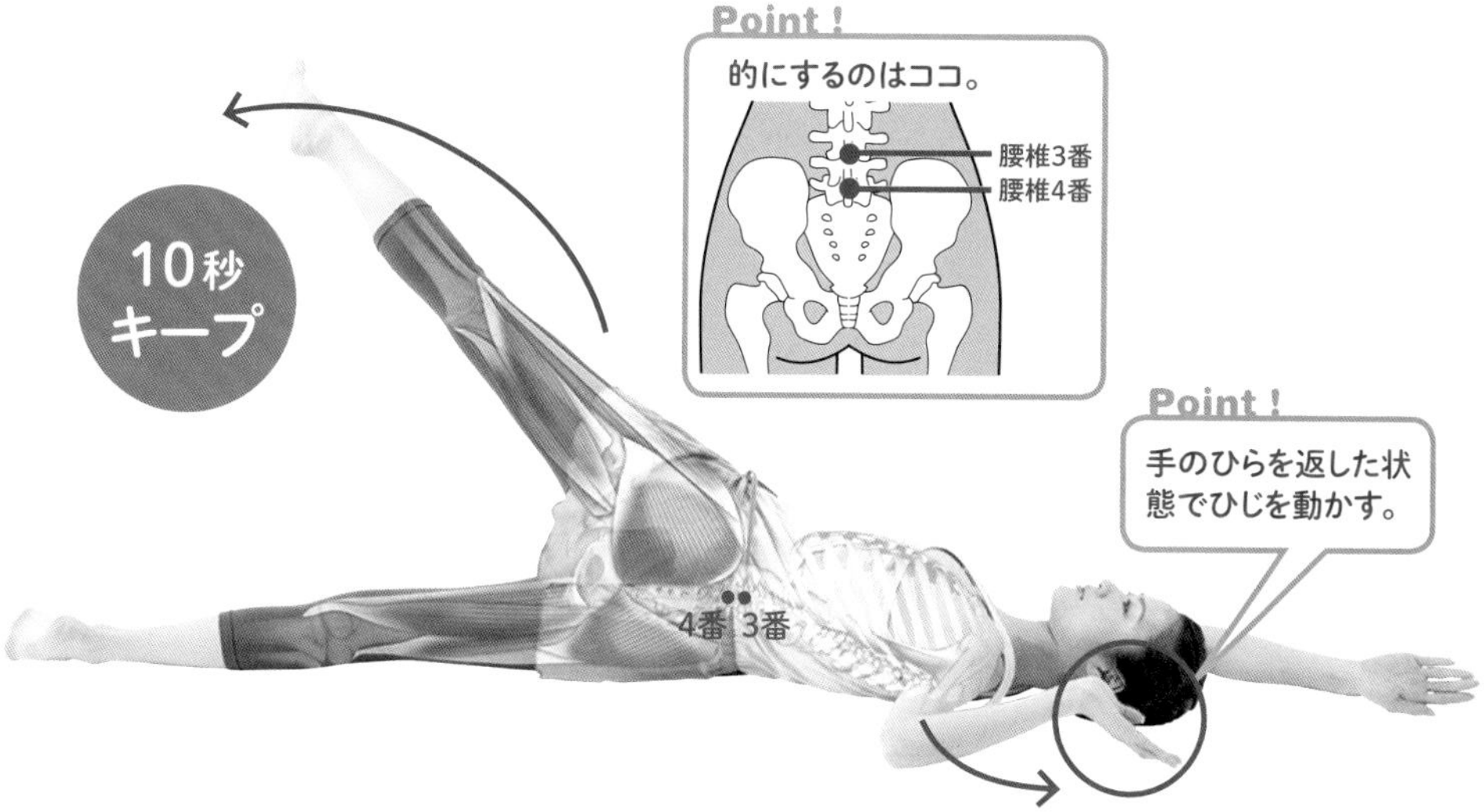

【逆転の体操】

全身の疲れ、（デスクワークによる）腕の疲れ

腕をよく使う人、運動は好きだけどすぐに疲れてしまう人におすすめです。背中から脇周辺の脂肪が気になる人にもよいでしょう。ただし、ややきつい体操ですのでやりすぎには注意してください。

1 両足を伸ばし、手のひらは下にしてうつぶせに寝る。顔は左右どちらかに曲げる。

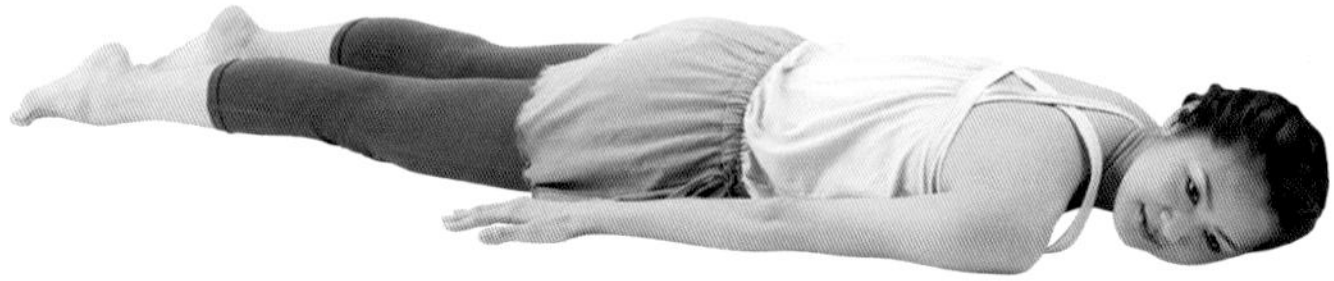

2 床にはわせるようにして両手を頭のほうにあげる。

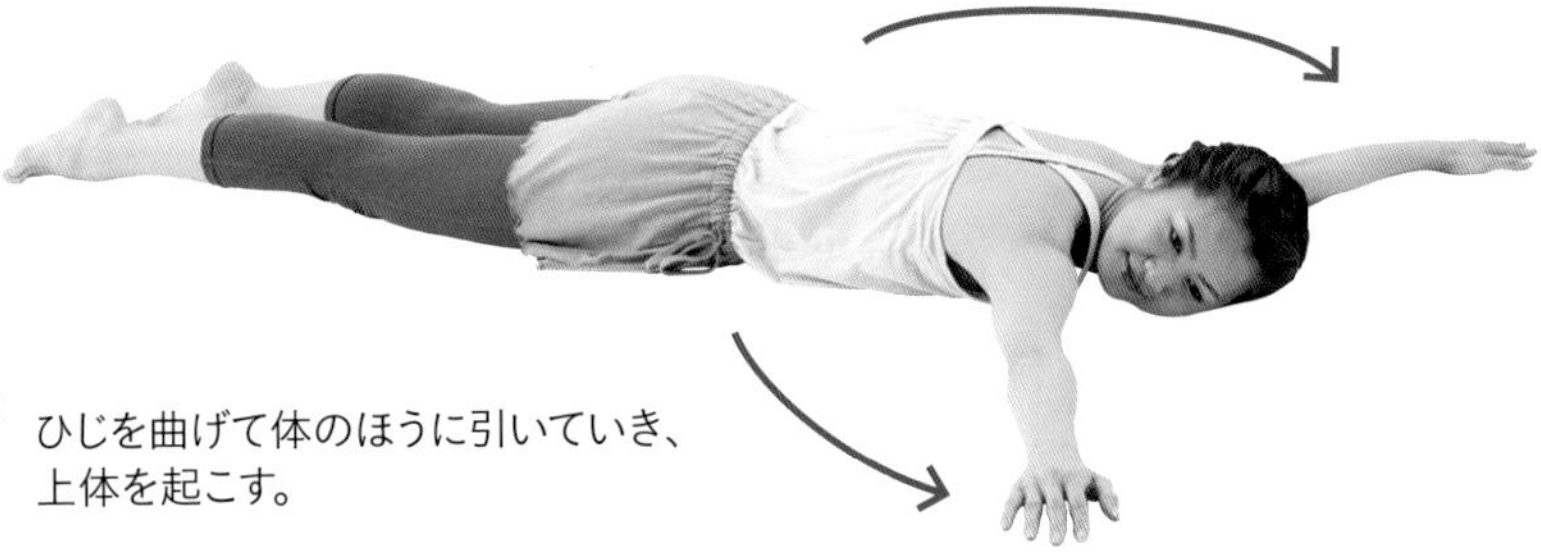

3 ひじを曲げて体のほうに引いていき、上体を起こす。

Point !

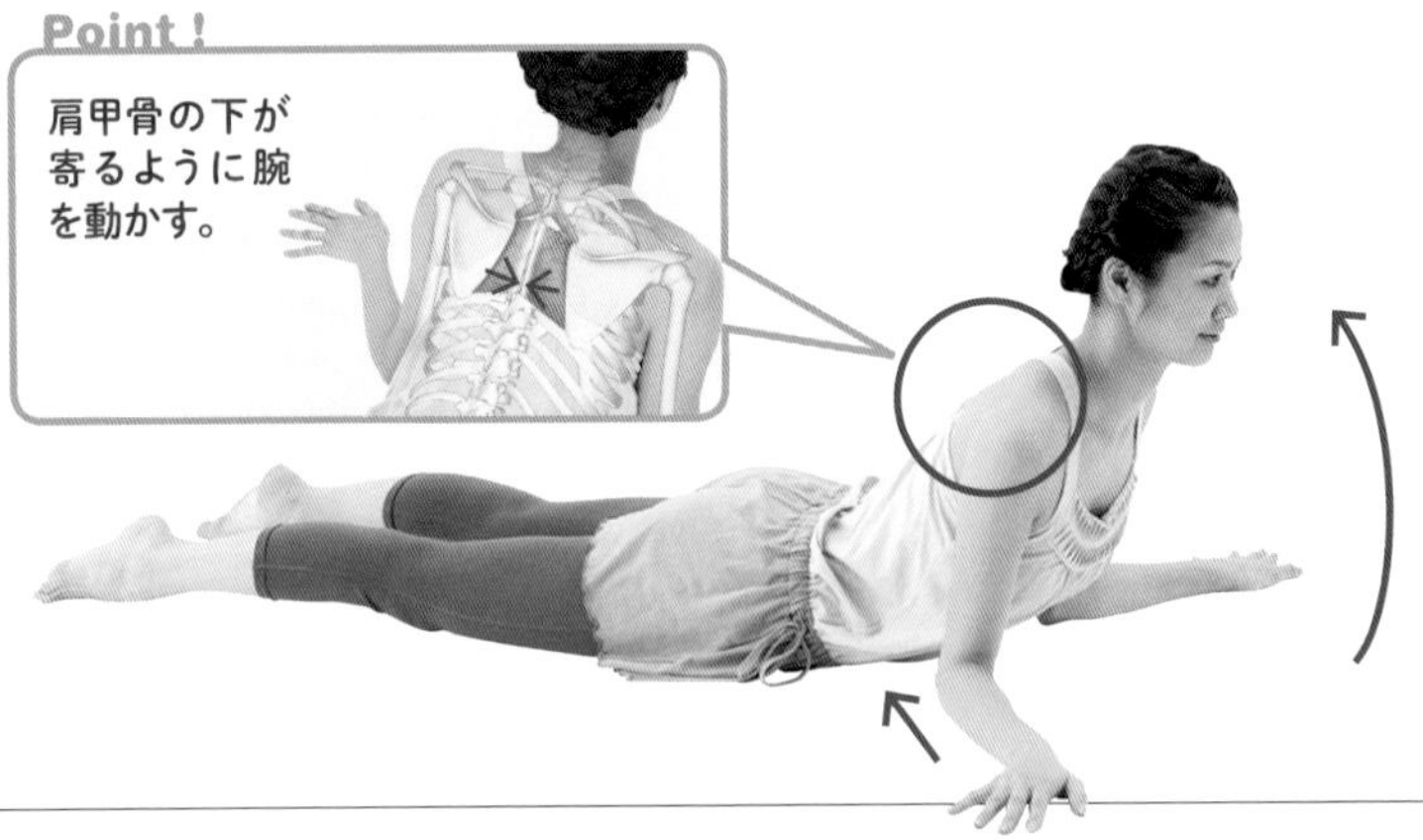

4 片方のひざを曲げる。

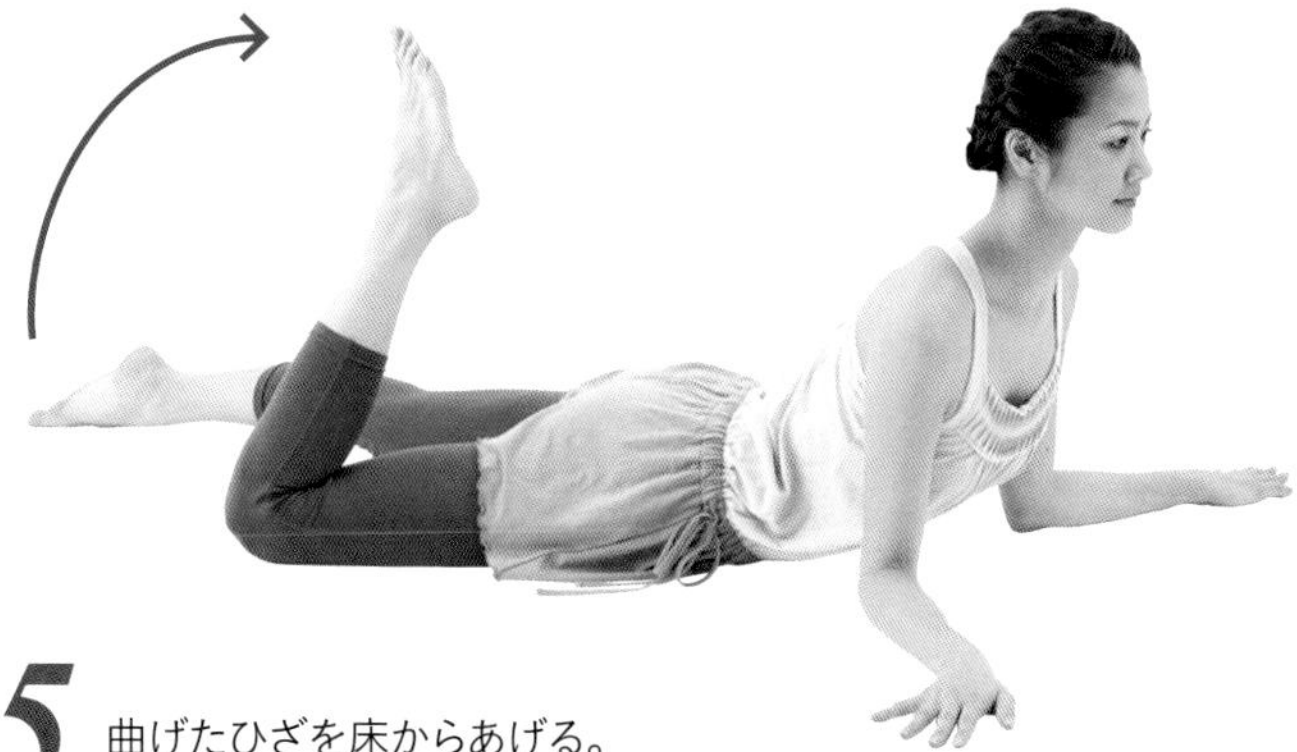

5 曲げたひざを床からあげる。

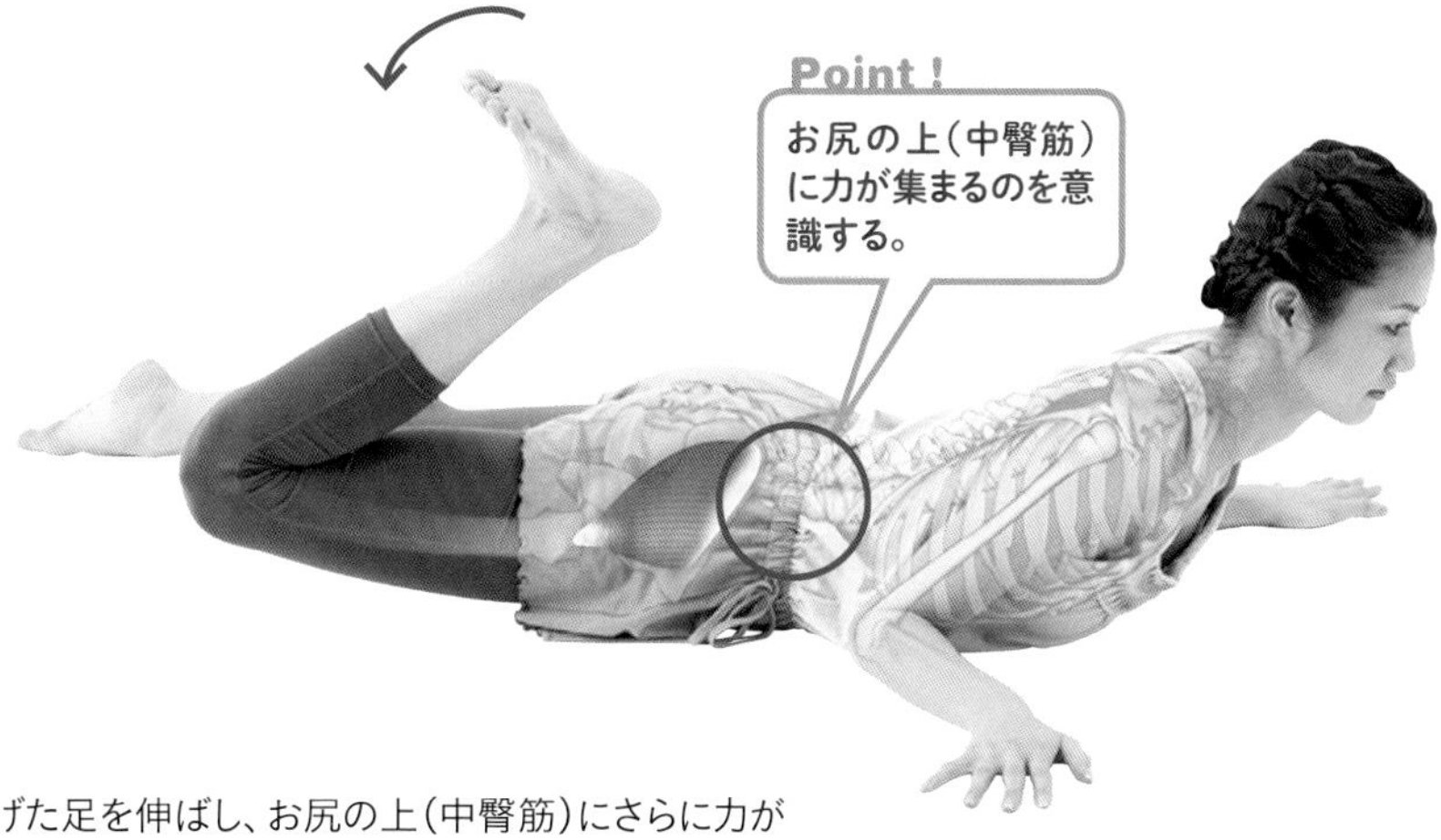

6 曲げた足を伸ばし、お尻の上（中臀筋）にさらに力が集まるのを意識し10秒キープする。足をゆっくりおろし、反対側もおこなう。

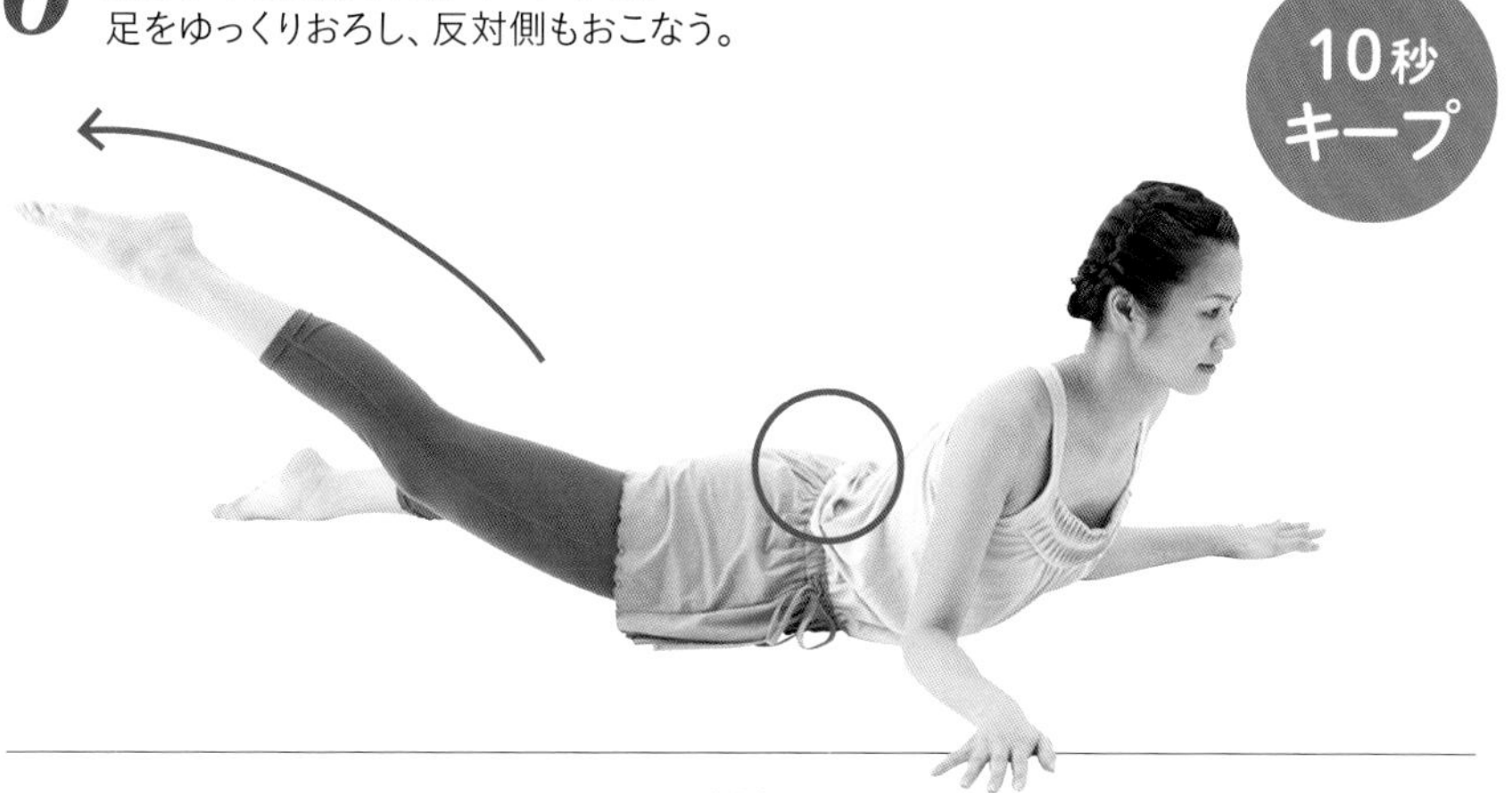

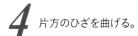

【複合体操】

胃腸の疲れ、食べすぎ

胃腸は大腿部(太もも)と関係が深く、食べすぎなどで負担がかかると、この部分が硬直して、後ろに倒れることも難しくなります。大腿部と脇を伸ばして、胃腸とリンパの流れをよくしましょう。

1

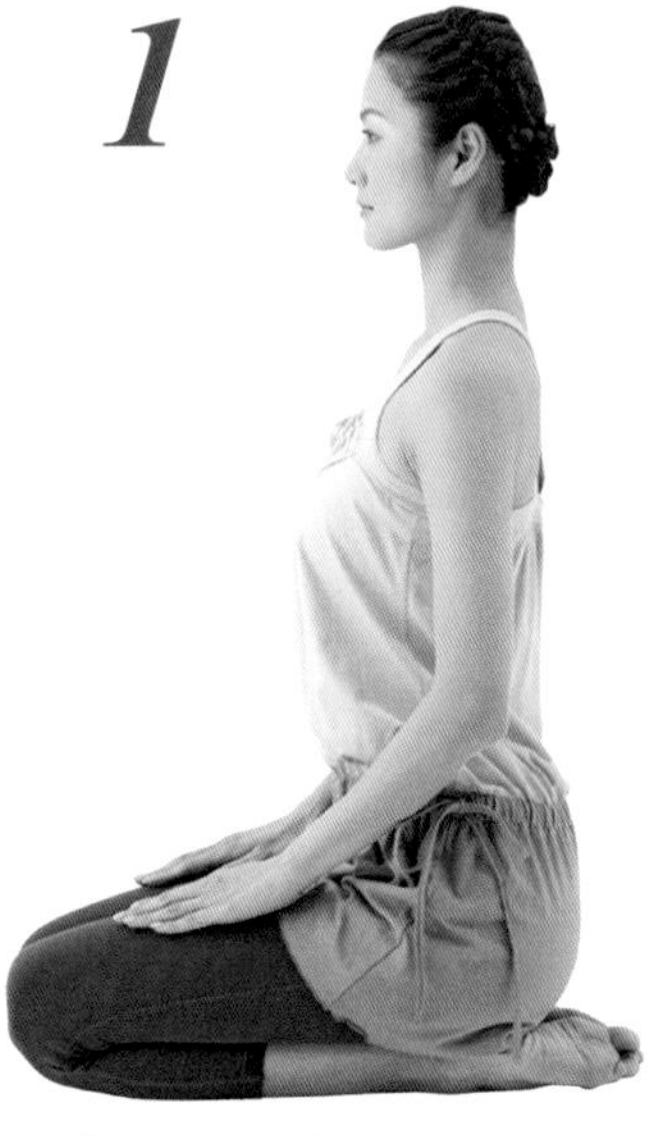

ひざを閉じて正座する。
足の親指はなるべく重ねるようにする。

2

両手を床につき、
上半身をゆっくり後ろに倒していく。

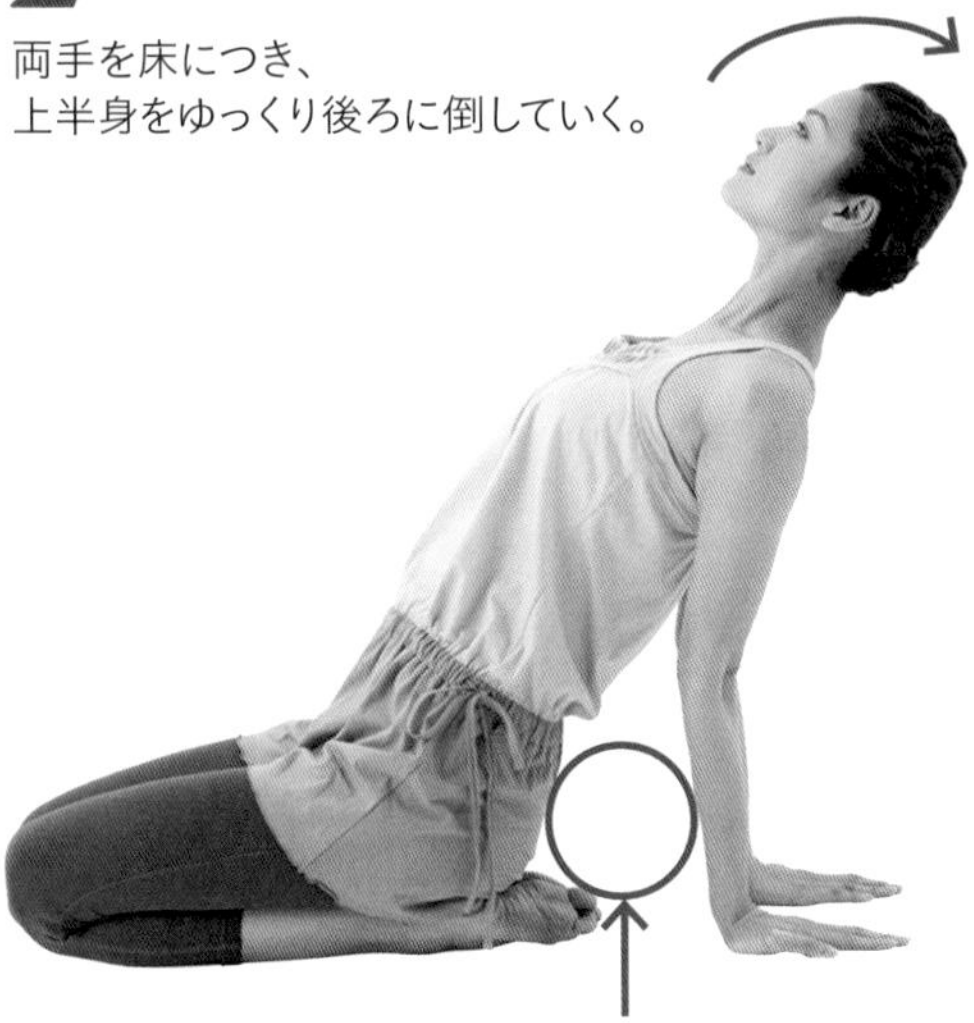

苦しい人はココに
座布団などを入れるとよい

3

背中を床につける。
両手は体の脇に添わせる。

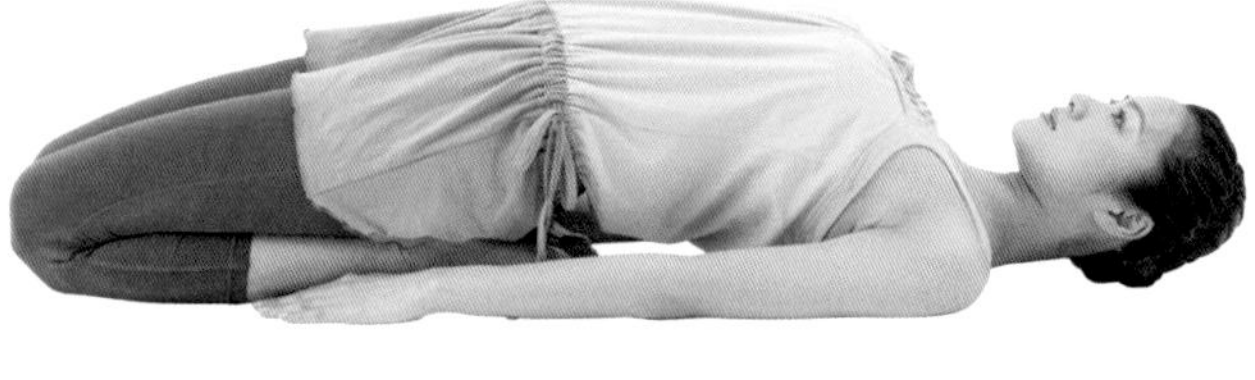

4

体の前で手を伸ばし、
片方の手でもう片方の手首をつかむ。

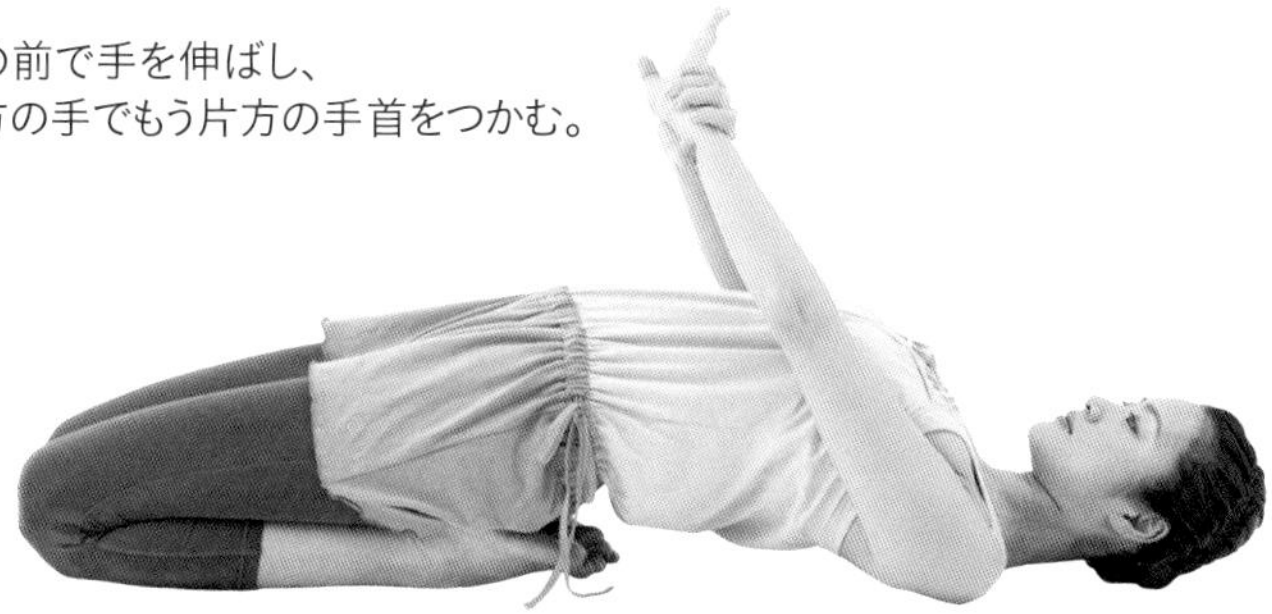

5

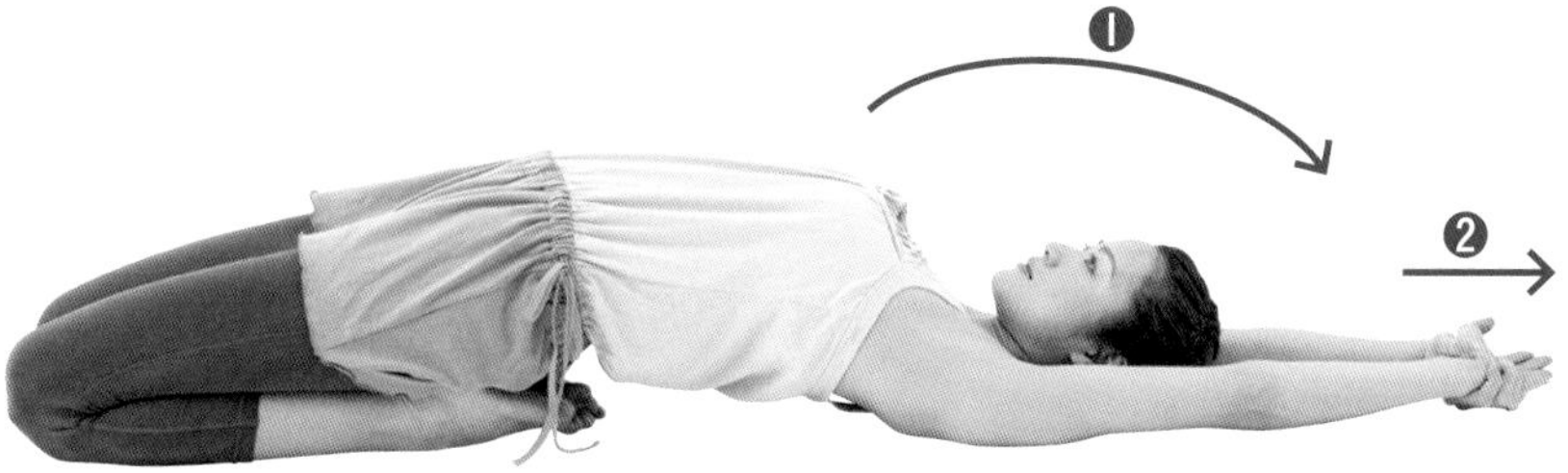
❶
❷

ひじを伸ばした状態で手を上にあげ（❶）床につけて伸ばす（❷）。

6

手首をつかまれているほうの手を引っ張るようにして体を片側に曲げ、10秒キープ。
反対側も同様におこなう。

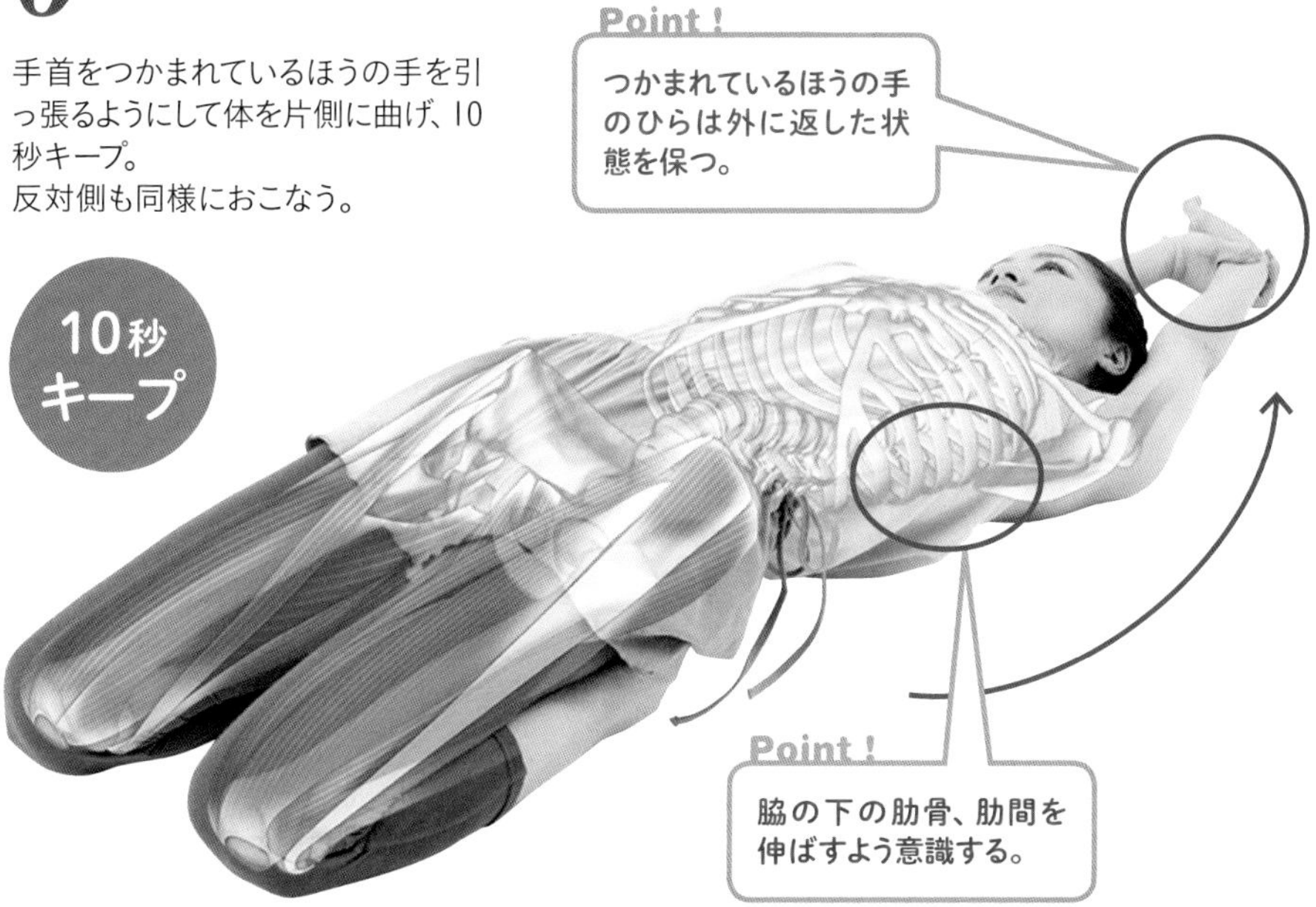
10秒
キープ
Point !
つかまれているほうの手のひらは外に返した状態を保つ。
Point !
脇の下の肋骨、肋間を伸ばすよう意識する。

【仙骨の呼吸法】

冷え(特に腰まわり)

体操よりもラクにできる呼吸法です。気分が沈んでいるとき、体操する元気がないときにやってみてください。腰まわりの冷えや、婦人科系、内臓の不調があるとき、呼吸器に負担がかかっているときにもおすすめです。

1 両手を伸ばしうつぶせに寝て、両足の裏を軽く合わせる。
顔は左右どちらかに向ける。

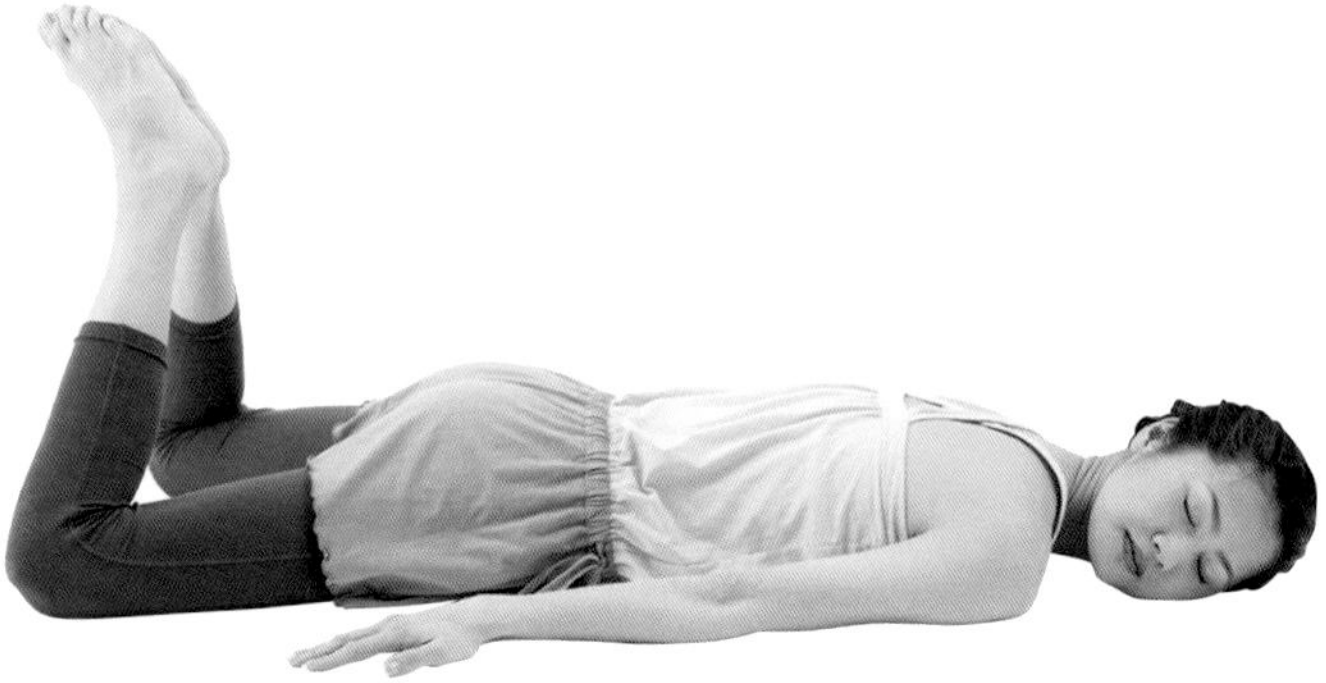

2 両足を合わせたまま、呼吸に合わせて足を動かす(吸うときかかとをお尻に近づけ、吐くとき少し戻す)。
息を吸うときに仙骨の下から上へ呼吸を通していくよう意識する。
仙骨で呼吸しているイメージになるまで繰り返す。

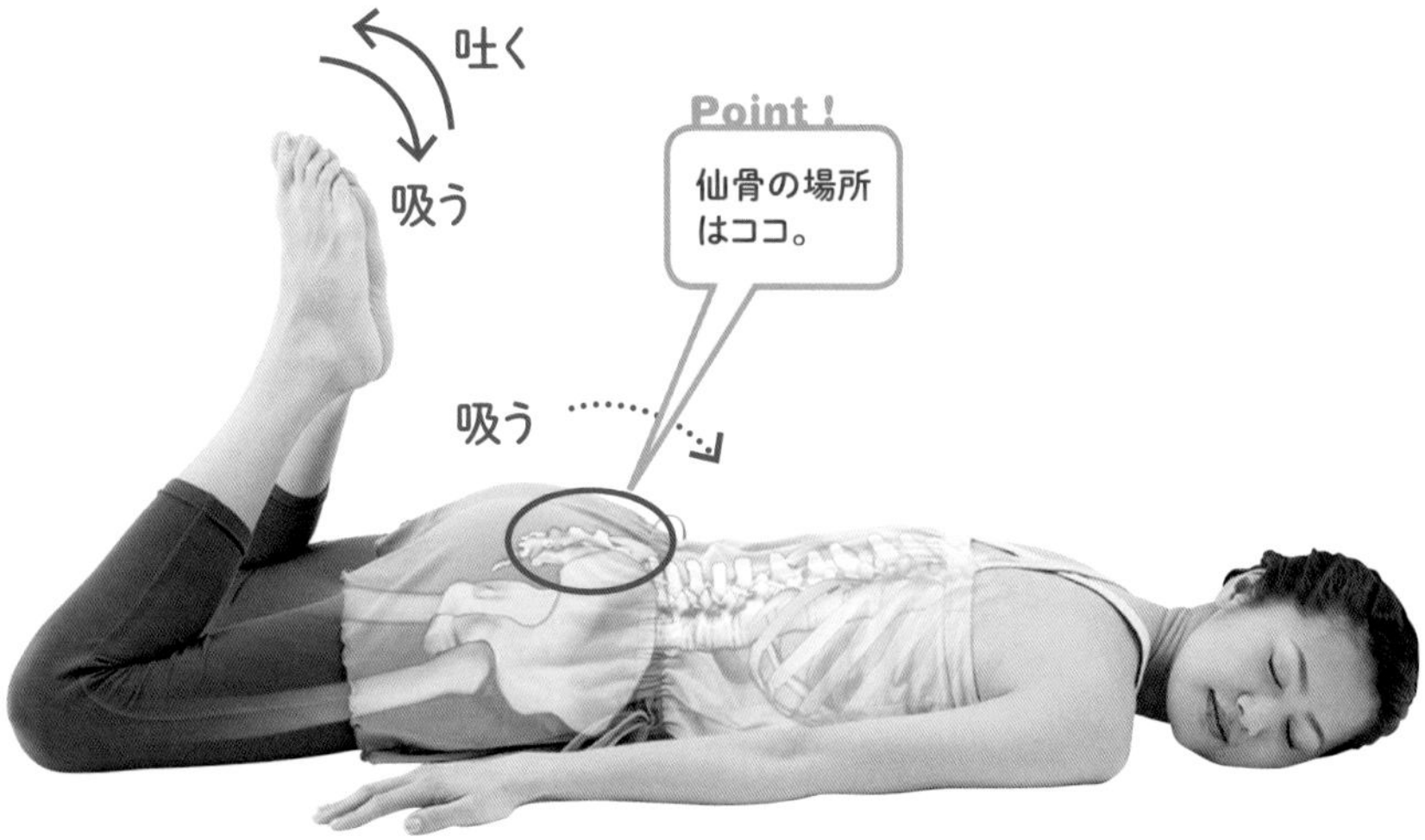

【胸椎９番の体操】

二日酔い、デトックス、免疫力アップ

解毒を促すため、薬をよく飲む人、二日酔いのときなどにおすすめ。肝臓の急所である第９肋骨の硬いところを的にします。肝臓は右にあるため、この体操は右側のみおこないます。

1 あお向けに寝て、両手を肩の高さまであげてひじを曲げる。手のひらは上に向ける。

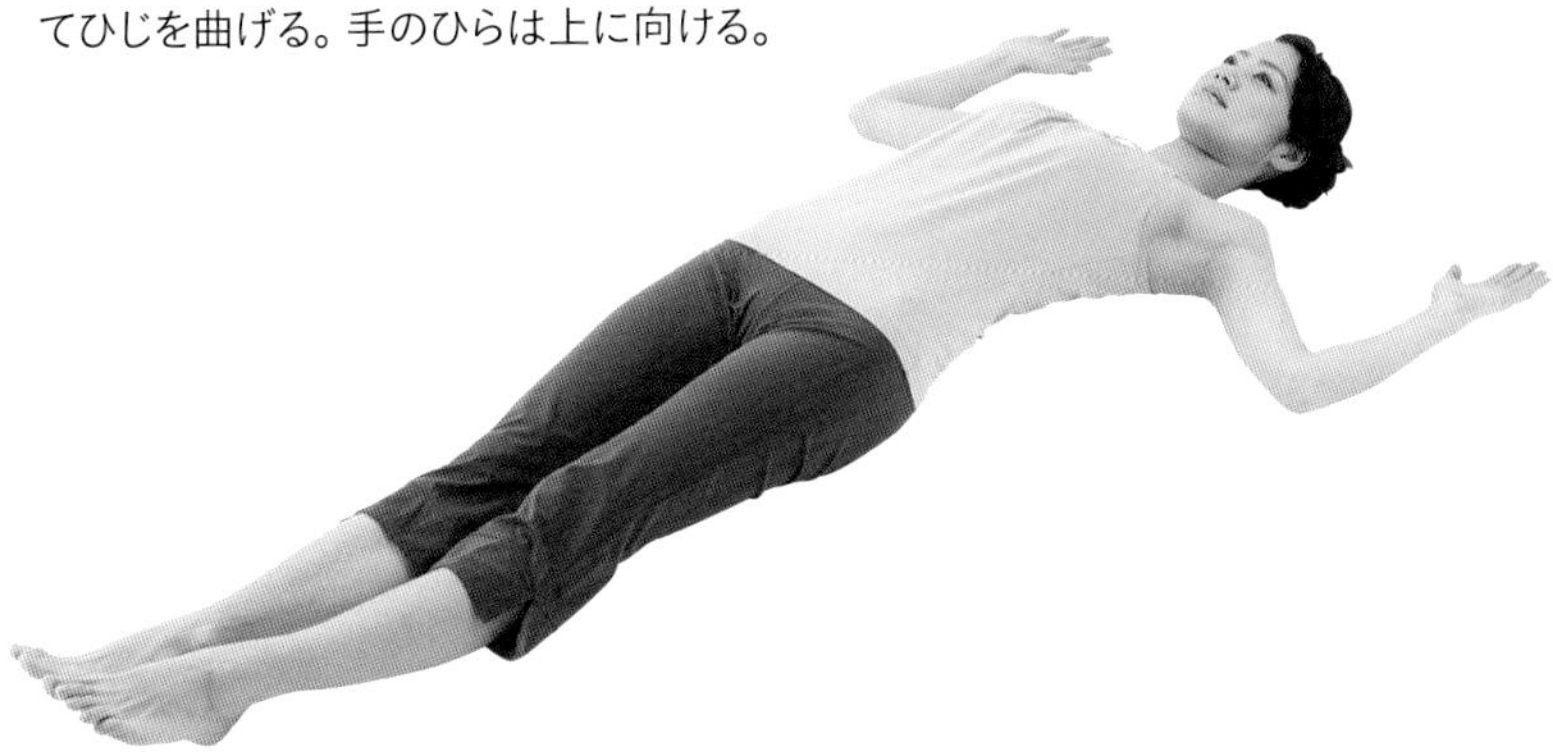

2 右ひざを曲げる。

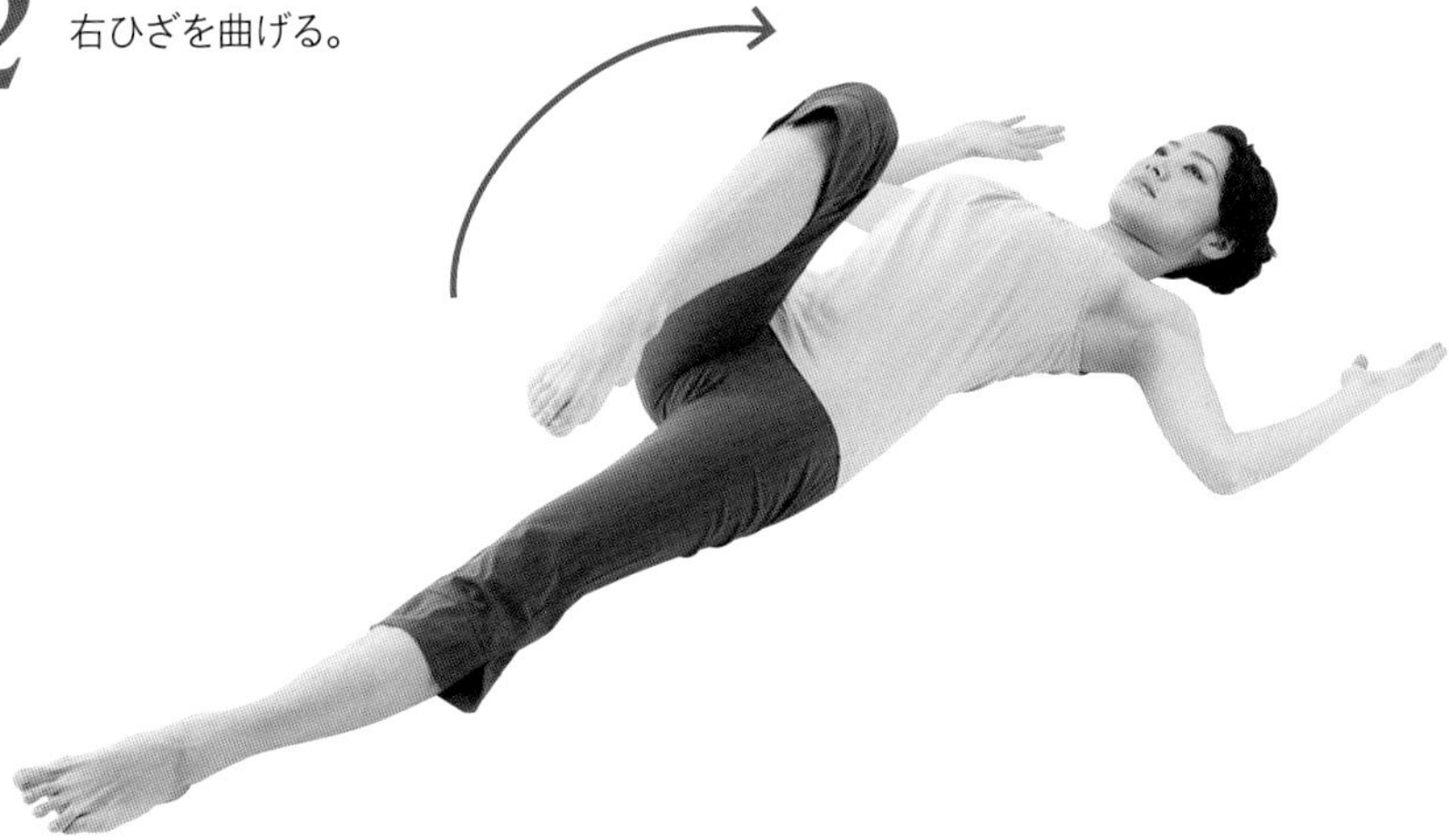

3

ひざを曲げたまま、足を反対
側に倒す。

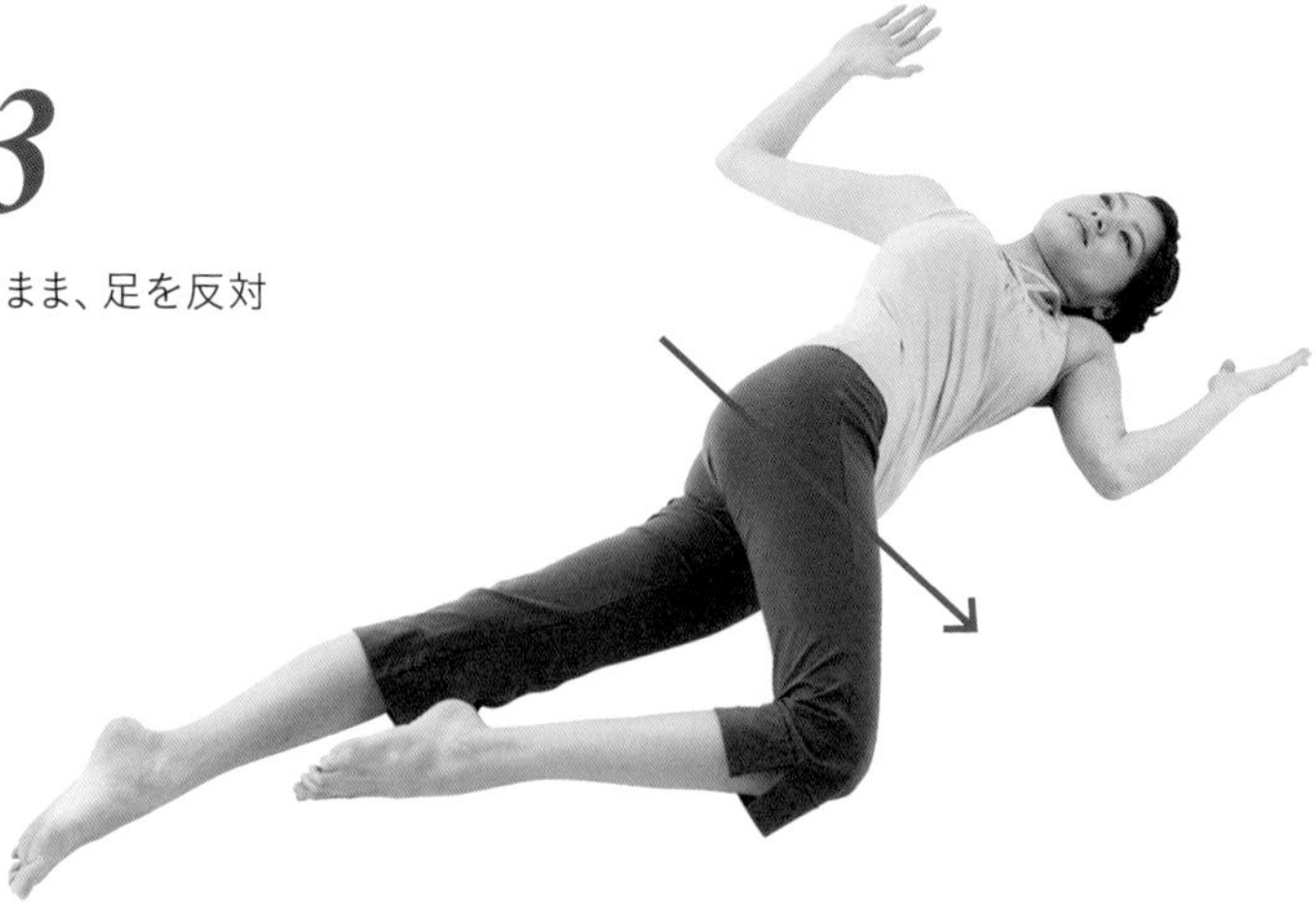

4

ひざを曲げた側の手をももの
上に置き(❶)、頭のほうに伸
ばす(❷)。

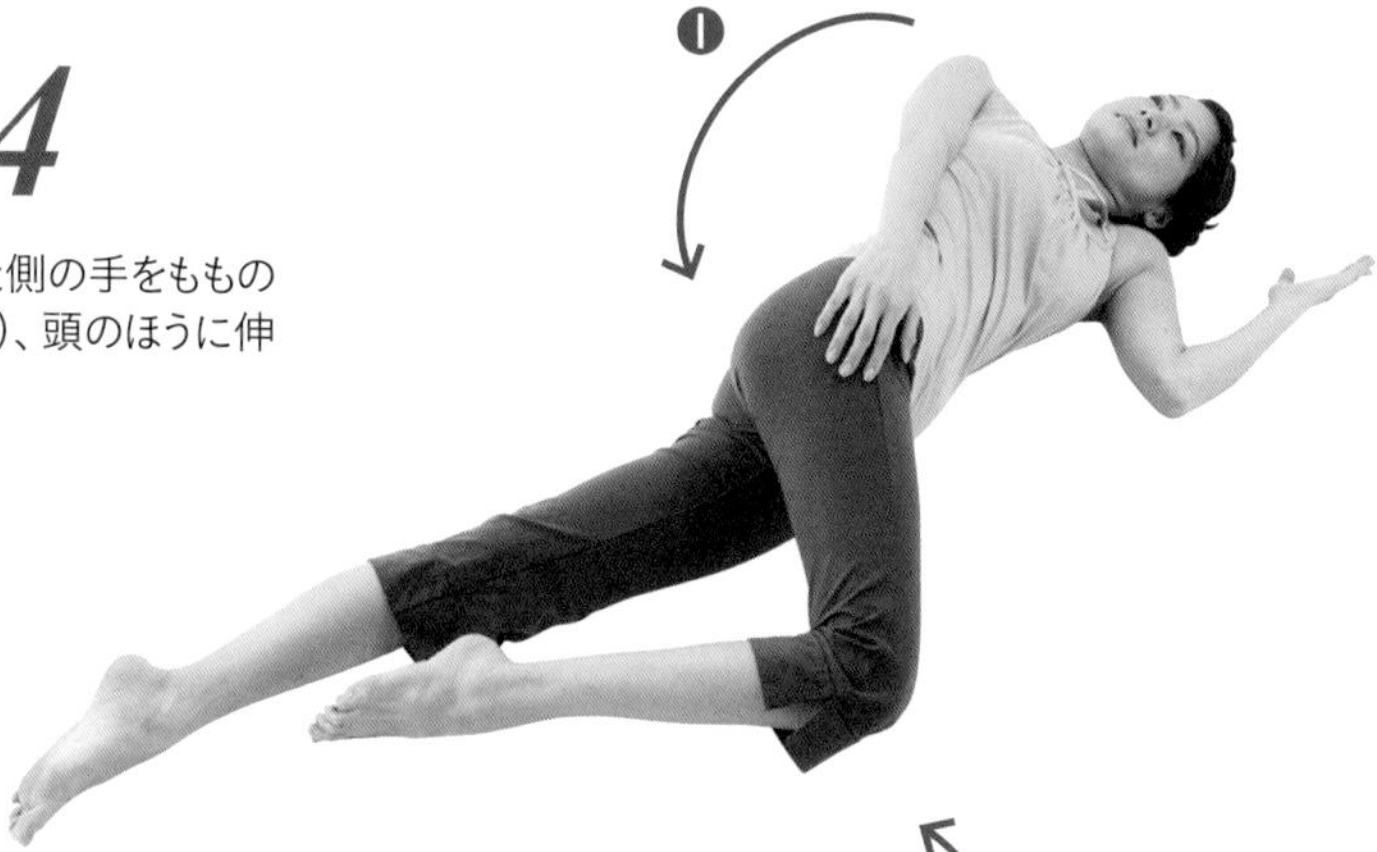

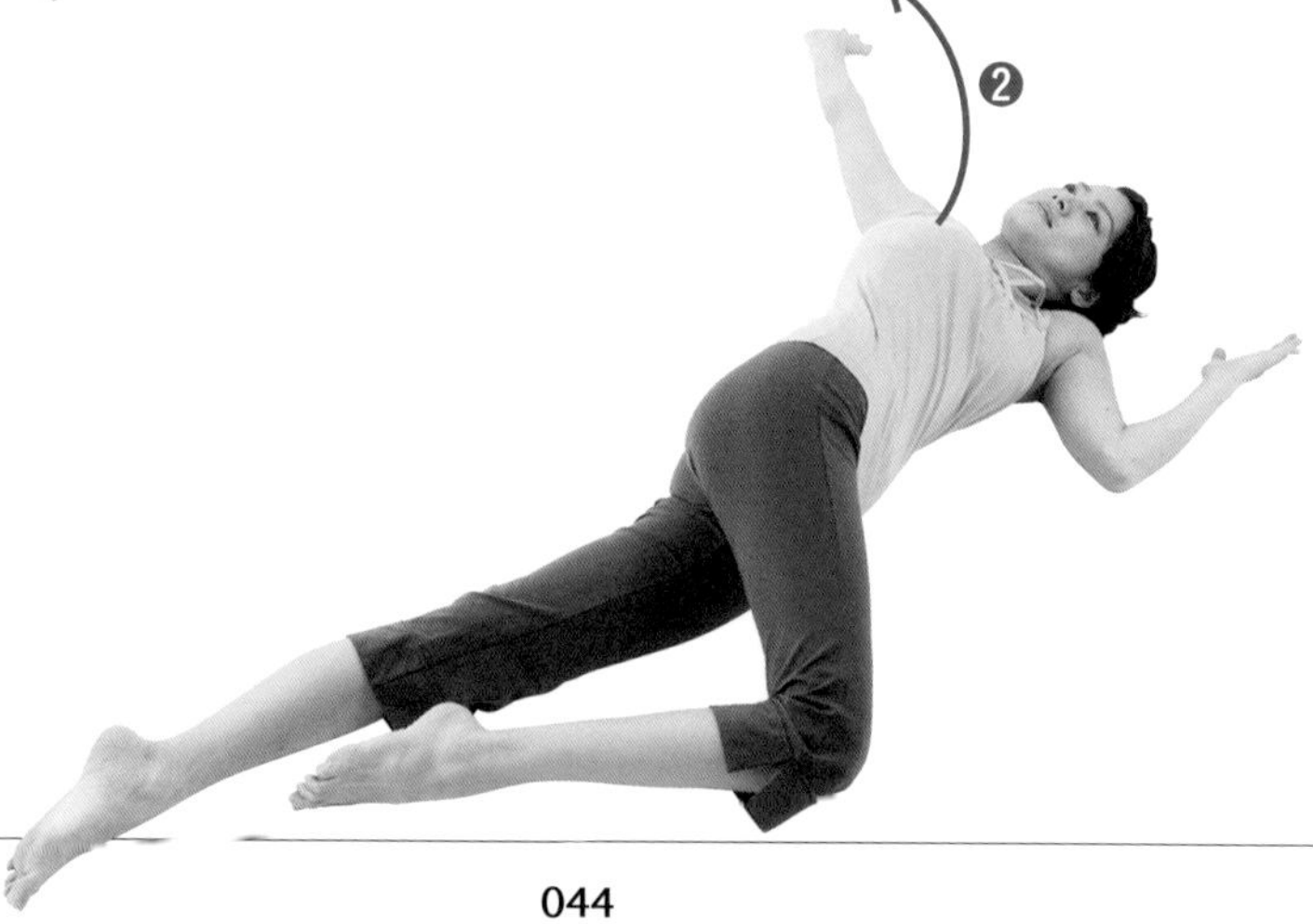

5 第9肋骨に力が集まる角度を探して、そこで10秒キープする。

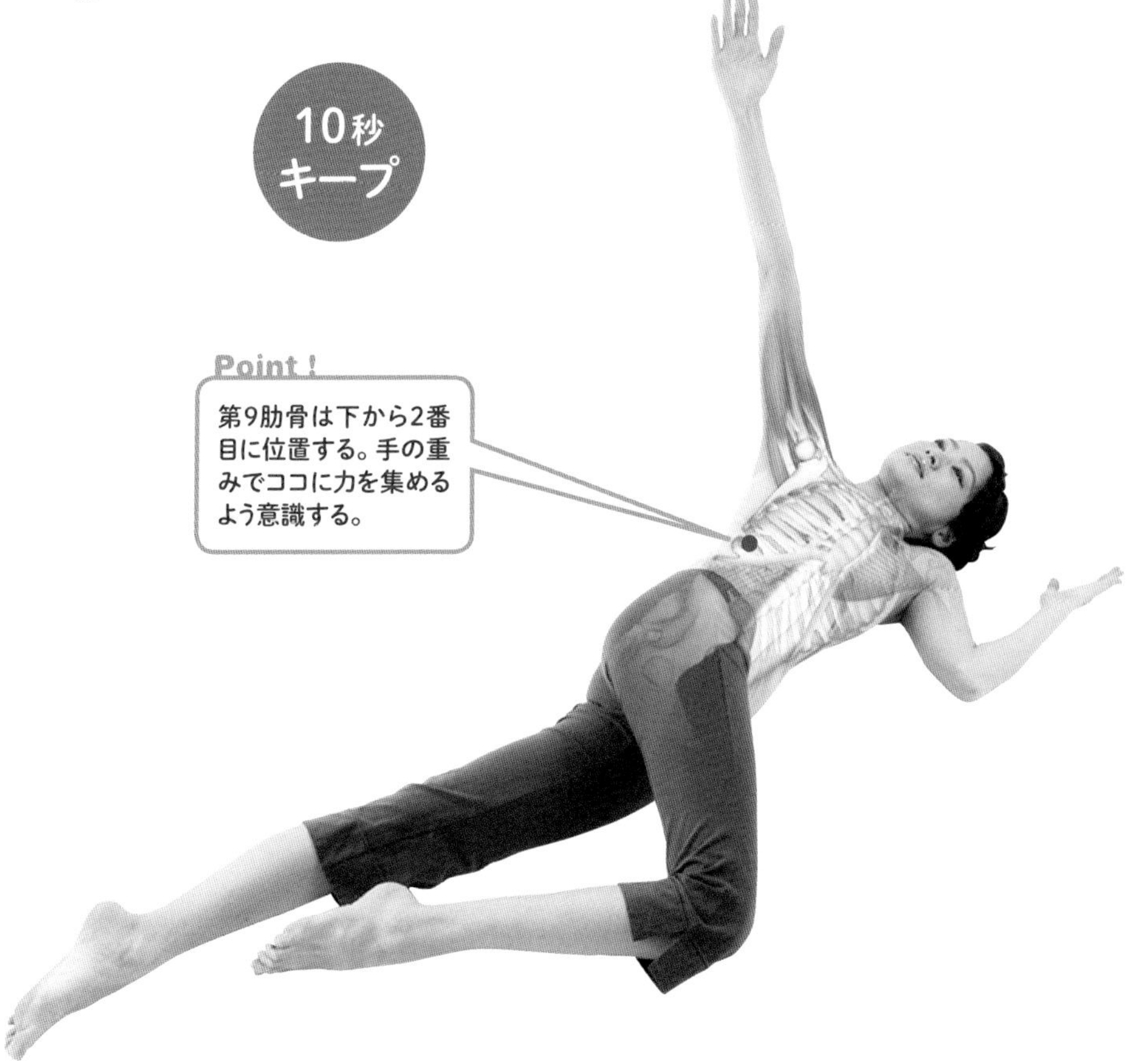
10秒
キープ
Point!
第9肋骨は下から2番目に位置する。手の重みでココに力を集めるよう意識する。

【うまくいかないとき】

ひじを曲げ、上の足をひざを曲げたまま浮かせて、第9肋骨に力を集める。

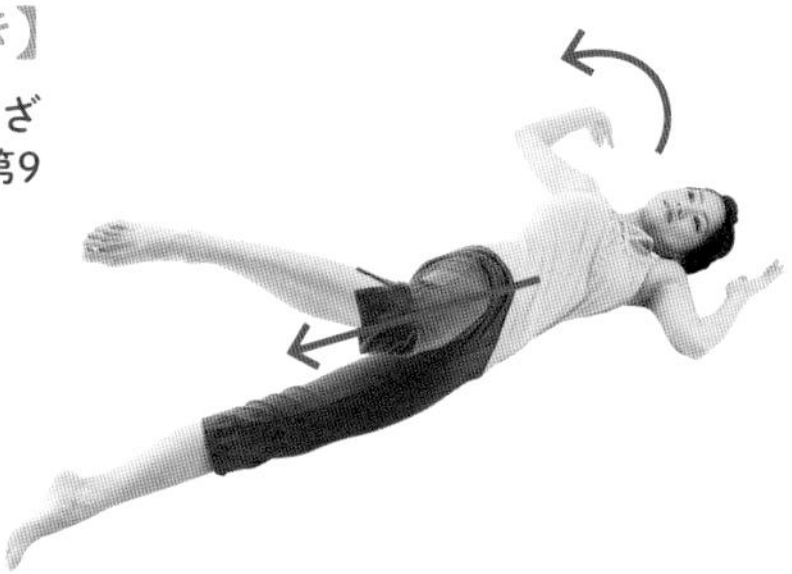

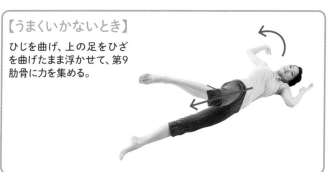

【リンパ体操】

風邪、免疫力アップ

脇の下の肋間をゆるめ、リンパの流れをよくすることで、免疫力を高める体操です。免疫系をつかさどる胸椎7番（肩甲骨の下角ラインあたり）に力を集中させることがポイントです。風邪予防としておこなうのもいいでしょう。

1

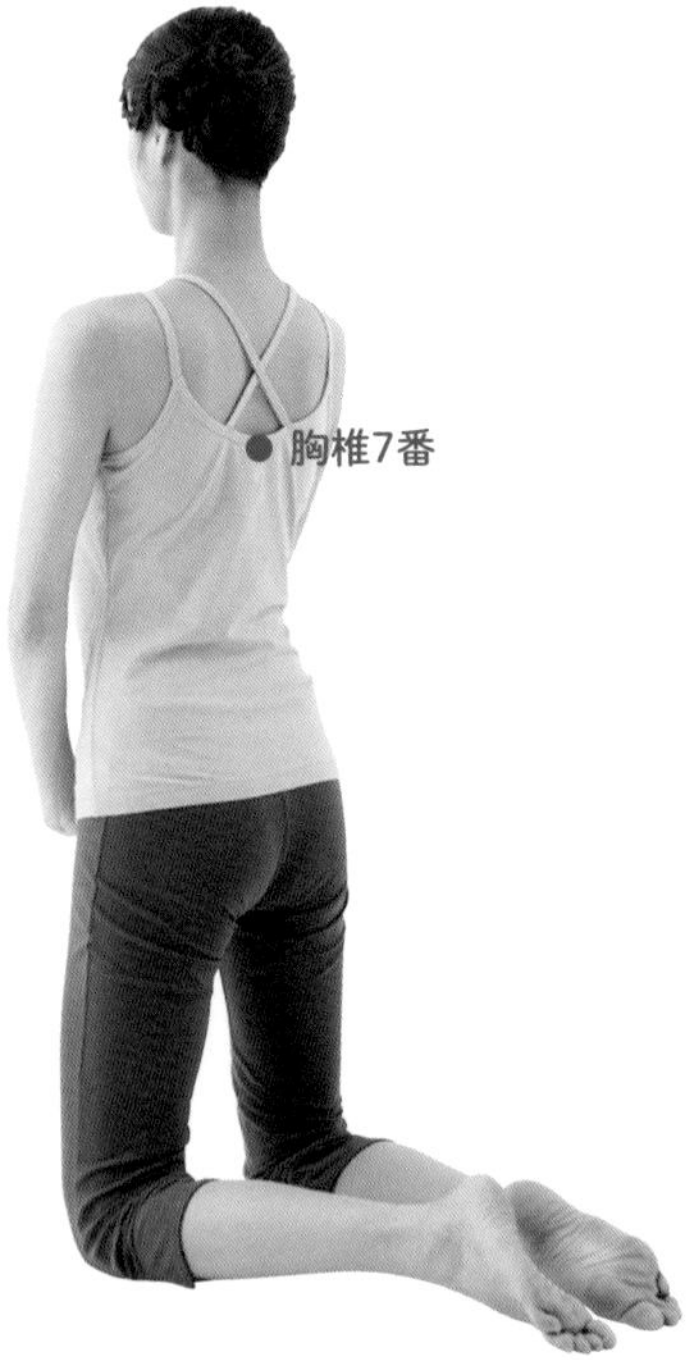

ひざ立ちになり、背筋を伸ばす。体の前で指を組む。

2

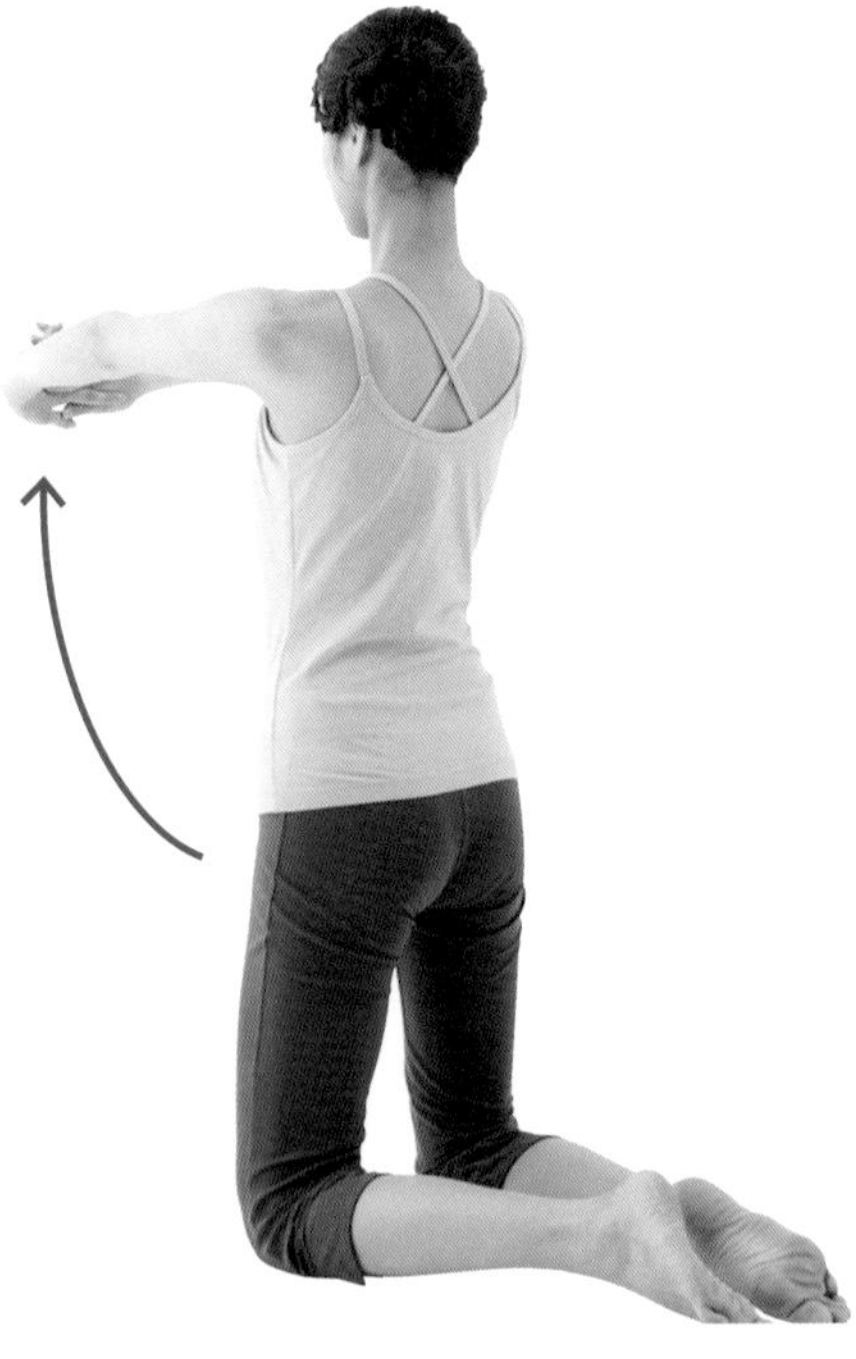

ひじを伸ばしたまま手を上にあげていく。手の動きに合わせて肋骨を持ち上げるようイメージする。

3

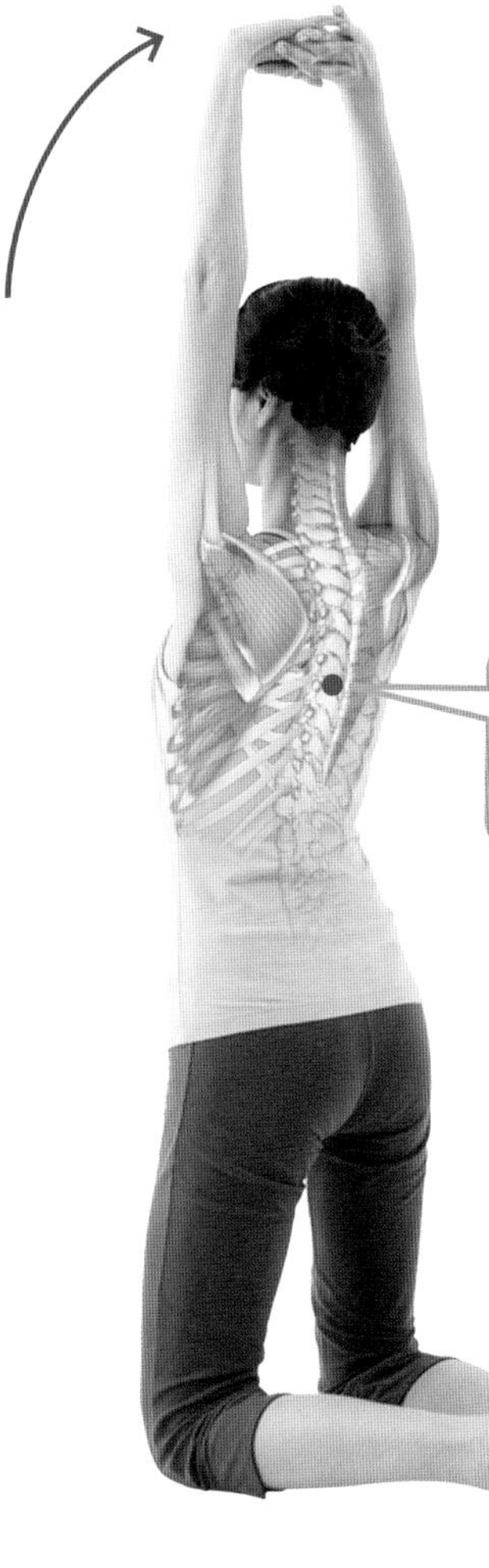
Point !
肩甲骨の下角
のラインあたり
にある、胸椎7
番を意識する。

手を頭の上まであげる。

4

【手の組み方】

指が組めないときは片方の手で、
もう片方の手首をつかんでもよい。

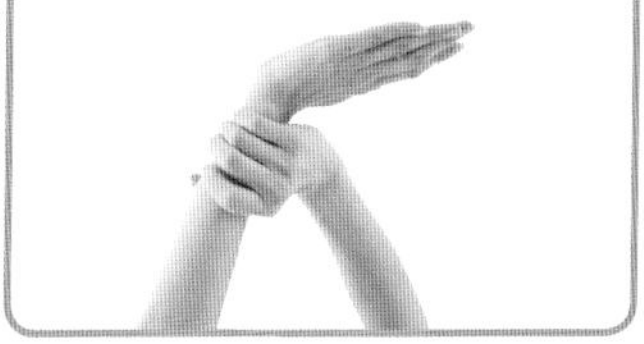

10秒
キープ

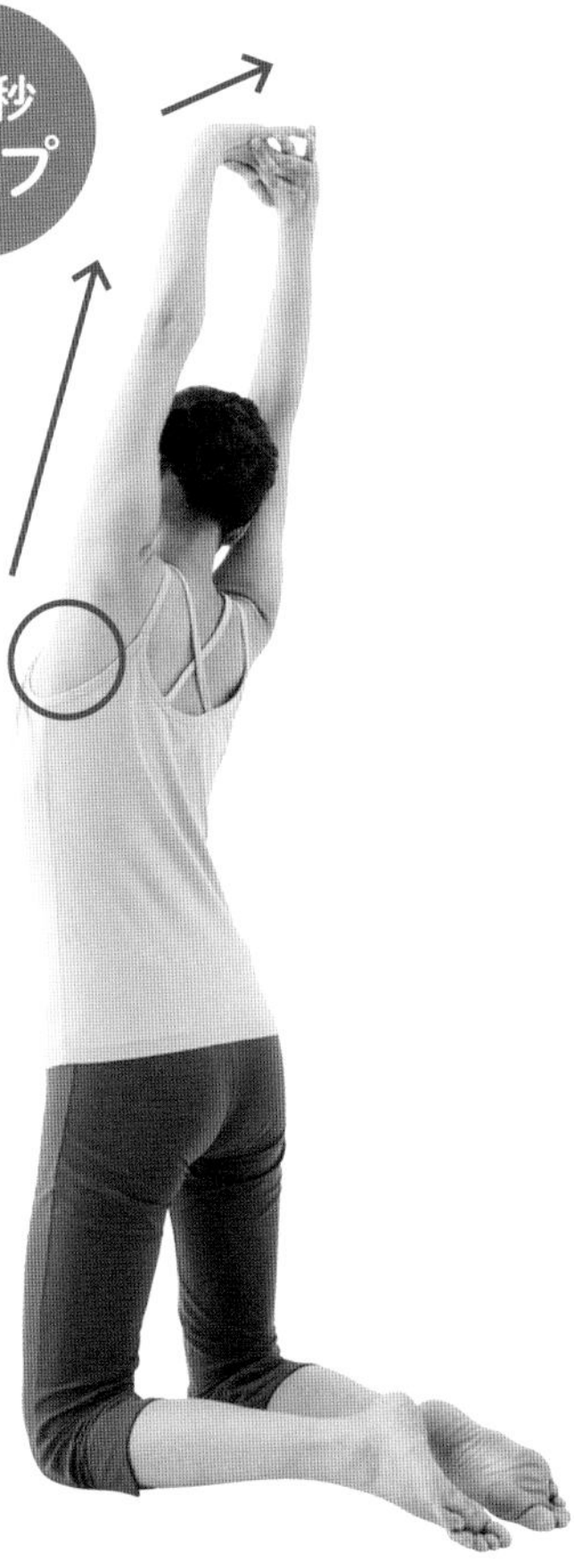

上体を少し傾け、脇の下から肋骨のあたりを伸ばすよう意識して10秒キープ。反対側もおこなう。

【腸骨体操】

生理痛、生理不順

生理不順、月経痛、不妊などの婦人科系全般に悩んでいるときに。女性におすすめの体操ですが、腸骨は呼吸器と関係しているので、呼吸器の不調がある人にも向いています。腸骨がしっかりしてくると、呼吸器もしっかりしてきます。

1 両足を軽く伸ばし、手のひらは下にしてうつぶせに寝る。
顔は左右どちらかに向ける。

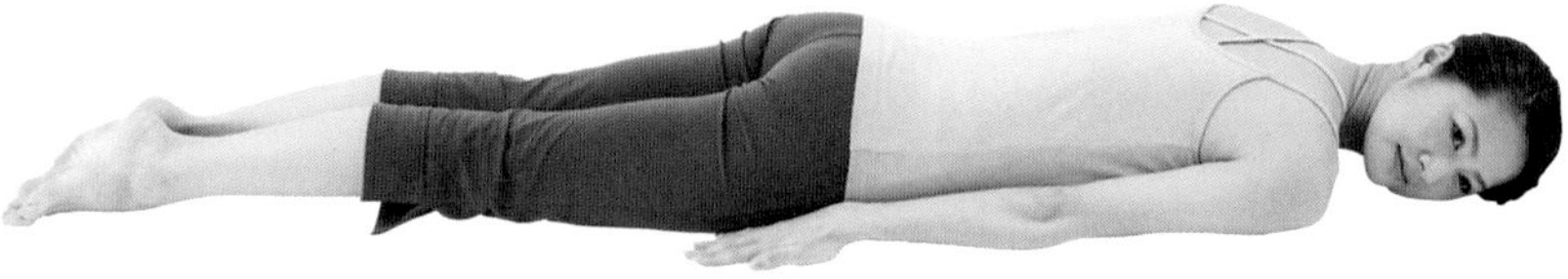

2 両足を腸骨(ベルトのライン)に軽く力が入るところまで開く。

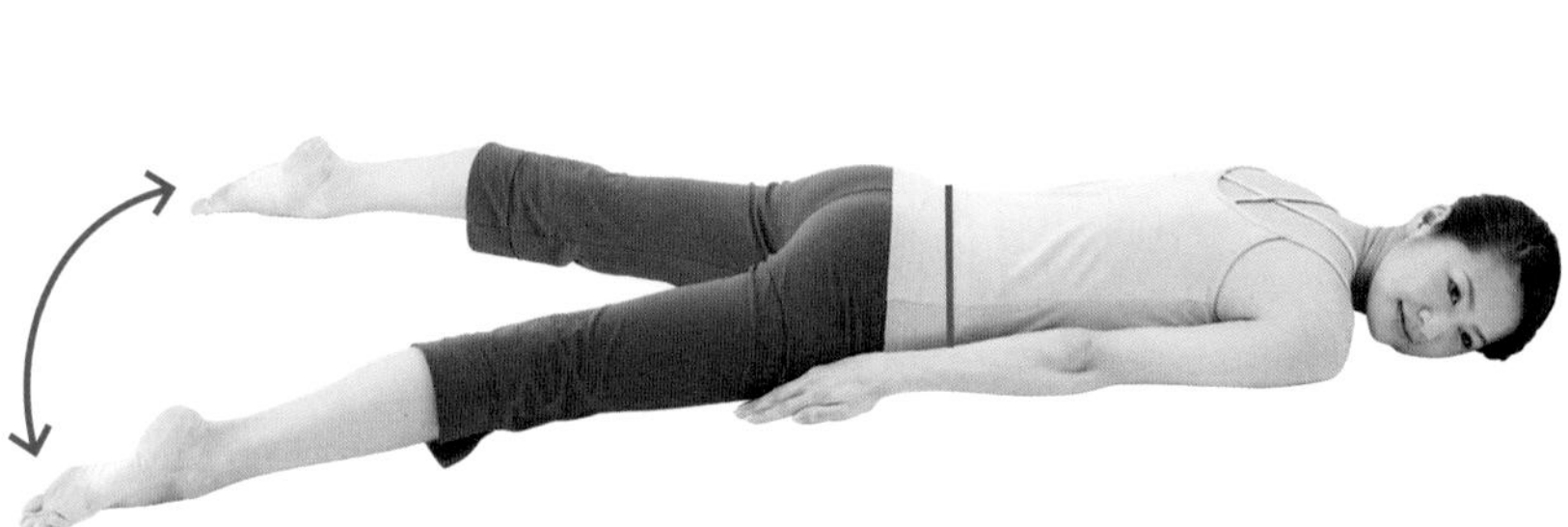

3 両ひざを曲げる。

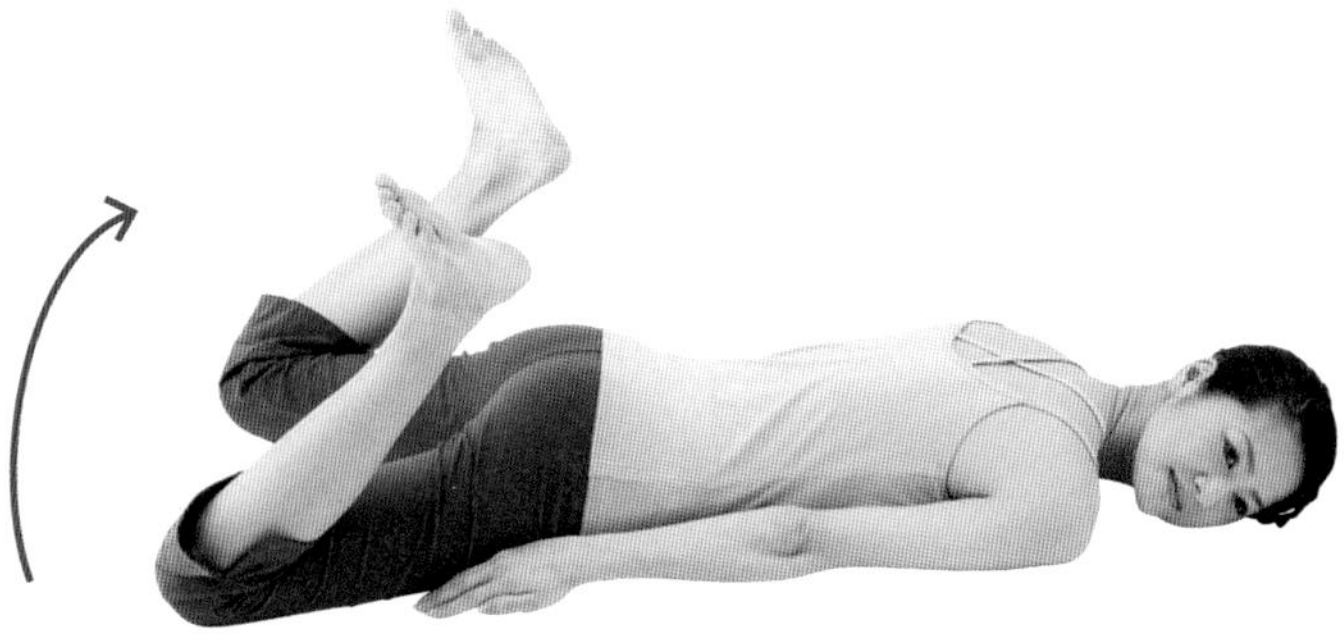

4 足の裏を合わせたら、ひざを開いてさらにベルトのラインに力を集める。そのままの状態でできるだけかかとをお尻に近づけ、10秒キープする。

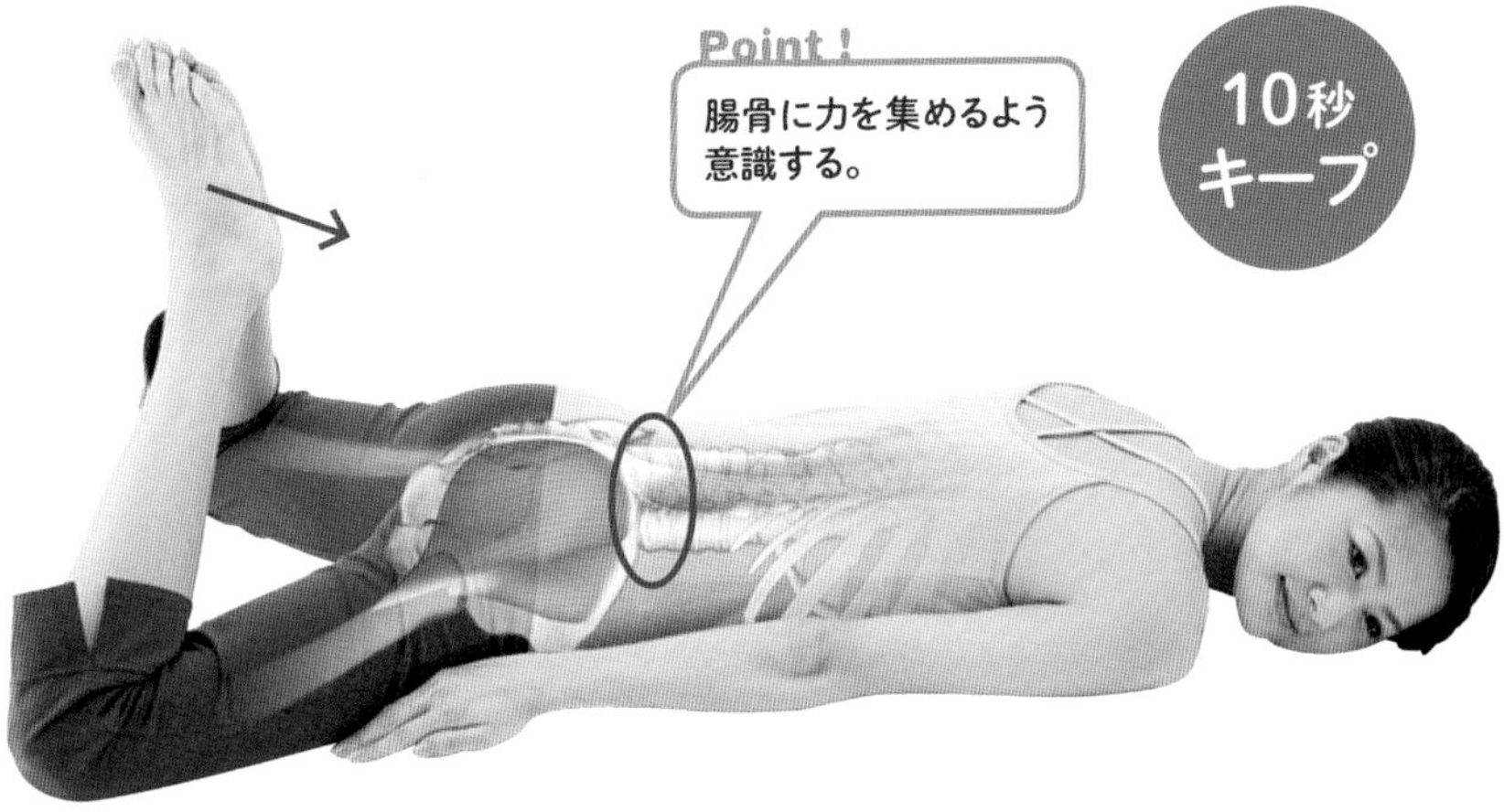
Point !
腸骨に力を集めるよう
意識する。
10秒
キープ

腸骨に力がうまく集まらないときは

1 4のポーズをとる。

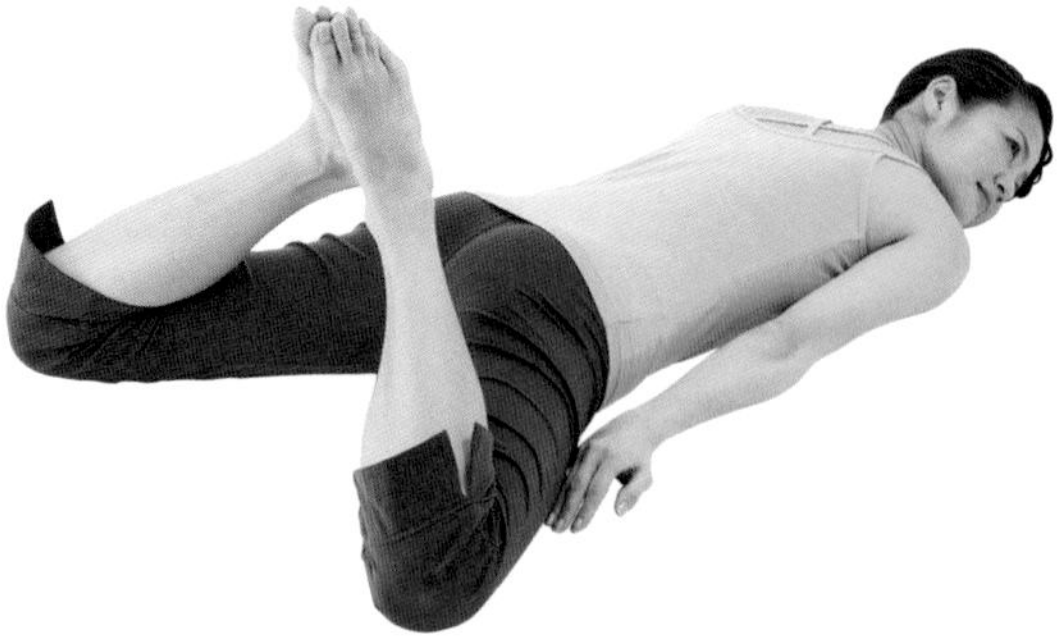

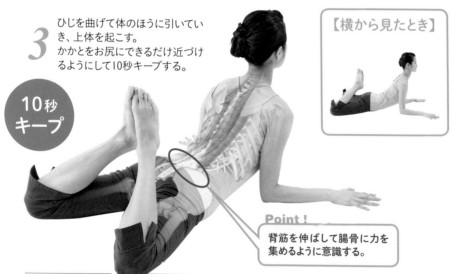

2 両手を床にはわせるようにして肩の高さまであげる。

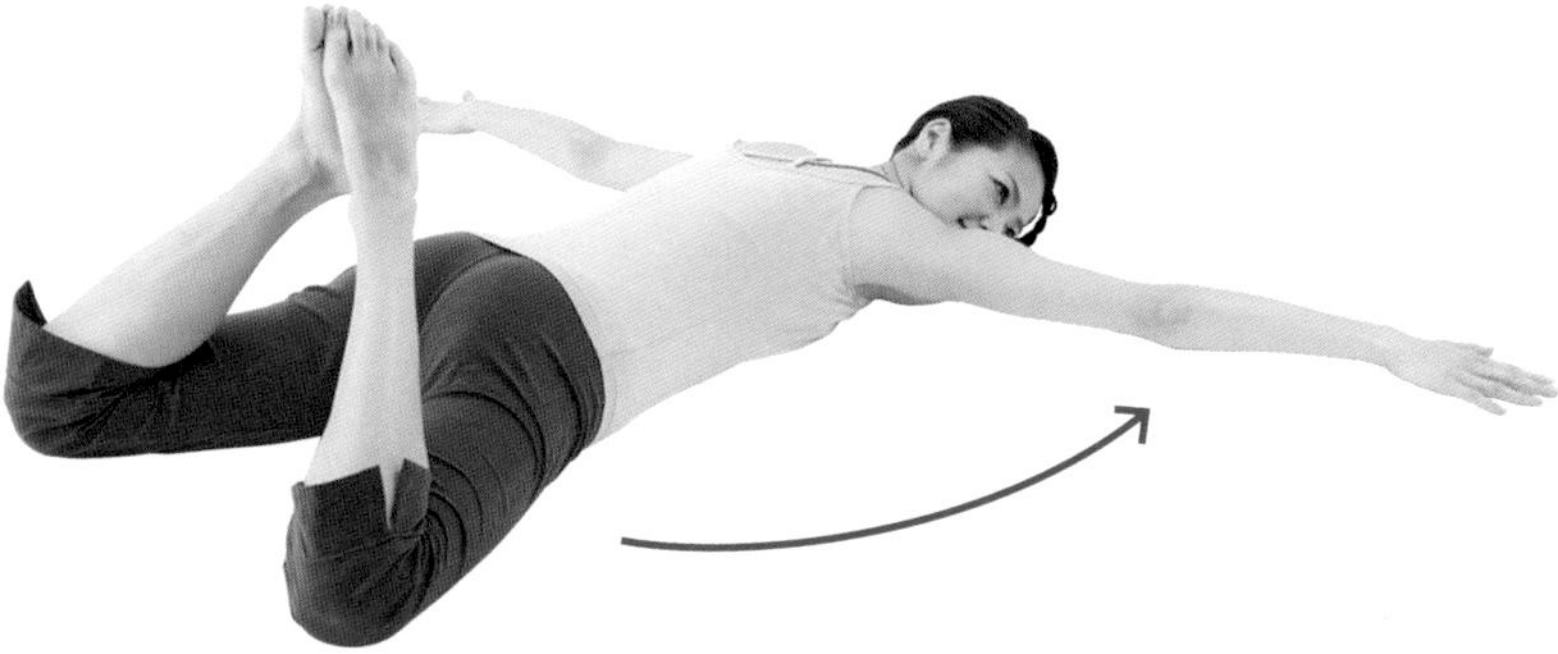

3 ひじを曲げて体のほうに引いていき、上体を起こす。
かかとをお尻にできるだけ近づけるようにして10秒キープする。

10秒キープ

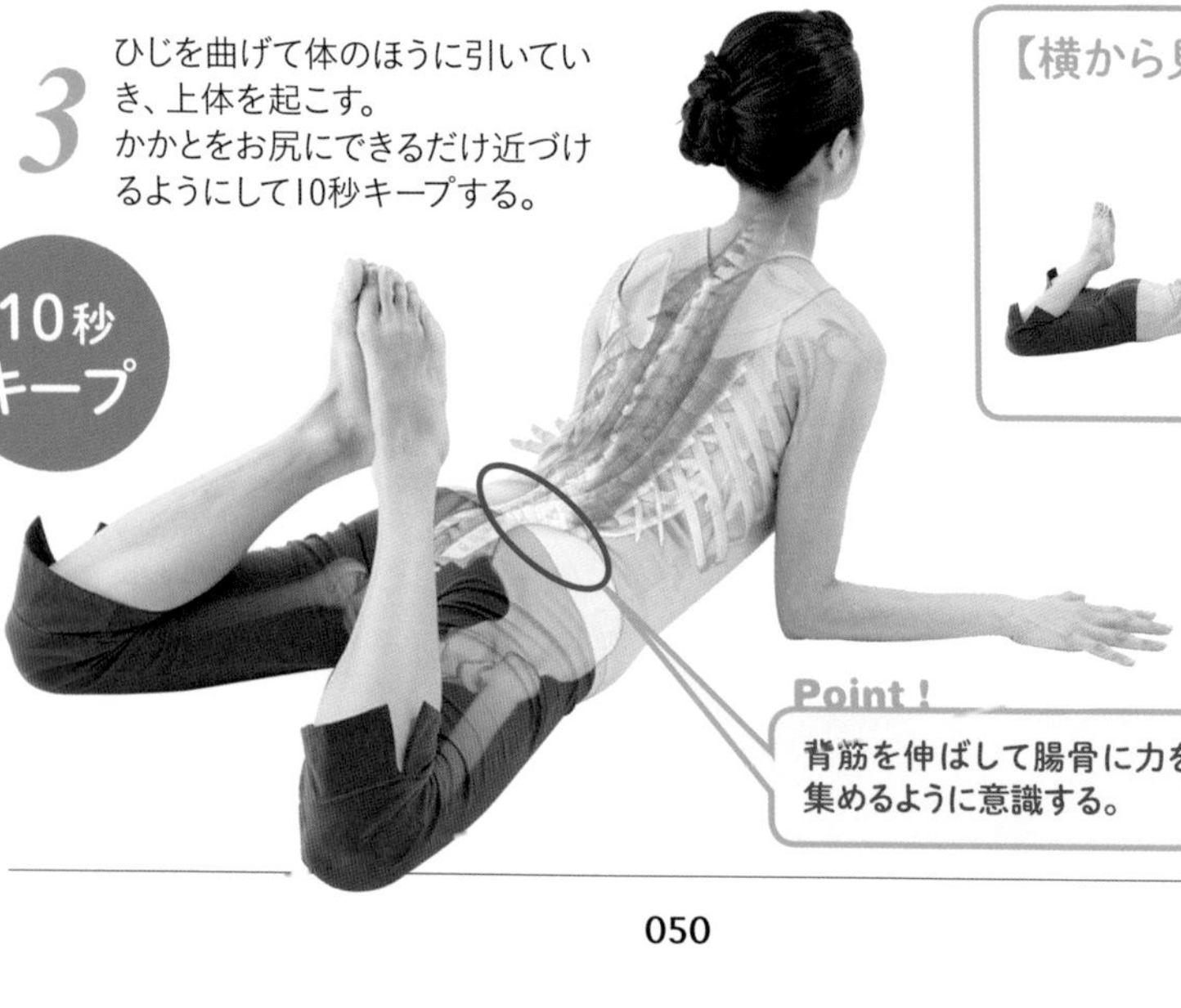

【横から見たとき】

Point！
背筋を伸ばして腸骨に力を集めるように意識する。

【仙骨８の字体操】

生理痛、不正出血

日常的におこなうと仙骨がゆるんできて、骨盤がスムーズに動き出します。生理痛、不正出血、異常出血のある人はしっかりおこないましょう。続けていると女性らしい体つきになってきます。

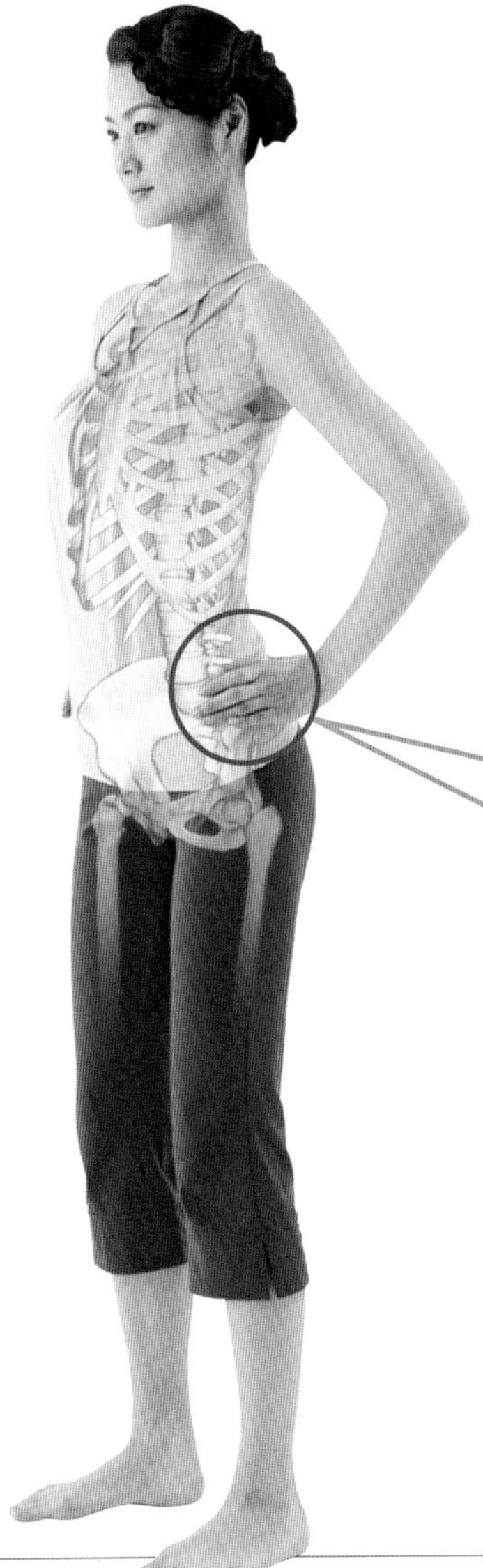

1 骨盤に手をあてて足を少し開いて立ち、お尻を突き出して腰で上半身を支える。
ひじは真横ではなく、やや後ろに引く。

2 軽く胸を張り、仙骨を中心に、骨盤で小さく横に8の字（∞）を描くように腰を動かす。

Point !

仙骨は尾骨の上にある手のひら大の骨。この部分を意識して8の字を描く。

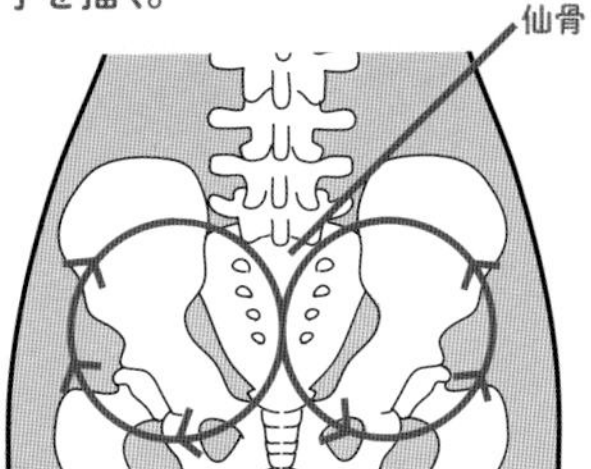

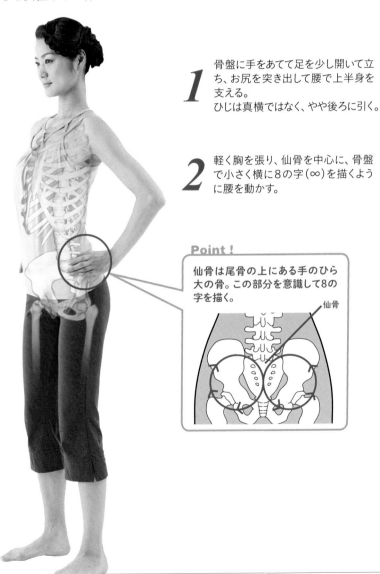

【脊柱をゆるめる体操】

イライラ、憂うつ

簡単な体操なので、うつ気味で気分が晴れないときにおすすめ。また、ほかの体操と組み合わせておこなう場合、最初にやると次の体操が決まりやすくなります。朝、起きたとき大きく伸びをする要領で、背中を意識して伸ばします。

1 あお向けに寝て、両手両足を軽く伸ばす。

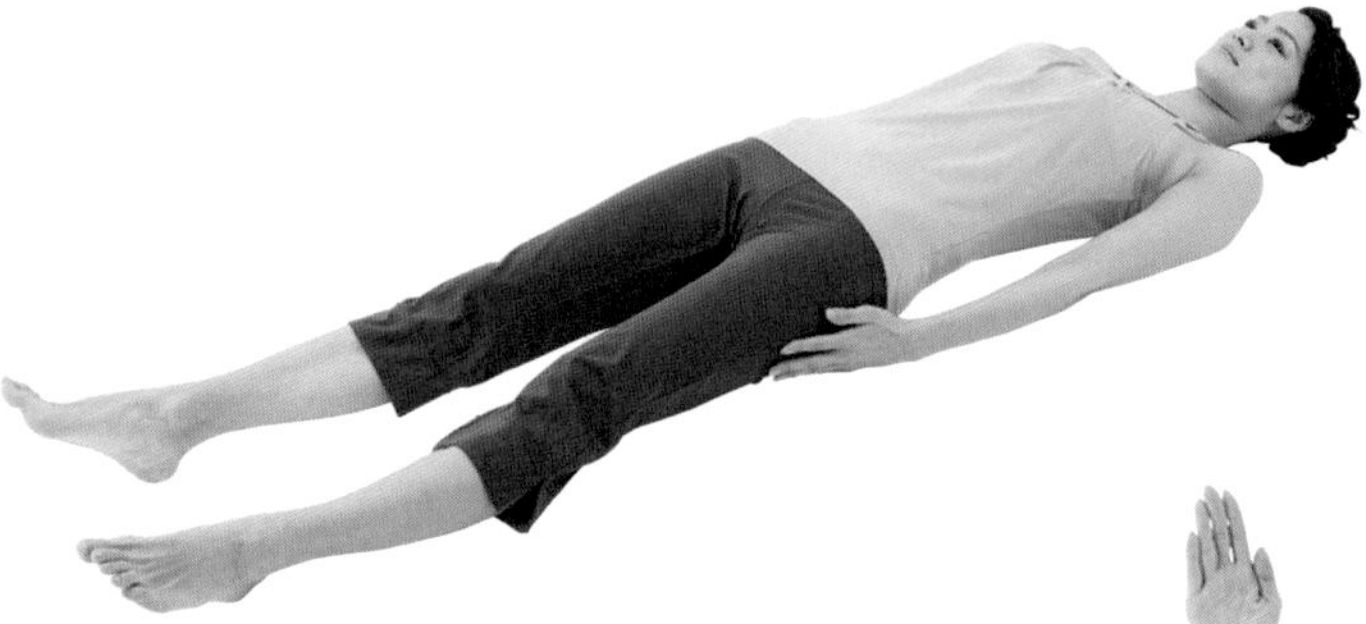

2 ひじを伸ばしたまま両手をあげていく。

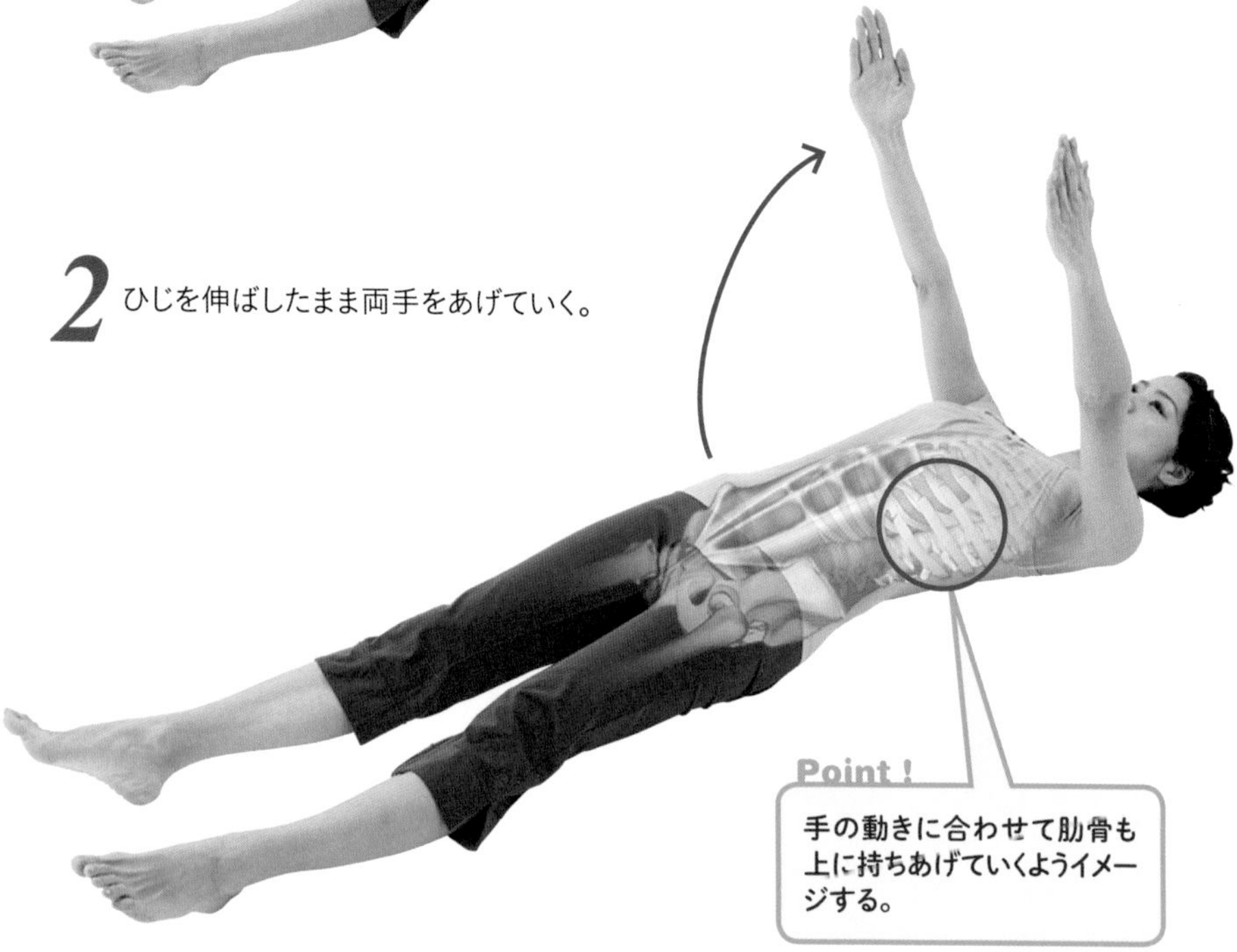

Point！

手の動きに合わせて肋骨も上に持ちあげていくようイメージする。

3 伸ばした手を床につける。

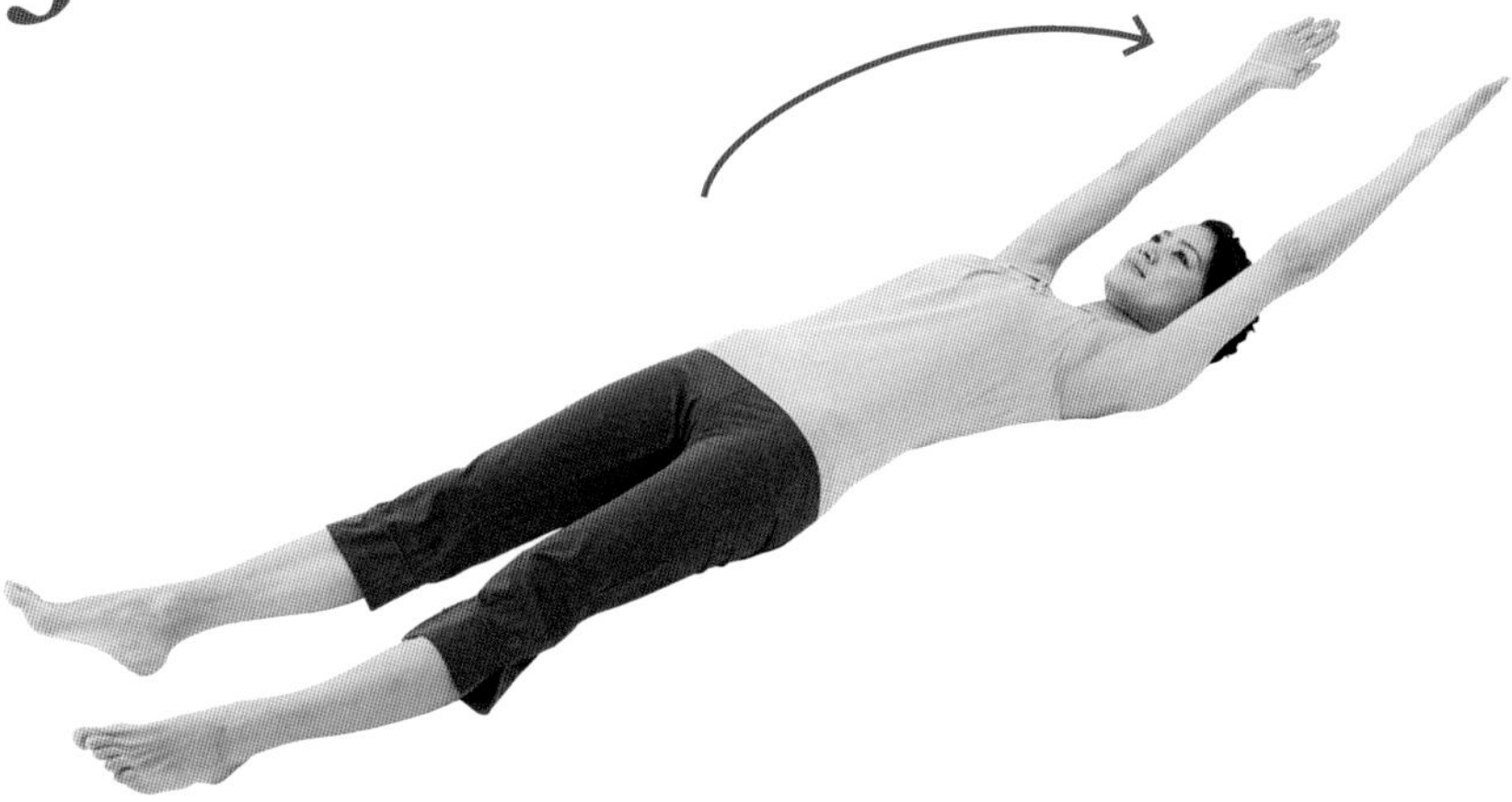

4 両手をバンザイするように上に伸ばし、両足は腰（腸骨）に力が集まるよう少し広げる。
手と足で気持ちよく背骨を伸ばして10秒キープし、一気に力を抜く。

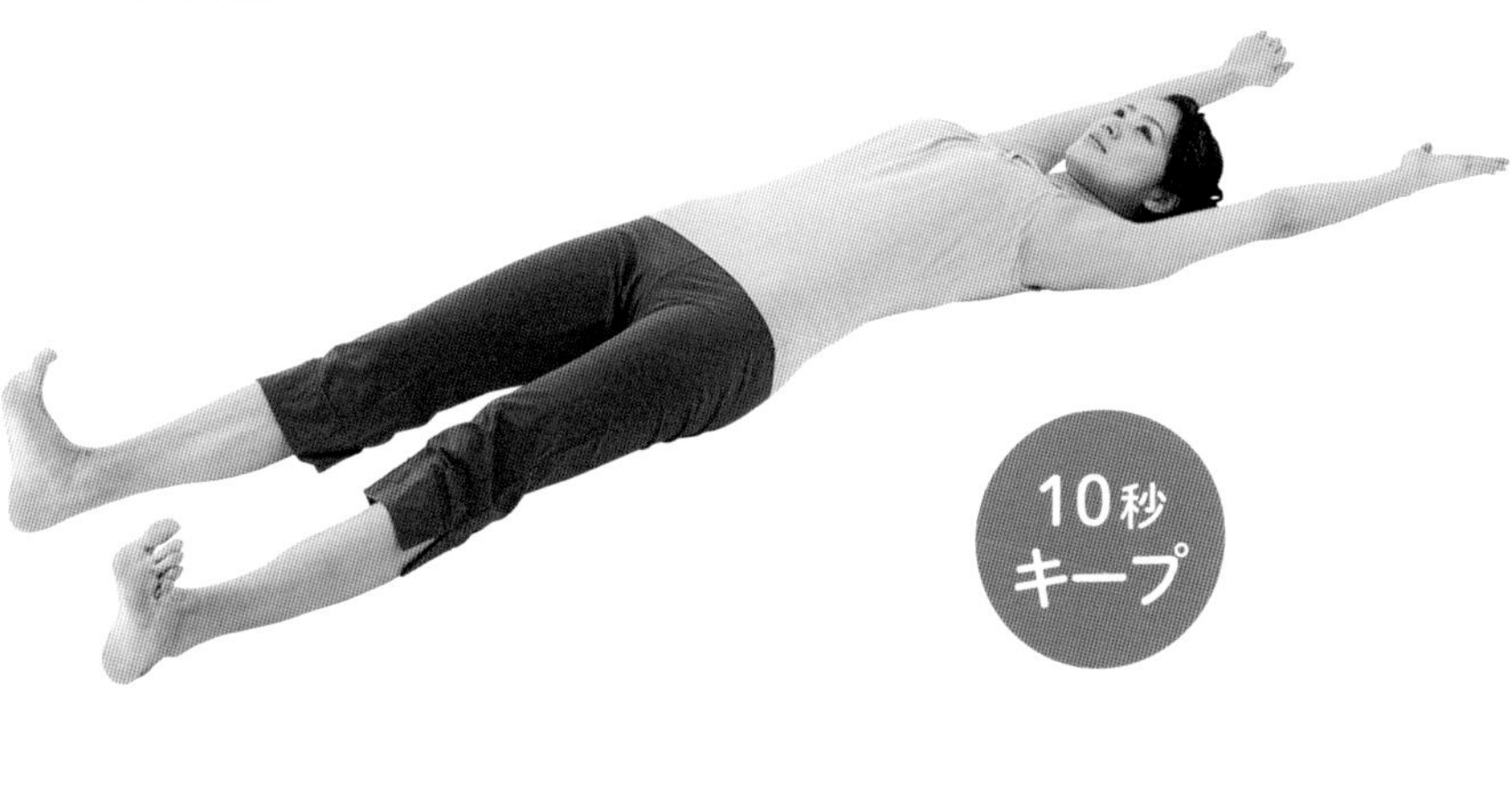

【大胸筋をゆるめる体操】

不眠

大胸筋は睡眠の急所です。とくに、頭に緊張があってなかなか眠れない、眠りが浅いといった不眠に悩んでいる人におすすめです。オフィスワークなどで腕や指を使いすぎたときにもやってみてください。

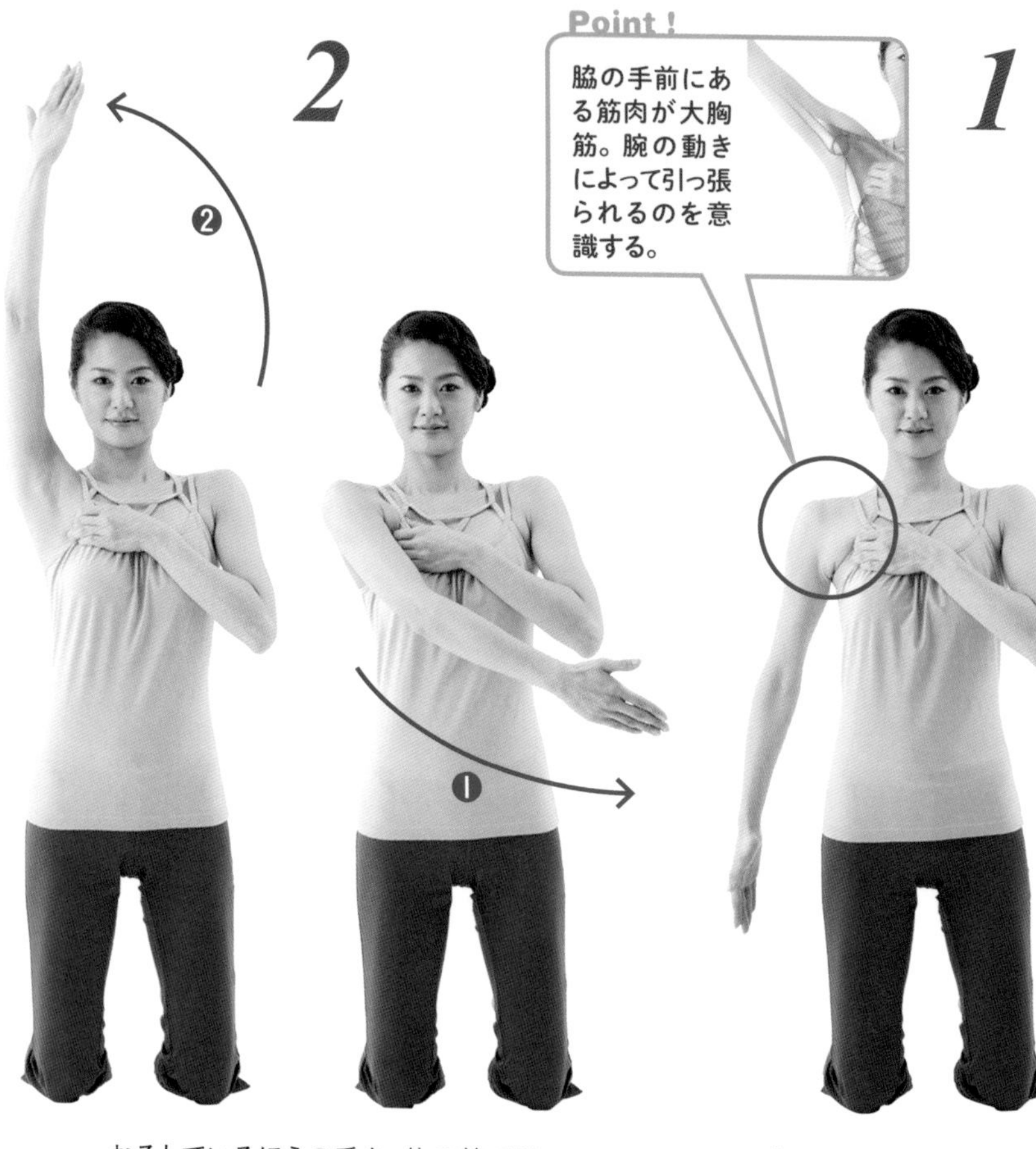
Point !
脇の手前にある筋肉が大胸筋。腕の動きによって引っ張られるのを意識する。
2
❷
❶
1

おろしているほうの手を、体の前で円を描くようにあげていく(❶❷)。

ひざ立ちになり、片方の手で脇の手前(大胸筋)を押さえる。

3

4

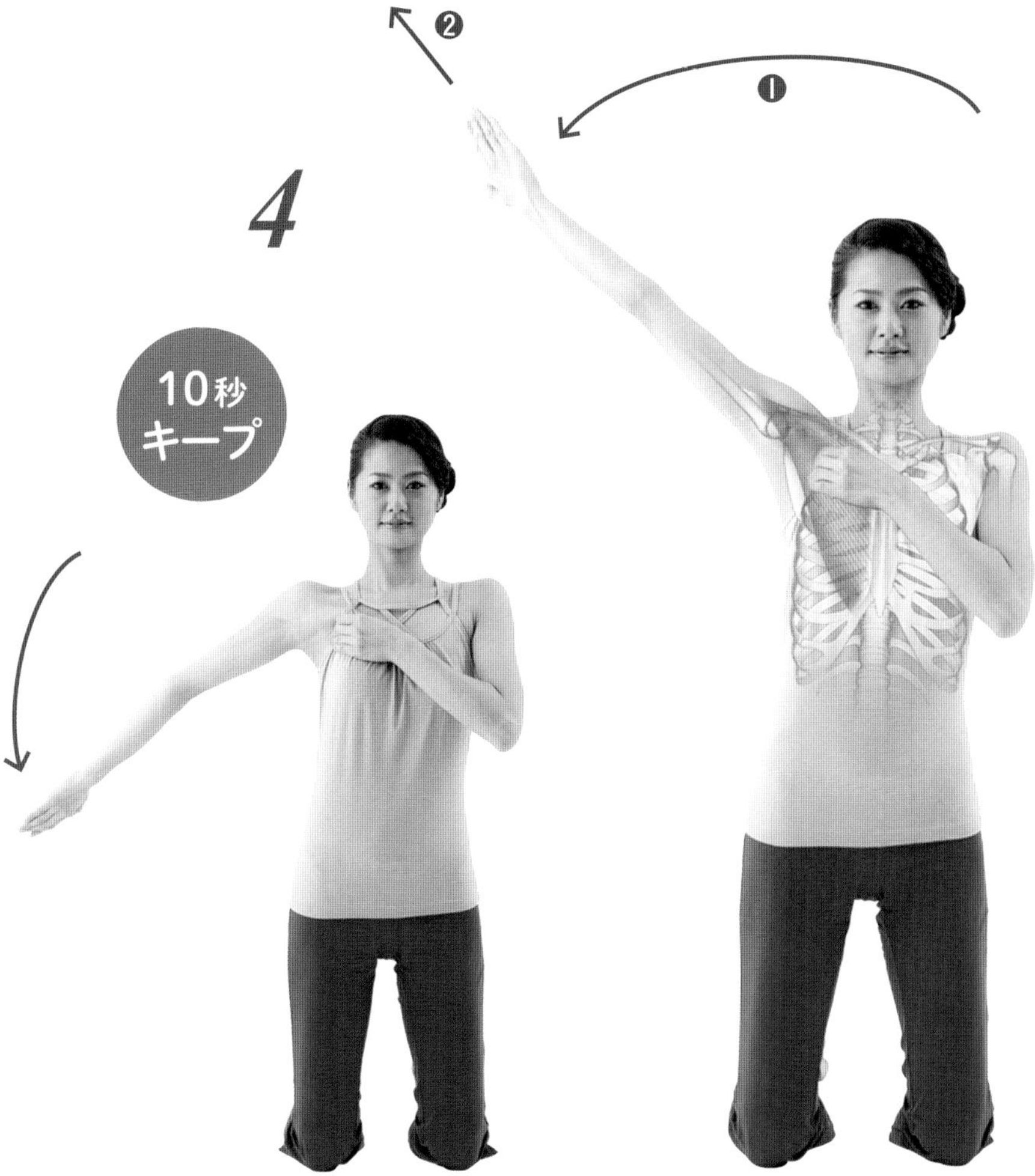

大胸筋が一番伸びると感じるあたり（ななめ上方）で手を止め（❶）、親指で引っ張るようにして伸ばす（❷）。

さらに大胸筋が伸びるように意識しながら手をおろしていき、10秒キープして力を抜く。
反対側も同様におこなう。

【胸骨体操】

ストレス、呼吸が浅い

ストレスを受けると猫背の姿勢になり、肺や心臓にも影響が出てきます。胸郭を広げ、負担がかかった肺や心臓をゆるめましょう。同時に、指にある肺の急所(第２関節)を刺激することで、呼吸器の働きを高めます。

1

【指の組み方】

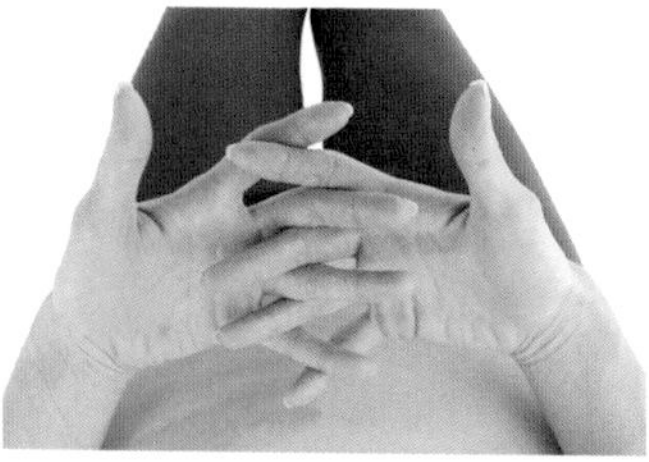

親指以外の指を交互に重ねる。

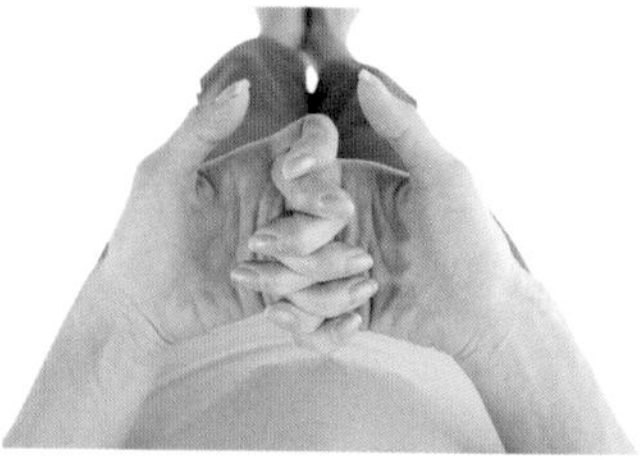

指をはさみ合うようにして曲げる(第2関節で引っかけるようにする)。

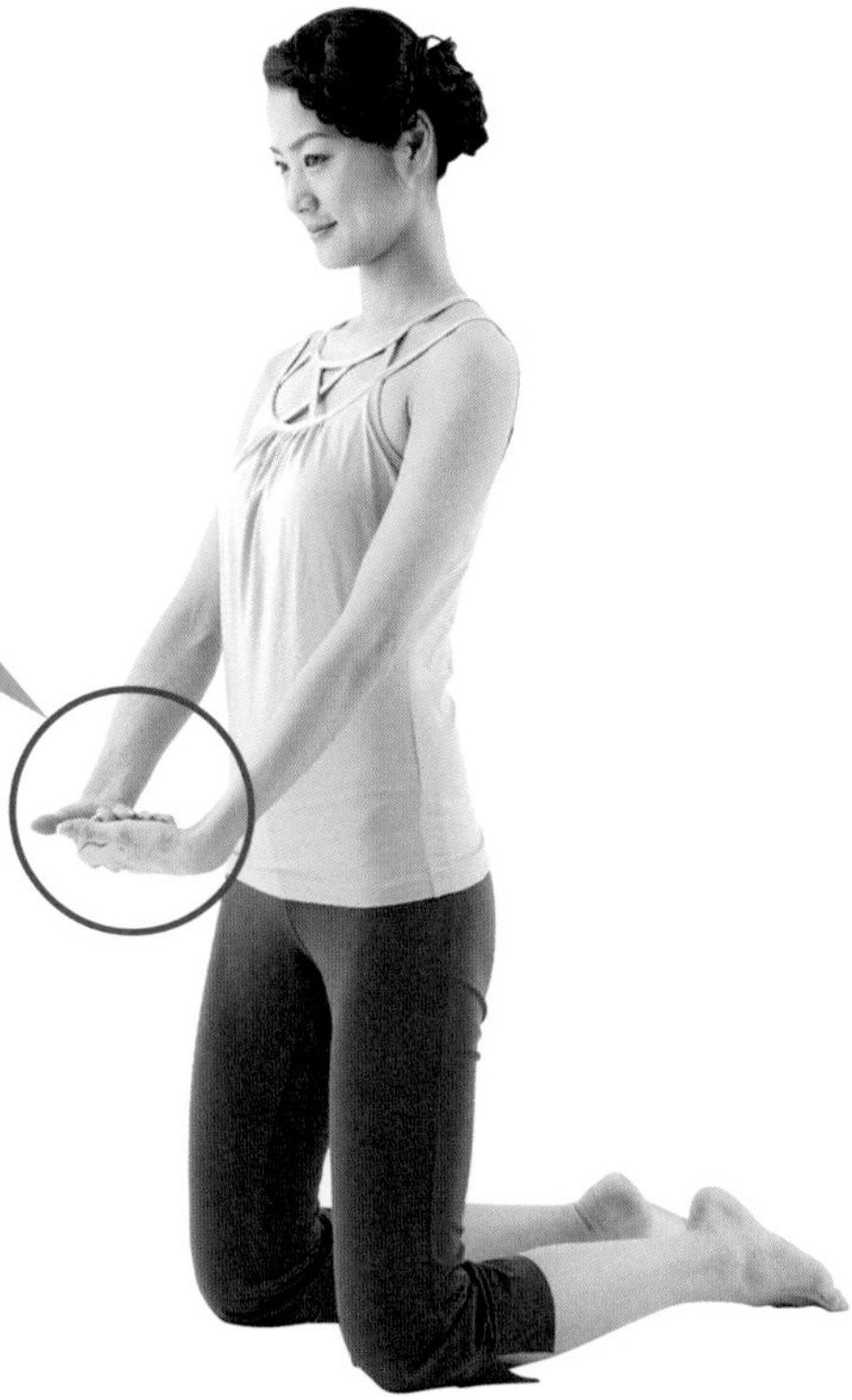

ひざ立ちになり、体の前で指を組む。

2 ひじを伸ばした状態で、ゆっくりと手を上にあげていく(❶)。耳に沿うようにあげたら、真上に手を引っ張る(❷)。

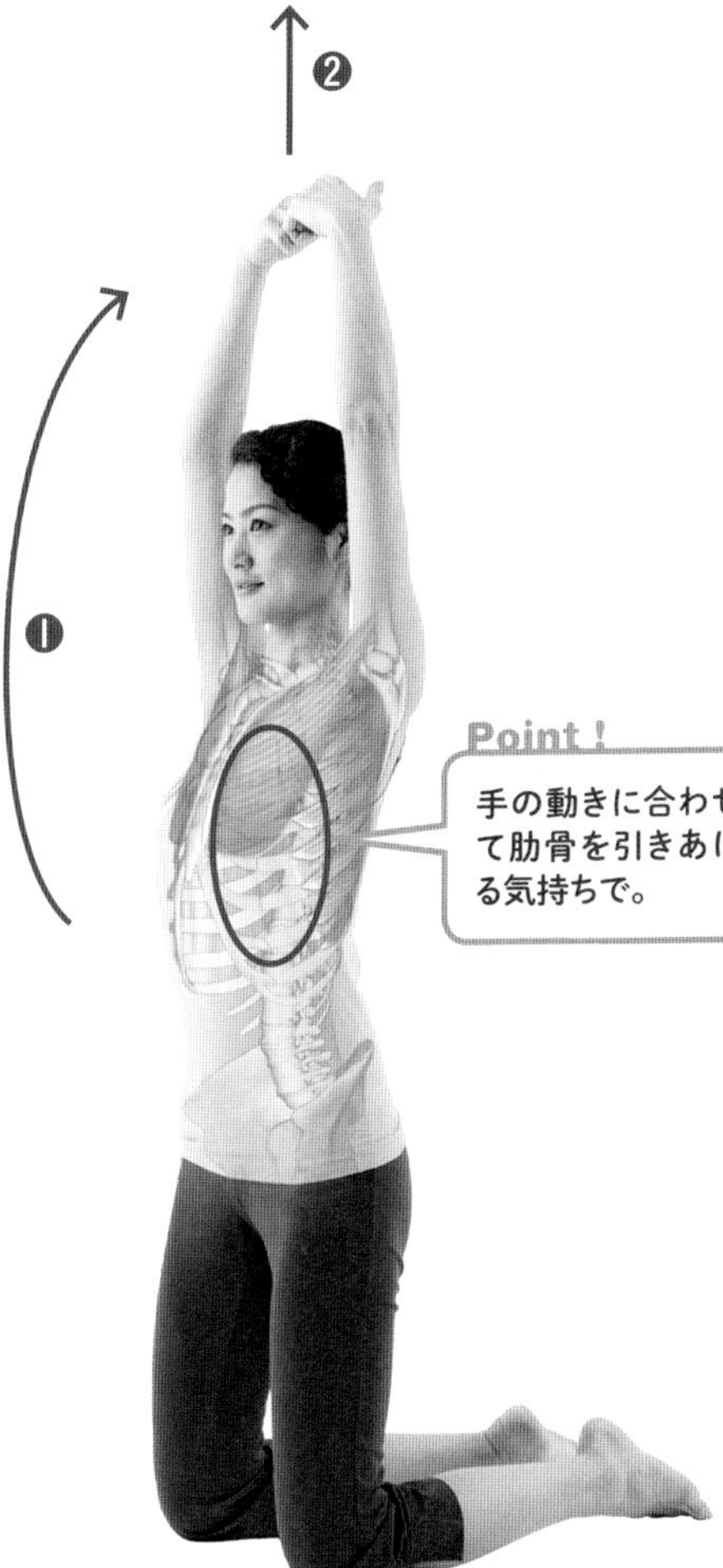

Point！

手の動きに合わせて肋骨を引きあげる気持ちで。

3 手を後頭部に当て(❶)、ひじを開くようにして胸を張る(❷)。

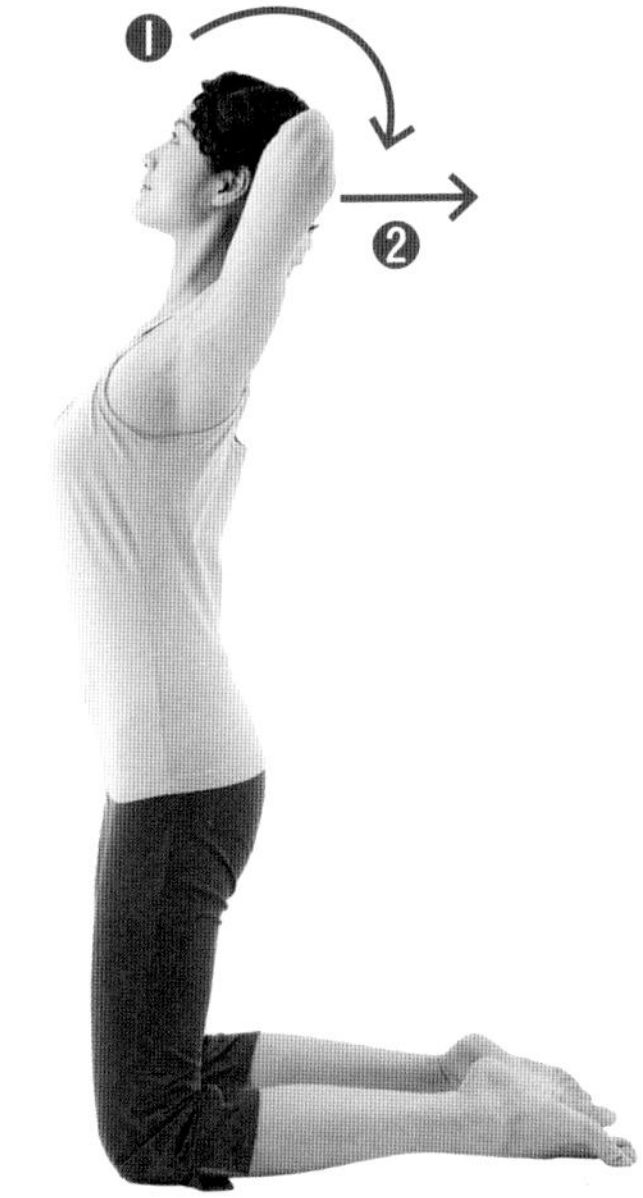

4 両ひじを小さく上下に3～4回動かして、肩甲骨の間の筋肉をゆるめる。同時に胸を開くようにする。

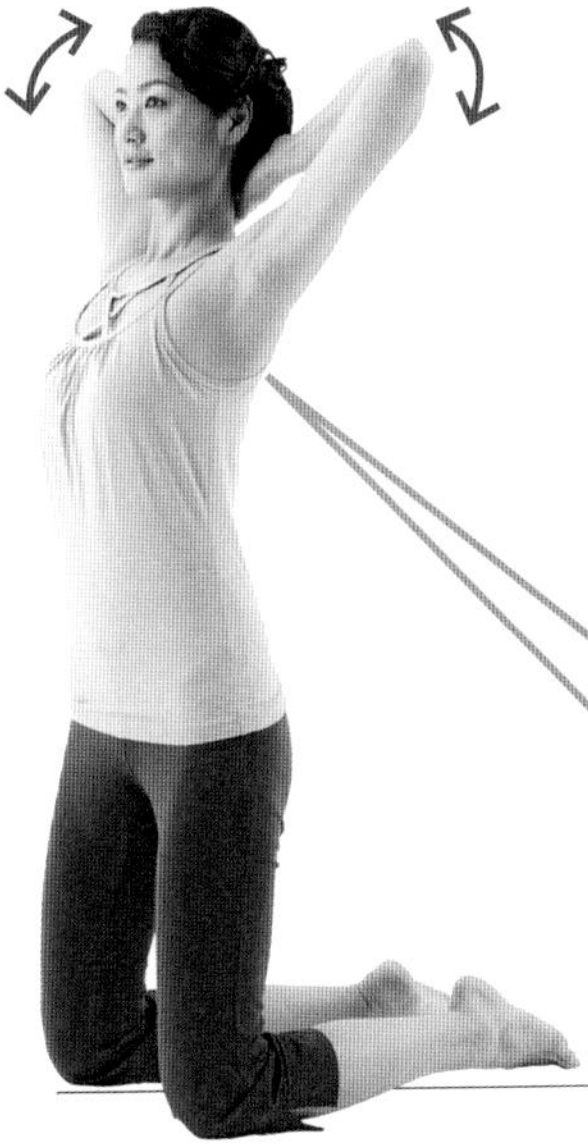

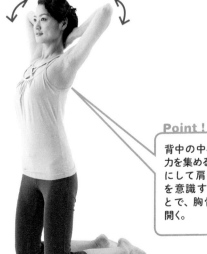

Point！

背中の中心に力を集めるようにして肩甲骨を意識することで、胸骨が開く。

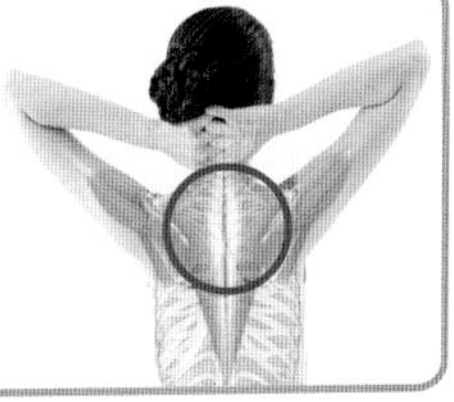

【胸鎖関節の体操】

ストレス、胸のつかえ

ストレスを過度に感じると、胸鎖関節の周辺がこわばってきます。この体操で胸鎖関節の周辺をゆるめると、肺に大きく呼吸が入り、リラックスできます。前胸部の症状(声が出づらい、胸がつかえる、息がつかえるなど)にも効果的。

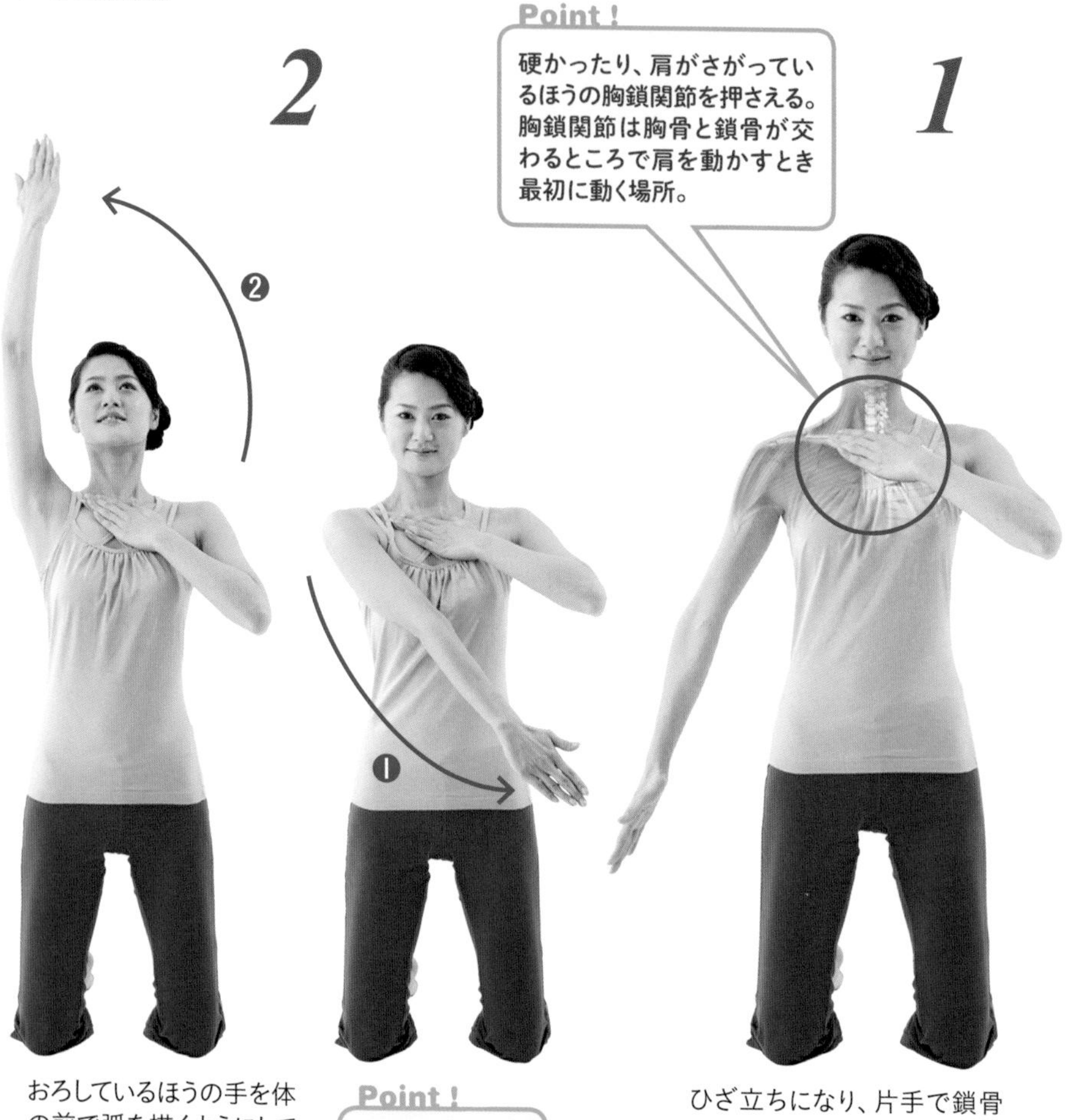
Point !
硬かったり、肩がさがっているほうの胸鎖関節を押さえる。胸鎖関節は胸骨と鎖骨が交わるところで肩を動かすとき最初に動く場所。
2
1
❷
❶

ひざ立ちになり、片手で鎖骨を押さえる。(イスに座っておこなってもOK)

おろしているほうの手を体の前で弧を描くようにして上にあげる(❶❷)。
同時に顔は少し上を向く。

Point !

手の動きによって胸鎖関節が動いているのを意識する。

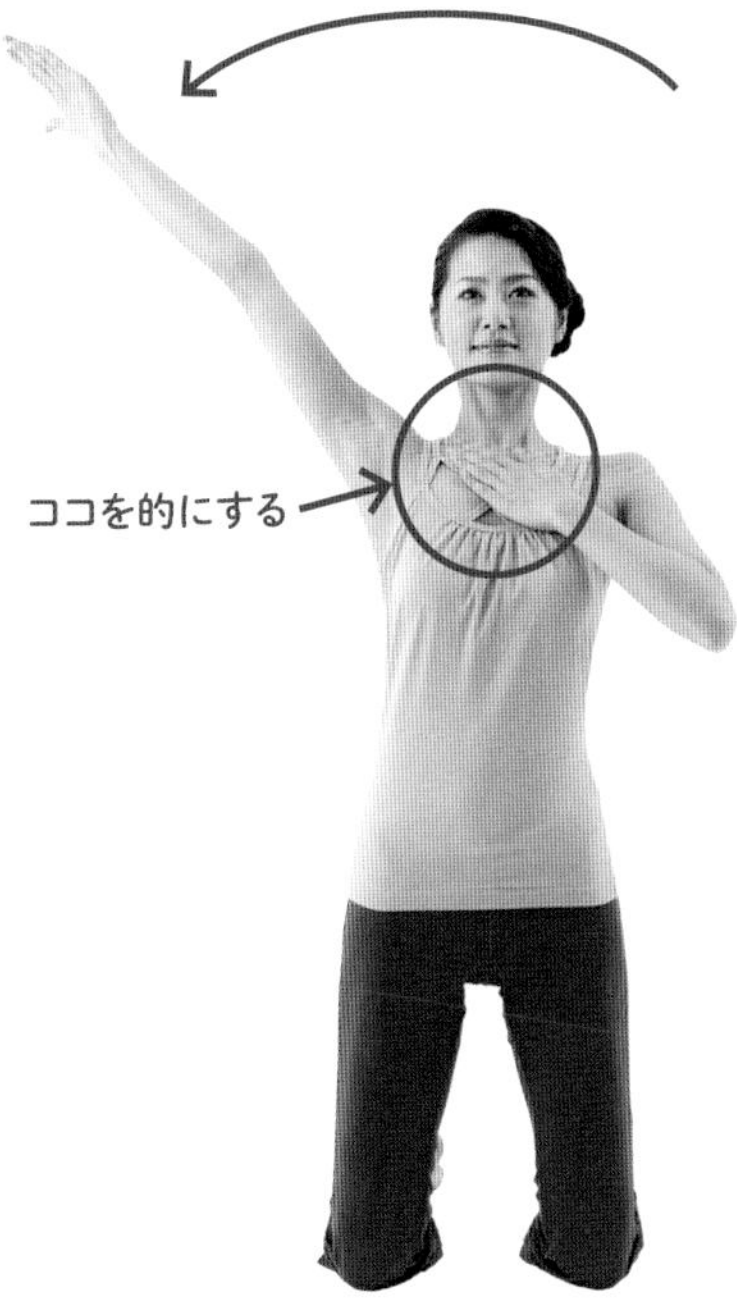

3

手をななめ上方にあげて止める。
胸鎖関節と腕が一体化する(腕の重みが鎖骨にのる)角度を探す。

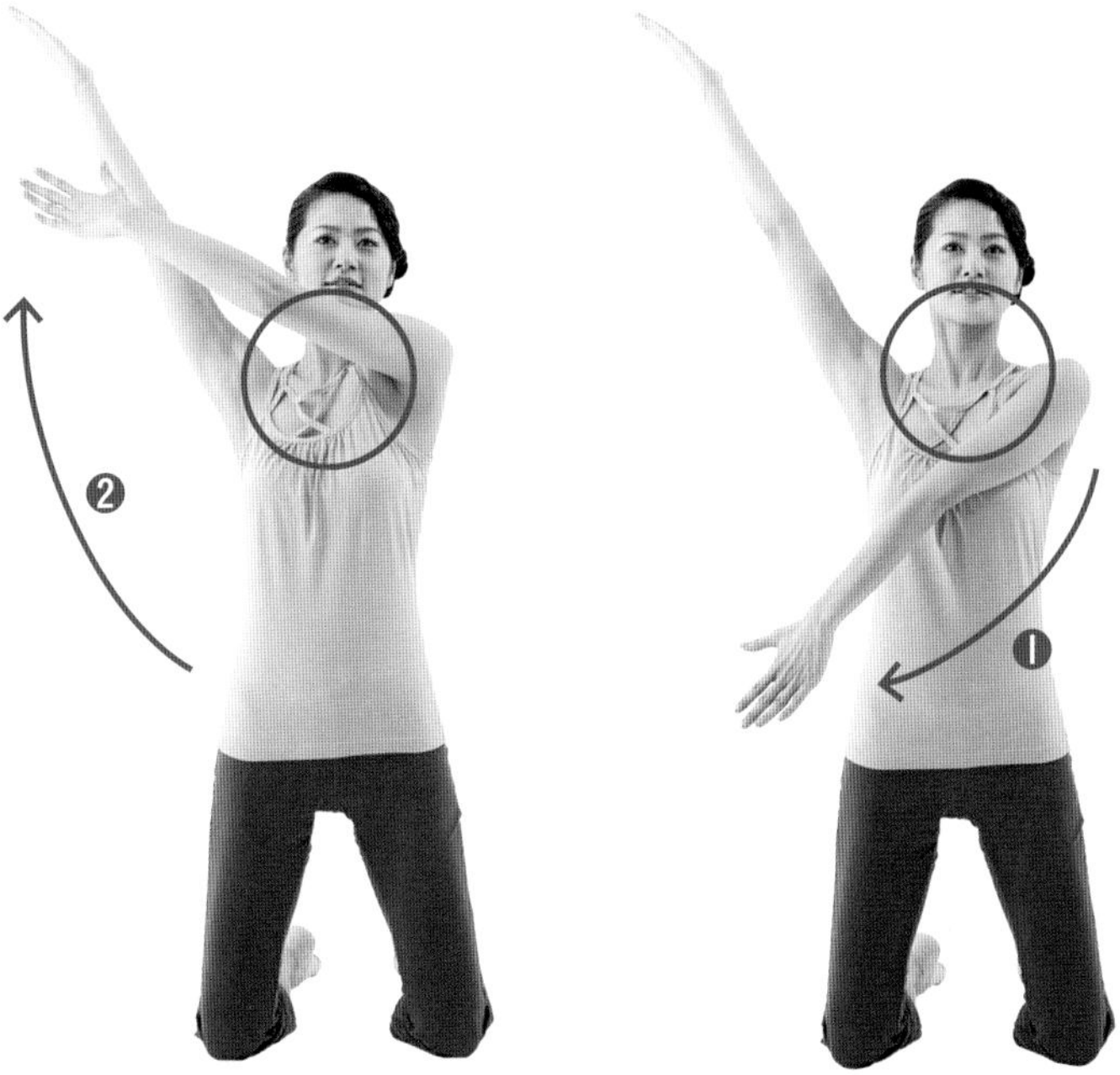

4

鎖骨をおさえていた手を下におろし、体の前で弧を描くようにして、腕の重みが鎖骨にのるように上にあげる(❶❷)。

この場合は右の胸鎖関節に的を絞っているので、左手をあげるときもそこを意識する。

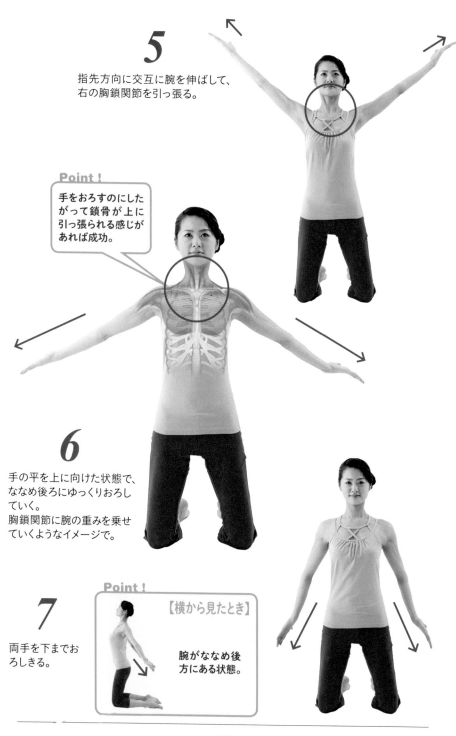

5

指先方向に交互に腕を伸ばして、
右の胸鎖関節を引っ張る。

Point！

手をおろすのにしたがって鎖骨が上に引っ張られる感じがあれば成功。

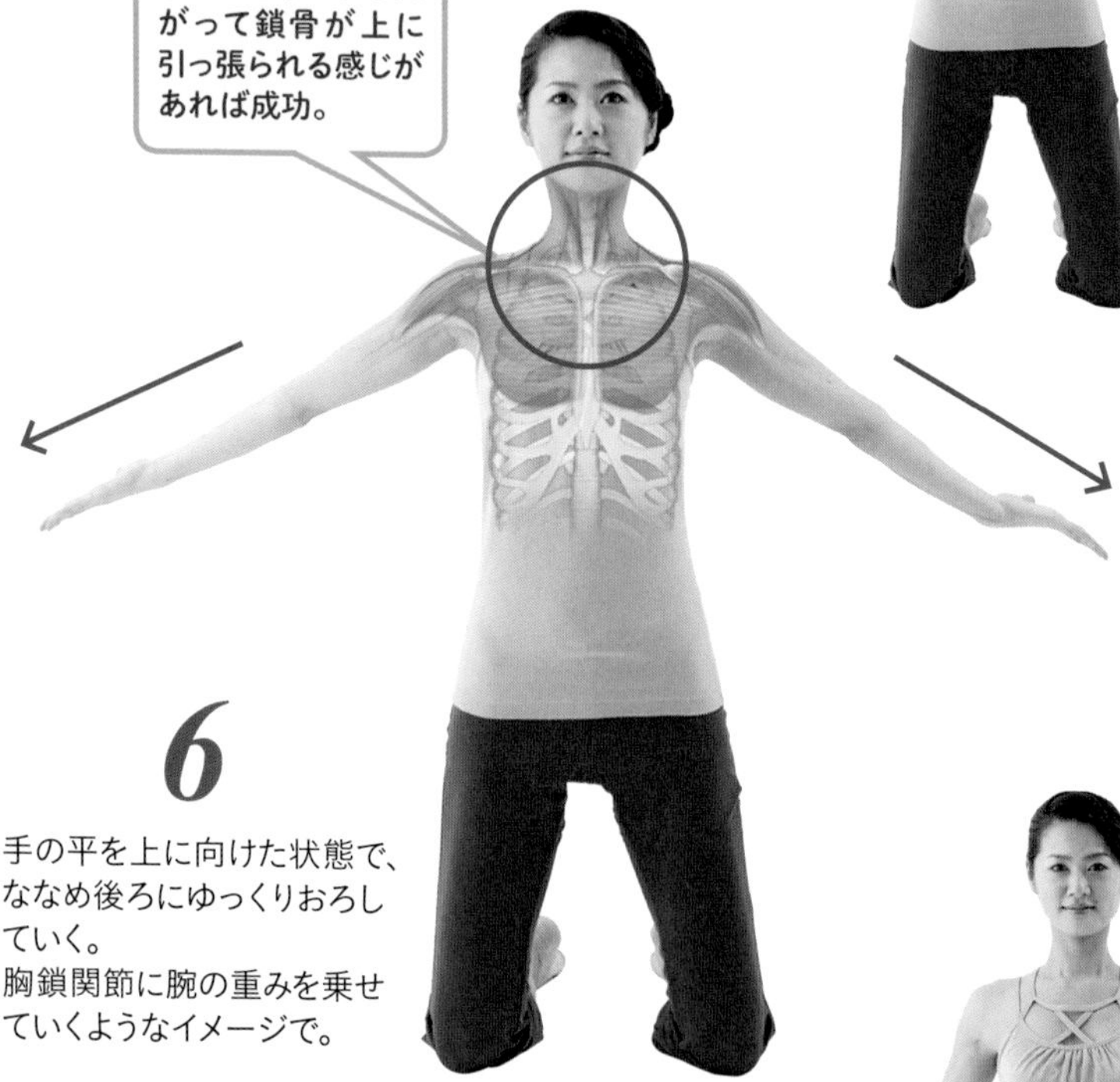

6

手の平を上に向けた状態で、ななめ後ろにゆっくりおろしていく。
胸鎖関節に腕の重みを乗せていくようなイメージで。

7

両手を下までおろしきる。

Point！

【横から見たとき】

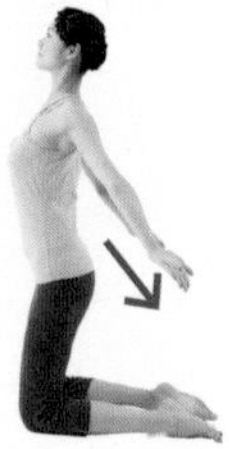

腕がななめ後方にある状態。

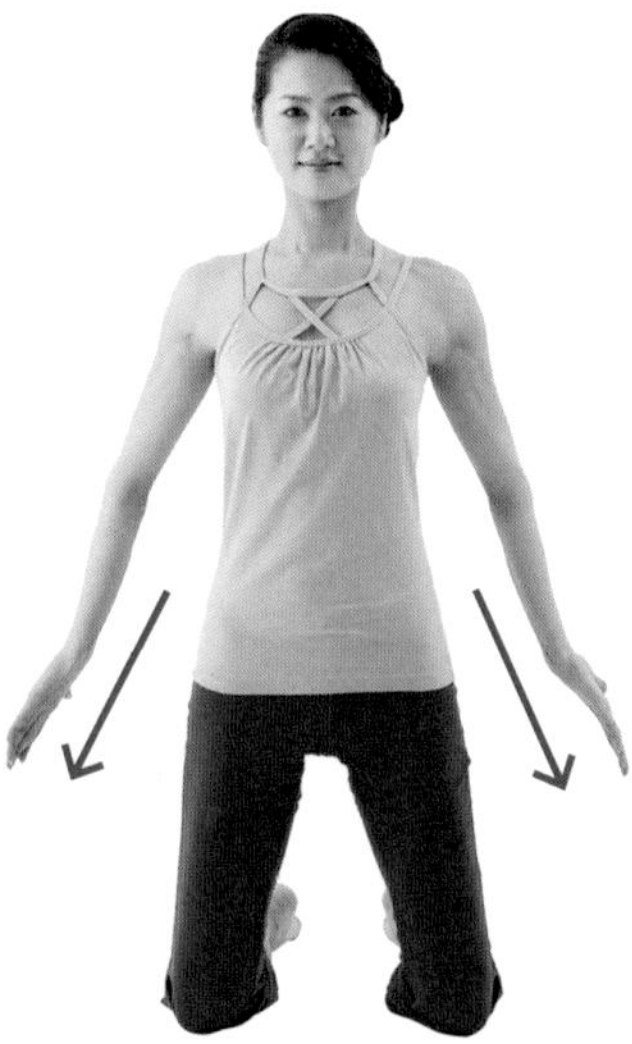

【仙骨ショック】

心理的、外傷によるショック

心理的ショック、ケガによるショックを受けたときに。また、ヤケドや膀胱炎のときにおこなうと経過が早くなります。ただし、刺激が強いためむやみにやらないようにしてください(妊娠中もしくは可能性のある人、生理中の人はやらないこと)。

1 あお向けに寝てひざを曲げる。手のひらは床につける。

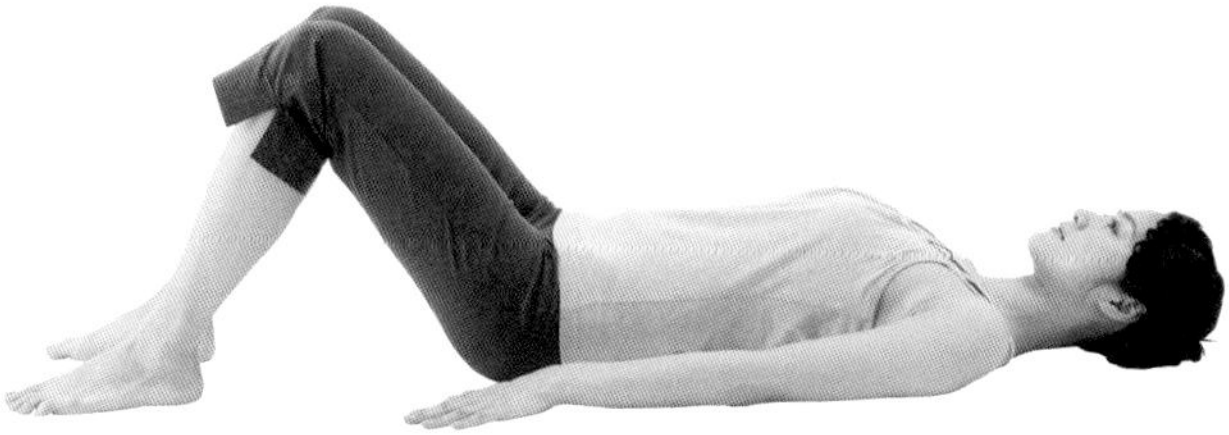

2 腰を浮かせて(❶)、足を勢いよく伸ばす(❷)。

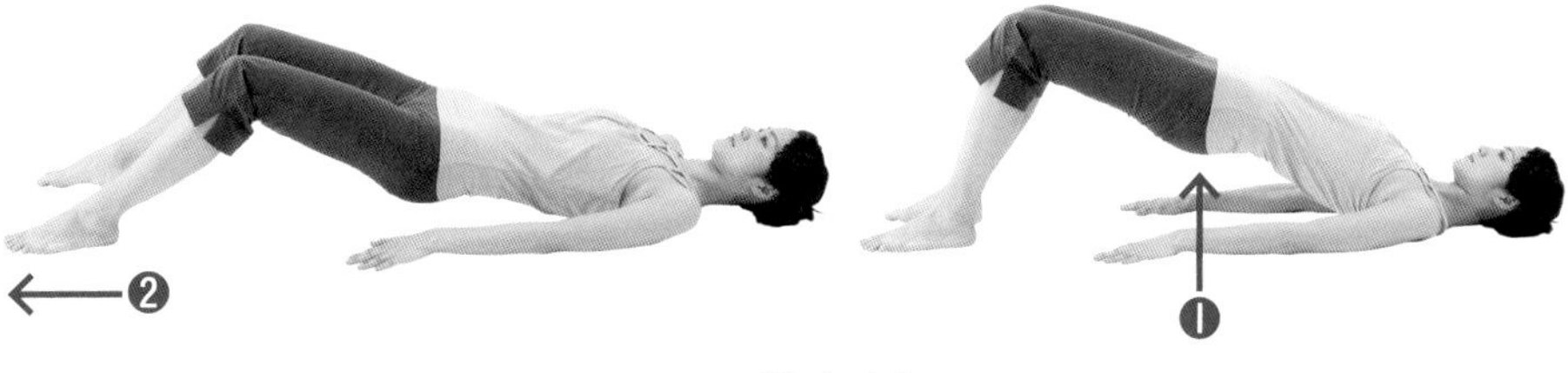

3 骨盤(仙骨)を勢いよく床につける。

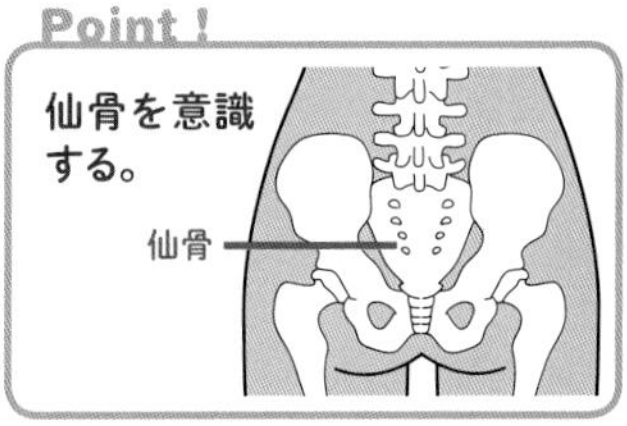

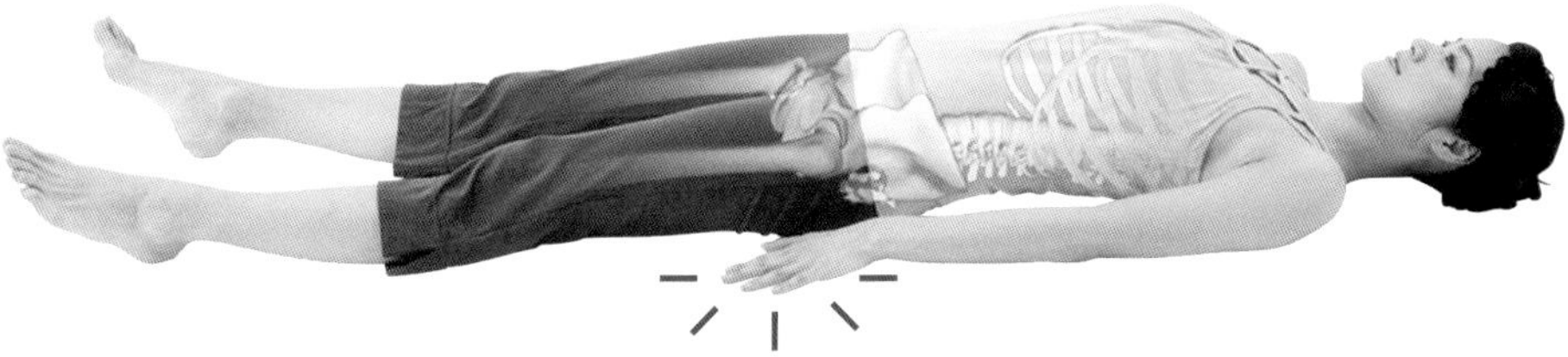

コラム／丹田をチェックしてみよう

お腹には、心や体の状態があらわれています。

それを知るためのポイントが、丹田です。丹田は東洋医学や古武術、呼吸法などでも重視されてきました。

あお向けになった状態で、中指、人差し指、薬指の３本の指を使って、丹田を押さえてみましょう。硬さや体温によって、今の自分の状態が見えてきます。

※人によって微妙にズレがあるため、ポイントの位置はあくまで目安です。

①上丹田

みぞおちあたりにある。少し湿っていて弾力はあるけれど硬くない状態が正常。大脳の疲労や緊張があらわれる部位で、ストレスがあったり集中できないときは硬くなる。

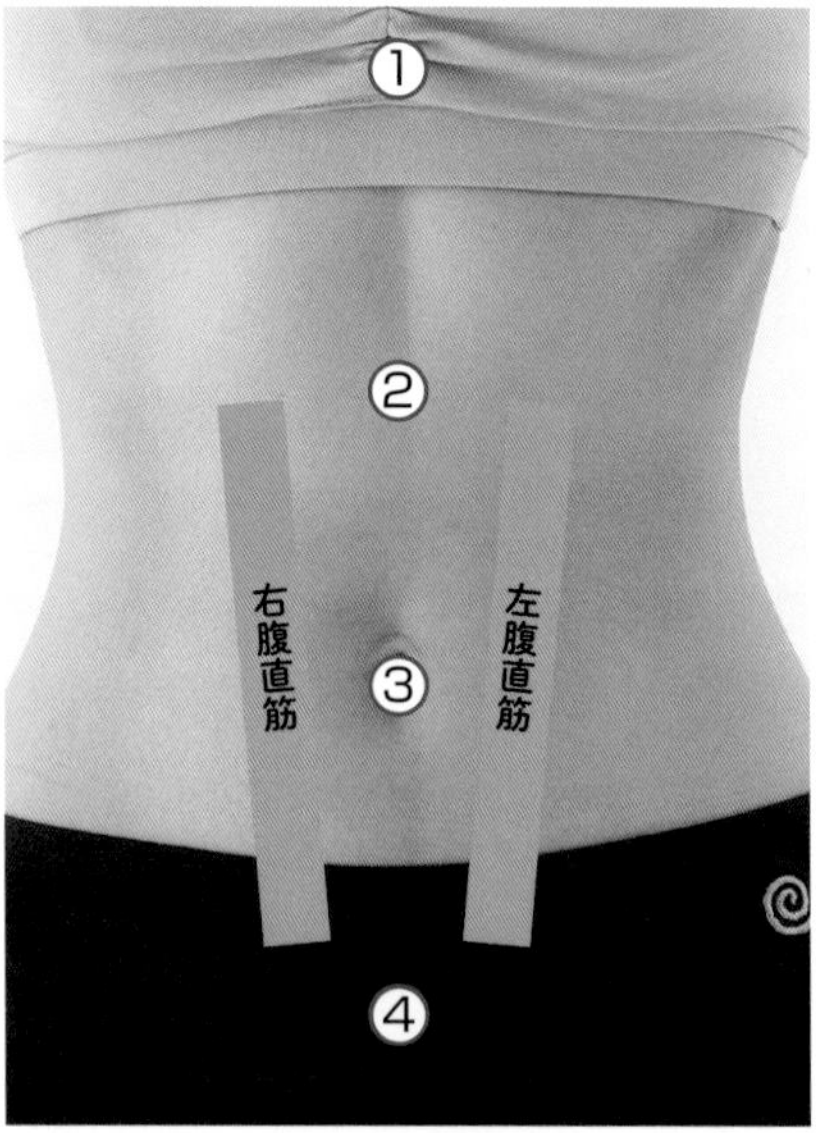

③へそ

小腸と関係しているため、吸収力をあらわす。へその形はその人の性格をあらわす。へそまわりを「へそ十字」といい、各臓器の状態があらわれる。

②中丹田

みぞおちとへその中間に位置する。腹部調律点の2番のやや下。上丹田と下丹田のバランスをとっている。

④下丹田

弾力があり、適度に温かいのが正常。ここが冷たい場合は泌尿器や生殖器に不調がある可能性がある。まったく力が入っていないならば、全身にも力がなく、衰弱している状態。

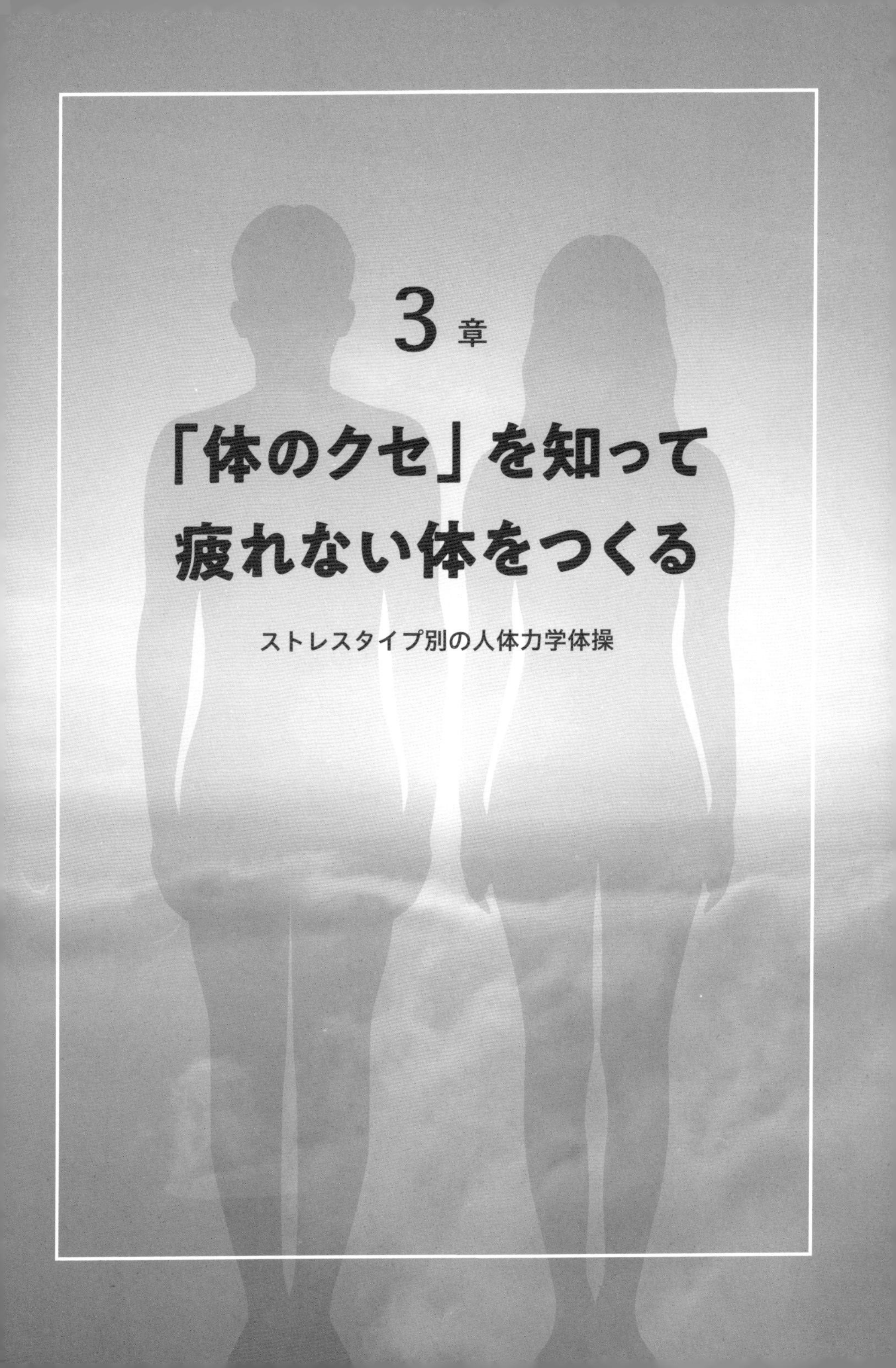

3章

「体のクセ」を知って疲れない体をつくる

ストレスタイプ別の人体力学体操

「体のクセ」でわかる6つのストレスタイプ

2章では、痛みや疲れといった「自覚している不調」を改善する人体力学体操を紹介しました。しかし、「どこがどうとはいえないけれど、何となく調子が悪い」といったことはありませんか。それは、症状が悪化する前段階といえます。この章では、「体のクセ」を読み解くことで、疲れや痛み知らずの体になるヒントをお伝えしていきます。

現代人の多くは、さまざまなストレスに悩まされています。仕事や人間関係など心に受けるストレスはもちろん、体のある部位だけを使いすぎることによる肉体的なストレスもあります。このようなストレスは、その人の「体のクセ」とも深くかかわっています。そのため、「体のクセ」を読み解けば、ストレスを受けやすい場所も見えてくるのです。具体的には、体の〝つかえ〟がある場所に、ストレスの影響が出やすいといえます。

私たちは息苦しいときによく「胸がつかえる」「喉がつかえる」といいますよね。肺に〝つかえ〟があると、呼吸が浅くなり、脳にも十分な酸素が行かなくなります。首や肩に〝つかえ〟があると、首のまわりにある神経が圧迫されてしまいます。このような体の〝つかえ〟が「硬結」となり、不調を引き起こしてしまうというわけです。

なお、体の〝つかえ〟がどこに強く出るかは人それぞれです。

例えば、ストレスが加わると、とたんに胃や腸の具合が悪くなる人もいれば、頭の働きに直接及んでパニックに近い状態になってしまう人もいます。

私のこれまでの経験によれば、**ストレスのタイプには大きく分けると「肺」「首・肩」「胃腸」「頭脳」「緊張」「骨盤」の6種類があります。**

ではこれから、6つのストレスタイプについて解説していきましょう。それぞれのタイプに合った人体力学体操もあわせて紹介していきます。

チェックリストで確認して、自分がどのタイプに当てはまるのかを調べてみてください。チェックが一番多くついたのが、あなたに該当するタイプです。

なかには、2つ以上のタイプに当てはまるという人もいるでしょう。それでも構いません。ここでは、自分のストレスのあらわれ方を大まかにでも知っておくことが大切なのです。

1…呼吸が浅い「肺タイプ」

- □ 呼吸が浅い
- □ 過呼吸になったことがある
- □ 首を寝違えることがよくある
- □ ネクタイが曲がりやすい（男性）
- □ ブラジャーがずれたり外れやすい（女性）
- □ お尻が小さいほうだ
- □ お尻に張りがない
- □ 風邪をひくと咳が出る

「肺タイプ」は、ストレスが体にあらわれやすい典型的なタイプです。

実は、肺はストレスの影響を最も受けやすい器官。原因不明の頭痛、肩こり、腰痛は、もしかしたら肺が弱ったことによって、体全体のバランスを崩したためかもしれません。

あなたは知らず知らずのあいだに、前かがみの姿勢で歩いていませんか。肺の力が弱まったまま放っておくと、体の各部分に影響を及ぼしてしまいます。肺の力が弱い状態というのは、たとえるならサイズの小さなシャツを無理に着ているようなものです。自分の体に合わないため、息苦しくて仕方ないのです。

ストレスがかかって前かがみの猫背の状態が続くと、肋骨の動き（伸び縮み）が悪くなり、本来のゆったりとした呼吸ができなくなります。そのため、胸や喉に〝つかえ〟を感じたり、過呼吸などの呼吸器系の不調が出てきます。

さらにその姿勢が続くと、体のバランスをとろうとして、あごを突き出してきます。それにあわせて背骨や腰にも無理がかかり、体の上と下でなんとかバランスをとりはじめるため、首やお尻にも影響が出てきます。チェックリストに「首を寝違えることがよくある」「お尻が小さいほうだ」「お尻に張りがない」といった項目があるのは、このような理由からなのです。

左右のバランスも崩れてくるため、男性ならばネクタイが曲がりやすくなったり、女性ならばブラジャーがずれたり外れやすくなったりすることもあります。

また、呼吸が浅くなれば、酸素が全身に行き渡りません。すると、思考力や判断力が鈍ってしまいます。そうなると、また新たなストレスを生み出すという悪循環になりかねません。若くても肺が弱くなって萎縮している人には多く見られる傾向です。

実際に、呼吸が浅くなると取り越し苦労をしやすくなります。まだ起きていないことについて、悪いほうへ悪いほうへと想像してしまうのです。

これは年をとった人に見られるもので、「自分のことが気になるだけではなく、自分の子どもから孫のことまで気になって、なかなか死ねない」などという話をよく聞きます。

「肺タイプ」におすすめの人体力学体操

◎**逆転の体操**（38ページ）
◎**胸骨体操**（56ページ）
◎**胸鎖関節の体操**（58ページ）

2…デスクワークの人に多い「首・肩タイプ」

□ 1日に8時間以上パソコンを使うことが多い

□ 手先を使うなど首や肩に負担のかかる仕事をしている

□ 朝起きたとき、指がこわばったりむくんでいる

□ ひじに痛みや腫れがある

□ 興奮すると、首・肩がこわばる

□ 肩の左右差が極端だ(片方に厚みがある)

□ 最近、急激に視力が落ちた

□ 耳鳴りや難聴がある

「首・肩タイプ」は、ストレスが首や肩に出ます。首や肩のこりに加えて、指先の冷えやこわばり、あるいは朝起きたときに手がむくんでいるといった症状を持っている人も多いと思います。

このタイプは、デスクワークをしている人に多く見られます。特に、最近ではパソコンでの作業が一般化してきたために、このタイプの人は増える一方です。職業が体をつくり、姿勢のゆがみを生むという典型的な例です。「肺タイプ」と重複している人も少なくありません。

パソコンが欠かせない社会となったため、朝から晩までパソコンの前でキーボードを打ち、マウスを動かしているうちに、そうした職業独特の体型ができてきます。

首の根元には腕の神経叢《しんけいそう》が集まっています。そのため、朝から晩まで腕を使ってパソコンの作業をしていると、首や肩の周辺にしわ寄せがきます。こうして首や肩の周辺がつかえて、こりや痛みを生じる原因になるわけです。

また、画面に集中するあまり前屈することが多いのですが、これも曲者《くせもの》です。前屈の状態のまま作業していると首に負担がかかり、体の使い勝手が悪くなるため、体をねじるようになります。

人間というのは、体をねじると力を発揮しやすくなるのですが、そのねじりが長時間続くと緊張状態が続いて力が抜けなくなり、「部分疲労（4章参照）」が起こります。首や肩がこわばるのは、そのためなのです。

また、首に力が入ったままになると脳に血液が流れにくくなったり、肩に力が入ると、力が入った側の肺の動きが悪くなってきます。肩の左右差が極端な人は、肺の働きにも左右差が出ている可能性があります。

もちろん、パソコンの画面を見続けるので、目の疲労にもつながります。ちなみに整体では目と肺は深い関係にあります。

このような状態が続くと、目や耳、肺の不調につながり、めまい・吐き気のほか、頭痛や噛み合わせが悪いなどの症状が起こってくるのです。

「首・肩タイプ」におすすめの人体力学体操

◎内縁の捻転体操（30ページ）

◎上胸部三角点の体操（32ページ）

3…心の状態が消化器に出やすい「胃腸タイプ」

- □ ストレスから胃腸の病気になったことがある
- □ 不安や緊張から、下痢・便秘になりやすい
- □ 人のいうことをすぐ信じてしまう
- □ 人がいったことを簡単に忘れる
- □ 片づけが苦手
（表面はきれいだが内面は雑然としている）
- □ 肩が左右に傾きやすい
- □ 物事がすぐに決められない
- □ 色白なほうだ

ストレスが消化器系に出やすいのが「胃腸タイプ」です。緊張することや嫌なことがあると、とたんに食欲がなくなったりします。また、胃や腸の不調を訴えて、男性の場合は下痢気味になり、女性の場合は便秘気味になることが多くあります。

いずれにしても、ストレスが胃腸の働きに影響を及ぼしやすいことはよく知られています。仕事や人間関係で長期間ストレスにさらされることで、下痢が習慣性になっている人も多いようです。ストレスによって小腸が働かなくなってしまい、小腸で栄養分をじっくり吸収することなく、どんどんと大腸に流していくわけです。

なかでも最近話題になっている過敏性腸症候群は、男性に多い症状で、毎朝の通勤電車のなかで決まって腹痛や下痢が襲ってくるといいます。どこか悪いのかと思って病院で調べても、まったく異常がない。神経性のものだとして片づけられておしまいです。

このようないわゆる神経性の腸炎は私も若いときに経験があります。しかも、分単位まで正確に腹痛が襲ってくる時間がわかるのです。1分前まではなんともないのに、毎日決まった時間になるとお腹が痛くなるという症状が3日間続きました。

女性の便秘の場合には、腸からの要求を裏切った結果として起こることが多いようです。

例えば、トイレに行こうと思っていた矢先に、急に来客があったり宅配便が届いたりすることで、行きそびれてしまう。そして、いったんそちらに意識が向いてしまうと、体はトイレに行くことを求めなくなってしまうわけです。また、心理的なストレスがたまっている場合は、不安や怒りの影響で腸の蠕動《ぜんどう》運動が鈍るため、腸が便意を伝えてくれないのです。

また、心身の健康状態というのは、おもしろいことにへその形にあらわれます。まさかと思うかもしれませんが、へその形はその時々で変わるのです。健康な人のへその穴は、決まって上を向いています。お風呂に入ったとき、へその穴にお湯がたまるのが健康な証拠です。ところが、調子が悪くなるとだんだんと下を向いてしまうのです。さらにストレスが強くなっていくと、へその穴は萎縮していきます。逆に、元気な人のへその穴は決まって大きいものです。お風呂に入ったら、自分のへその穴の変化に注目してください。

「胃腸タイプ」におすすめの人体力学体操

◎腰部捻転体操（36ページ）

◎複合体操（40ページ）

4…石橋を叩いても渡らない「頭脳タイプ」

- □ 首から上に汗をかきやすい
- □ 使い慣れた枕でないと眠れない
- □ 肩を上に持ちあげている
（肩からショルダーバックが落ちない）
- □ ブラジャーを窮屈に感じる（女性）
- □ 人にいわれたことがいつまでも心に残ってしまう
- □ 残尿感があるなどトイレが近く、常に気になる
- □ 決まりやルールを大切にするほうだ
- □ 風邪をひくと頭が痛くなりやすい

「頭脳タイプ」はよくいえば慎重なタイプ。悪くいうと行動力に欠けるタイプです。大義名分を大事にし、現実を分析できる力があるために会社でも人望が厚く、頼りになるという評判を得ている人も多いでしょう。人柄も温厚で車を運転するときも安全第一、スピード違反には縁がありません。

ただ、このタイプの人は、よくも悪くも緻密に計画してからでないと行動ができないという弱点があります。頭で物事をはっきりさせないことには行動に移せず、ときには頭のなかで考えただけで行動した気になってしまうこともあります。

ストレスがかかると脳が緊張して、ますますこうした傾向に拍車がかかります。考えに考え抜いて、結局行動に出ないということも少なくありません。端から見ていると、石橋を叩いて渡るどころか、石橋を叩いてもまだ渡らないように見えます。そのために、他人の目には融通の利かない人、あるいは優柔不断な人として映ることもあります。

このタイプの人は調子が悪くなると首から上の部分に、頭痛、めまいなどのさまざまな症状が出てきます。また、足の親指に力が入りやすく、アキレス腱にも痛みが出てくることがあります。

次に紹介する「緊張タイプ」と似ていますが、「頭脳タイプ」では緊張している場所が、脳であるという点に大きな特徴があります。考えて考えて考え抜いた結果、何もできないというのが頭脳タイプの特徴です。

また、一般的に首が細い人がこのタイプで、神経が細かいために、ちょっとしたことでクヨクヨしたり、最悪の場合を考えて思い悩んだりしがちです。さらに大きなストレスがかかると、ノイローゼになりやすいという傾向があります。

寝つきは普段から悪く、特に旅行や出張などで枕が代わると眠れないというのも特徴で、どちらかというと高い枕や硬い枕が好きな傾向にあります。

また、脳の緊張が続くことで、一般の人より脳卒中やクモ膜下出血が起きやすい状態になることもあるので注意しなくてはなりません。上半身が緊張する一方で、下半身が弛緩しているために足の血流が悪くなって、女性の場合、冷えが生じている人も多いようです。

「頭脳タイプ」におすすめの人体力学体操

◎脊柱をゆるめる体操（52ページ）

◎大胸筋をゆるめる体操（54ページ）

5…とっさの行動ができない「緊張タイプ」

□ 一度に2つ以上のことができない

□ 仕事の段取りを組んだり、優先順位をつけるのが苦手

□ 緊張すると物を落としたり、こぼしたりする

□ 人にせかされると、あせってミスを連発する

□ 集中しているかと思いきや、意外と気が散りやすい

□ まわりの空気や状況をうまく読めない

□ 落ち込むが回復も早い

□ あらかじめ決められた通りに仕事をこなすのが得意

ストレスが加わると全身に緊張が走るのが「緊張タイプ」です。能力はあるのですが、本番に弱いタイプといってよいでしょう。特に、他人にせかされたときに、うまく処理ができない人が多いようです。あがり症だと自覚している人も多いことでしょう。

大きなストレスを感じると、緊張して手足のコントロールがうまくいかなくなってしまい、歩いていても足がもつれたり、行動がぎこちなく見えてしまいます。極端な場合にはパニックを起こしてしまう恐れもあります。

このタイプの人は、事故や災害に気をつけなくてはいけません。とっさの行動ができないので、車にはねられそうになっても、うまくよけられなかったり、地震や火事に出合ったときに身を守ることができない場合もあるからです。

よく、アクセルとブレーキを踏み間違えるという事故を耳にしますが、「緊張タイプ」の人はそうした失敗をしがちです。それというのも、体が緊張してこわばってしまうため、脳からの指令がうまく体に伝わらないからです。頭ではわかっていても体がうまくコントロールできないというタイプです。それでいて、高速道路に入ると猛スピードを出して運転して、同乗する人をひやひやさせることがあります。

普段の生活では、概して眠りが浅い傾向にあります。たっぷり7、8時間の睡眠をとっても、途中で何度も眼が覚めるので熟睡した感覚がありません。

また、私がこれまで見てきた範囲によれば、「緊張タイプ」の人は耳を壊しやすいようです。女性の場合には仙骨（背骨の下部にあって尾骨の上の骨）が出っ張り気味の人が多く、椅子に座ると仙骨の部分が当たって痛いという訴えをよくしています。

冒頭に書きましたが、このタイプの人はけっして能力が劣っているわけではありません。それどころか、優秀な人もずいぶんいます。ただ、些細《ささい》なストレスでも緊張してしまうため、せかしたり一度にいくつもの用事をいいつけたりすると、その能力を発揮させることができません。部下にこのタイプがいる場合には、その点に注意をしてください。

このタイプの人に仕事をしてもらいたければ、マニュアルをきちんと用意して、順序立てて物事を説明する必要があります。そうすれば、間違いなく完璧に仕事を仕上げてくれることでしょう。

「緊張タイプ」におすすめの人体力学体操

◎頸椎4番の捻転体操（34ページ）

6…女性に多い「骨盤タイプ」（女性のみ）

- □ 生理痛が重い、生理不順だ
- □ 更年期障害がある
- □ 出産後1カ月以内に髪を洗った
- □ 出産後1カ月以内にテレビを観たり、読書、パソコンをしていた
- □ 出産後、坐骨神経痛になったり腰痛になった。太った
- □ 親分肌、懐が深いとよくいわれる
- □「縁の下の力持ち」的な存在だ
- □ 小さいことにこだわらない

「骨盤タイプ」の人は、産後の過ごし方に問題があったかもしれません。女性の体にとっての一大事は出産にあると考えている人が多いと思いますが、むしろ産後の過ごし方のほうが重要なのです。

女性の場合、胎内で赤ちゃんを育てるために、骨盤が動くような仕組みになっています。赤ちゃんが大きくなるにしたがって骨盤が開き、産後は徐々に閉じていくのです。

ところが、産後の過ごし方を間違えると、骨盤が開いたままになってしまいます。骨盤は内臓や、生殖に関する器官を包む重要な役割をしています。ですから、骨盤の動きが狂ってしまうと、内臓の不調に加えて婦人科系の病気を招く恐れがあるので注意しなくてはなりません。

妊娠中は骨盤が開くとともに、左右の肩甲骨が開いて乳腺の働きを活発にします。お乳の出る準備です。そして後頭部もまた膨張したような感じに開きます。骨盤、肩甲骨、後頭部、同時に動くわけです。そして産後は、この3つの箇所が少しずつ閉じていきます。もとの状態に戻るまで7週から8週ほどかかります。そこで重要なのは、もとに戻る動きをしているときに、その動きを阻害してはいけないということです。

その間は刺激を避けて安静にしていなくてはなりません。無理な動きをすると、骨盤に体重がかかり、閉じようとする動きが止まってしまいます。後頭部が閉じるまでは、本を読んだりパソコンを使ったりして目を刺激するのも避けなくてはいけません。頭を刺激しないために、その間は洗髪も避けるべきです。不思議なことに、その間は洗髪をしなくても髪が汚れたり、べとついたりすることはありません。

3つの動きは連動していますから、1つが止まるとほかも止まってしまいます。そして、そのままの状態になってしまうのです。つまり、骨盤のなかに赤ちゃんがいたのと同じ状態になります。すると赤ちゃんの代わりに筋腫のような塊ができることもあるのです。

子どもを産んでから頭痛が起きるようになった、視力が落ちた、坐骨神経痛が出てきたという経験のある人は、産後のこうした過ごし方に問題があった可能性があります。

「骨盤タイプ」におすすめの人体力学体操
◎仙骨の呼吸法（42ページ）
◎腸骨体操（48ページ）
◎仙骨8の字体操（51ページ）

体のクセは「直す」よりも「活かす」

ここまで、体のクセよるストレスタイプ別の対処法についてお話ししてきました。最後に「ゆがみ」についてもお話ししておきましょう。

本や雑誌などでも、不調の原因はゆがみにあるとよくいわれています。ただ、世間一般でいうゆがみは、人体力学でいうゆがみとは必ずしも一致していません。

特に間違えやすいのは、左右のアンバランス（非対称）とゆがみの違いです。左右がアンバランスというだけでは、必ずしも異常とは限りません。それどころか、アンバランスであることで力を発揮する人も数多くいます。

スポーツ選手はその典型的な例でしょう。左利きの投手ならば、左手で投げるように体のバランスができていますし、右利きの卓球選手ならば、右で打つように構えます。

左利きのボクサーは、相手に対して右足を前にして半身で構えます。それでバランスがとれているのです。だから強いわけです。相手に対して体がまっすぐなまま闘うようなボクサーに強い人はいません。すぐにノックアウトされてしまうでしょう。

また、職業によってもアンバランスが出てきます。体にクセがついてきますから、背中を見ただけである程度、その人の職業がわかるのです。利き手の肩が開いて、大きく張っているのは歯科医の典型的な体型です。歯科医は、手先の細かい作業が必要であると同時に、けっこう力も要る仕事です。そのために、指ではなくて肩に特徴があらわれるのです。

こうしたアンバランスは「ゆがみ」とは別物です。野球選手のバランスを左右対称にしたら打てなくなってしまいますし、ベテランの歯科医のバランスを無理に直そうとしたら、腕は確実に落ちてしまうことでしょう。

それまで絶好調だったスポーツ選手が、コーチが変わったとたん成績がガクッと落ちることがあります。これは新しいコーチがその選手の体のクセを無理矢理矯正しようとしているためではないかと私は思っています。つまり、体のクセは活かしたほうがいいのです。

体にクセがあってもうまく体が働いていればいいのですが、心身にストレスがたまったり、加齢によって体に力が入らなくなったりすると問題が起きてきます。

ストレスや加齢で、肺が萎縮したり背骨が硬直したりすると、従来のままでは姿勢が維持できなくなってしまいます。するとどうするかというと、無意識のうちに体をねじることによって、バランスを回復しようとします。それも最初のうちはいいのですが、だんだんとストレスが積み重なってくると限界に達してきます。そうなると、あちこちにしわ寄せがいって、体に〝つかえ〟が生じてしまうのです。

具体的にいうと、無理にバランスをとろうとして、首や肩、腰などに次々と負担がかかり、痛みやこりが生じるわけです。さらに、体の〝つかえ〟が原因で心の〝つかえ〟を生み、心身ともに不調に陥ってしまうことも少なくありません。

このとき、体に弾力があれば、少々の不具合でも、もとに戻すことができます。弾力は、柔軟性や順応力と言い換えてもいいでしょう。体に弾力のある人は、少々形がおかしいものを着たり履いたりしても、それなりに維持ができます。例えば、右左違う靴を履いていても普通に歩けるのが弾力のある人です。ところが、体がこわばってくると左右の違いが気になり出して、たとえ同じ靴をきちんと履いていても、どこかおかしい、となってしまうのです。

枕も同じです。調子が悪くなって体がこわばってくると、どんな枕でも熟睡できなくなります。枕が合わないせいと思いがちですが、実は問題は枕ではなく、体にあります。

疲れ知らずの体になる決め手は、ゆがみをなくすことではなく、弾力にあるのです。

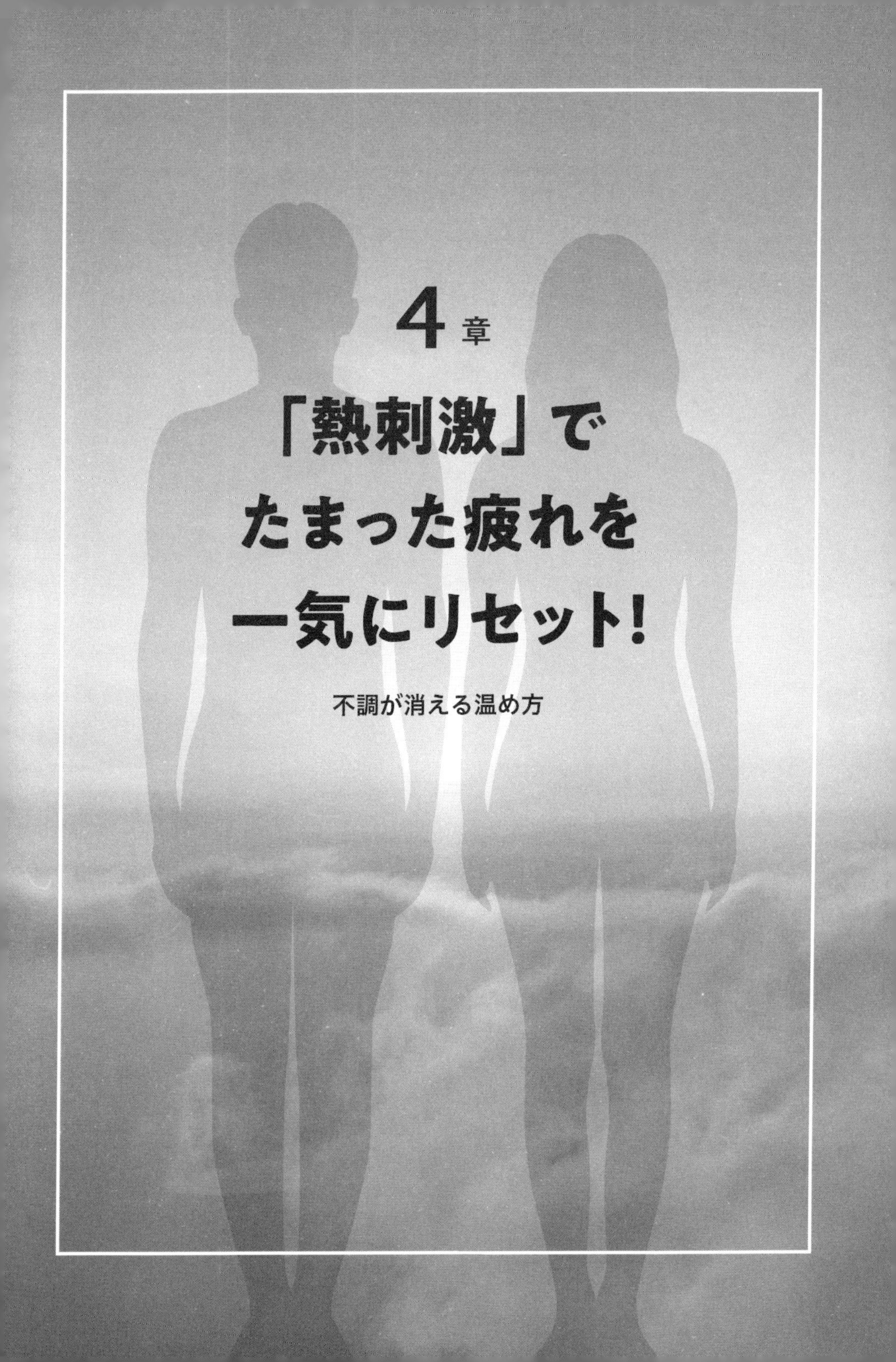

4章

「熱刺激」でたまった疲れを一気にリセット!

不調が消える温め方

「寝れば疲れがとれる」は間違い!?

「疲れた」と感じたとき、皆さんはどのように過ごしますか？

週末に昼近くまで寝るなど、いつもより長く眠れば疲れがとれると思っていないでしょうか。

しかし、それでは疲れはとれません。それを理解するには、疲れには2種類あることを知る必要があります。

例えば、引っ越しの手伝いで肉体労働をしたときの疲れと、1日中パソコンとにらめっこをして目の奥や腕が痛くなったときの疲れは別物です。

前者の疲れの場合、布団に入れば、スッと眠ることができる人が多いでしょう。夜中もぐっすり眠って、気持ちのよい目覚めをすると思います。ところが、後者の疲れの場合は、なかなか寝つけません。やっとのことで寝ても、眠りが浅く変な夢ばかり見て、朝起きてもぐったりということがよくあります。

この2つは、どこが違うのでしょうか。

それは、体全体の筋肉が緊張状態にある「全身疲労」なのか、一部分の筋肉が緊張状態にある「部分疲労」なのかという点にあります。

ちょっと聞くと、部分疲労よりも全身疲労のほうが悪いように思えるかもしれません。しかし、実際はそうではありません。部分疲労のほうがずっと厄介なのです。というのも、部分疲労こそが、体の硬直、つまりサビが生じやすい状態だからです。

確かに疲れというものは、基本的に睡眠をとることで解消されていきます。寝ているあいだに、筋肉の緊張が徐々にとれていくためです。だから全身疲労ならば、全身の筋肉がほぼ均等に疲れていますから、眠ることによってバランスよく筋肉がゆるんでいくわけです。

ところが、部分疲労はそうではありません。例えば、1日中パソコン操作をしている場合は、目の筋肉、腕の筋肉、あるいは腰の周辺の筋肉が、ほかの部分よりも長時間酷使されています。筋肉によって、緊張度が大きく違っているのです。

そうなると、疲れを均等にとることができません。十分な睡眠をとって大部分の筋肉の緊張がとれたとしても、酷使した部分はゆるみきれずに緊張が残ってしまうのです。これでは、体のサビをとることができません。

では、酷使した部分がゆるむまで、もっと寝ればいいのかというと、そんなに単純なものではないのです。

人間の体というのは寝ることでゆるみますが、たくさん寝れば十分ゆるむかというと、そうではありません。寝すぎると逆に「寝疲れ」して、体がこわばったりたるんだ状態になってしまいます。

一例をあげると、入院生活が長い人の体はさぞかしゆるんでやわらかいだろうと思うでしょうが、実は体の芯はとてもこわばっています。

同じようなことはお風呂（温泉）にもいえて、何時間も入浴すると「湯疲れ」を起こし、ゆるむどころかだるくなってきます。これは皆さんも経験があるのではないでしょうか。

つまり、長く寝たからといって、その分疲れがとれるとは限らないということです。

では、休んでもとれない疲れをとるにはどうすればいいのか。

そんなとき、人体力学体操とあわせて効果を発揮するのが、3つめの方法である「熱刺激」なのです。

風邪の発熱は体が生まれ変わるチャンス

「熱刺激」で一番よいのは、何といっても発熱です。

風邪で高熱が出たあと、たっぷりと汗をかいて平熱に戻ってみると、以前よりずっとすっきりした気分になった経験はありませんか? これこそが、**体のサビを取り去る、自然の調整機能**なのです。

疲労によってコチコチに緊張しきって、伸び縮みできなくなった体が、いったん熱を出すことでゆるんでくるわけです。すると、また体は自由に伸び縮みできるようになります。**風邪をひくということは、実は体の芯の緊張をゆるめるための生理的な反応**なのです。

ゆるめるというとストレッチを連想する人が多いと思いますが、例えば昔流行った健康法のように鉄棒にぶら下がってみても体はゆるんだり伸びたりしないのです。ストレッチでゆるめることができるのは、体の表面とその近くだけです。体のなかまでゆるめることはできません。体のなかまでゆるめるには、熱を利用するのが最適な方法なのです。

また、体のどの部分にサビがたまっているかというのは、本人でもわかりにくいものです。ところが、風邪で発熱をすると、腕や腰の節々が痛くなることがあるかと思います。それこそが、その部分にサビがたまっている証拠です。

つまり、発熱というのはサビている箇所をゆるめるための、一種の破壊行為なのです。破壊が済めば次のステップは「建設」です。だから、熱によってリフレッシュができるのです。そうやって、部分疲労を熱で解消させるという仕組みです。

とはいえ、限界以上に部分疲労が進んでいたり、加齢によって体力がなくなったりすると、なかなか熱が出てきません。

興味深いことに、体力がある人は、風邪をひくと熱がパッと出たかと思うと、一気に汗をかいてサッと引いていきます。ところが、体力がない人は、熱が内にこもってしまって、なかなか外に出す力（排泄する力）をうまく発揮することができません。

「体はひどく熱っぽいのだけれど、体温計で測ると微熱がある程度」という状態がダラダラと続いてしまいます。これでは、疲労が抜けていきません。

そんなときは、どうしたらよいでしょうか。一番いいのは、体内から何かを「排泄」し、それを呼び水にして熱を出すという方法です。例えば咳をする、嘔吐をする、下痢をする

――おそらく体はそうした排泄行為をしようと試みているはずです。薬などでその働きを止めることなく、体の欲するままに任せるのがよいでしょう。

そうした排泄活動が呼び水となって、体から熱が出てきます。そうなったらしめたものです。その後に汗をかくということは体が内からゆるんだ証拠ですから、あとは熱の下がり際にしっかりと休息をとることで、体の緊張がほぐれていくことでしょう。

ですから風邪をひくことは、けっして悪いことではありません。むしろ、たまったサビをとって体をリフレッシュする大切な機能だということを覚えておいてください。

とはいえ、風邪をひこうと思ってもなかなか思うようにはいきませんよね。そんなときにおすすめなのが、意図的に体に熱刺激を加える方法です。それが「全身浴、部分浴、蒸しタオル法」です。

急所を狙って体を温めることで、硬直した部分がゆるむと同時に、血液やリンパ液の流れがスムーズになります。その時々の症状に合わせ、そのとき熱刺激を与えるといい場所を選びましょう。人体力学体操と組み合わせることで、より効果がアップします。

疲れと痛みをとる「熱刺激」

「熱刺激」には、全身を温める全身浴、体の末端を温める部分浴、温めたタオルを使う蒸しタオル法があります。

そのとき改善したい症状に合わせて、温め方、温める場所を変えるようにしましょう。

全身浴

頭痛　頭の疲れ　イライラ　不眠

入浴して全身を温める方法。普通の入浴と違うのは、お湯の温度と時間。頭の疲れや体の緊張をとるため、42～43度の熱めのお湯に2、3分入るようにする。温度や時間はあくまでも目安なので、そのときの自分の体調に合わせて調節する。

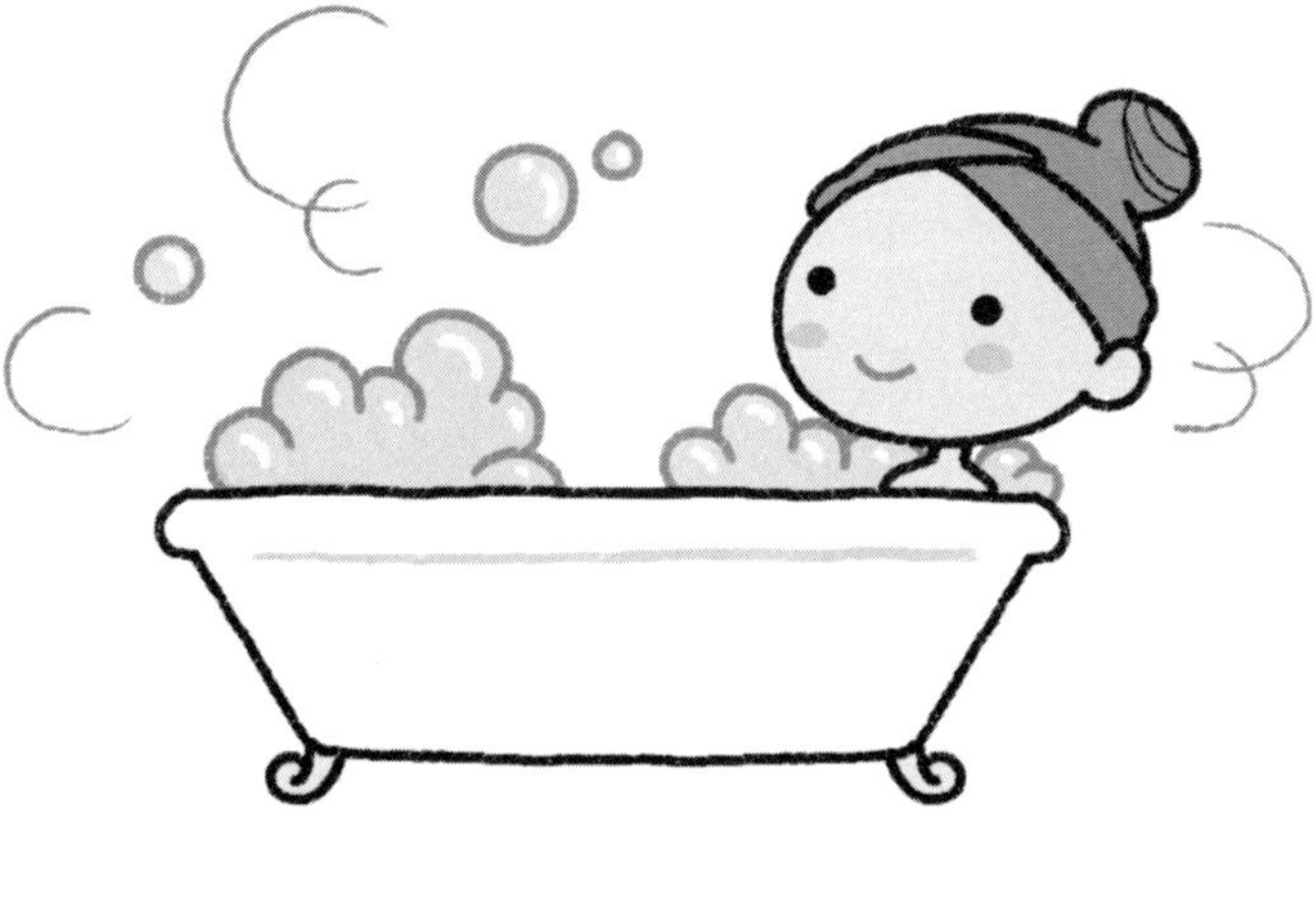

部分浴

45～46度のお湯に4～6分浸ける方法。途中でお湯の温度が下がってきたら、差し湯などをして温度を保つようにする。汗が出てきて、お湯から手足を出したとき真っ赤になっていれば、それが終了の目安。汗をかかないときは2～3分延長する。また、片方しか赤くならない場合は、白いほうだけもう2～3分延長するとよい。

肘湯

呼吸が浅いとき

呼吸器系の不調

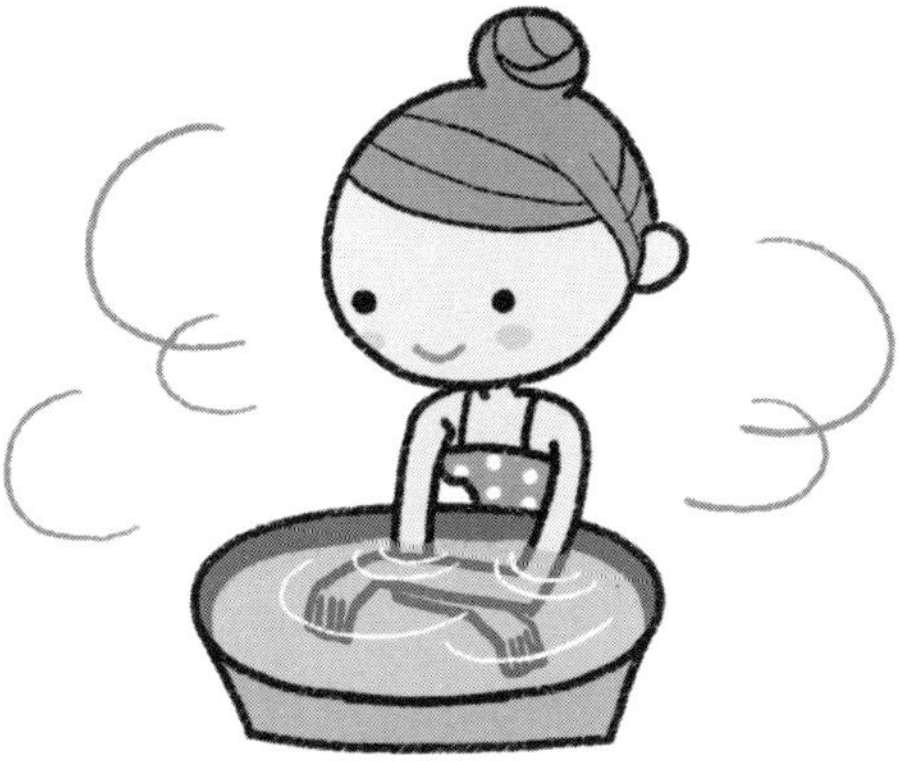

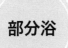

大きめのたらいなどにお湯を張り、手首からひじをつけて温める。

脚湯

消化器系の不調

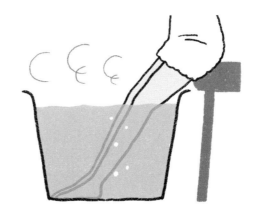

バケツなどの深い容器にお湯を張り、ひざの中央まで入れて温める。

足湯

頭の疲れ

全身の疲れ

冷え

のどの痛み

婦人科系の不調

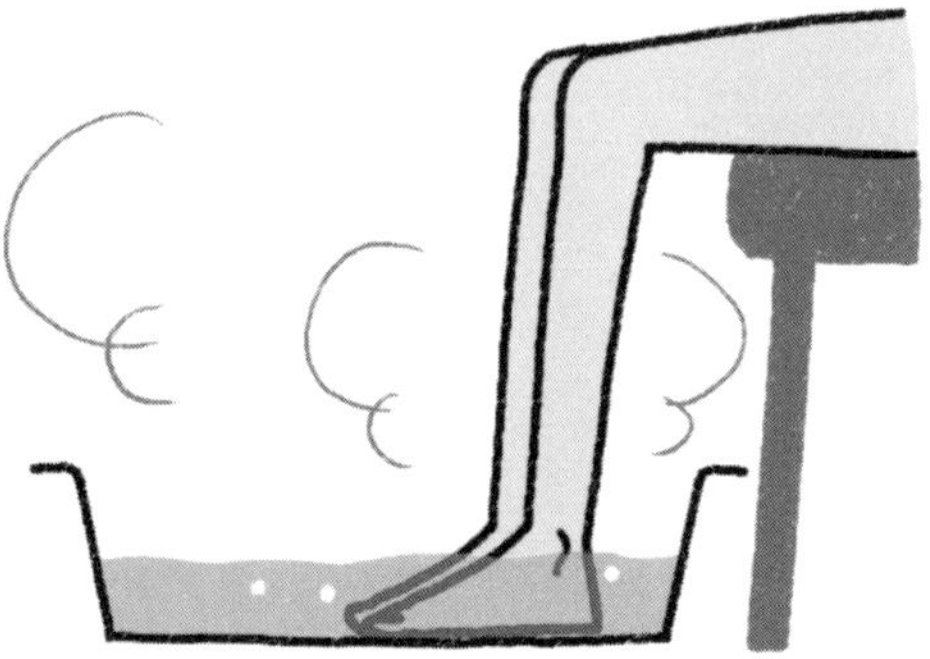

たらいなどにお湯を張り、
くるぶしの中央までお湯につける。

蒸しタオル法

蒸しタオル法は、熱いタオルの温度がさがることによって生じる「温度差」によって、患部の緊張をゆるめ、血流やリンパの流れを促進する。カイロなど熱いままのものを当てるとこの効果は得られないため、必ず蒸しタオルを使うこと(やけどに注意する)。

全身の痛み

疲れ

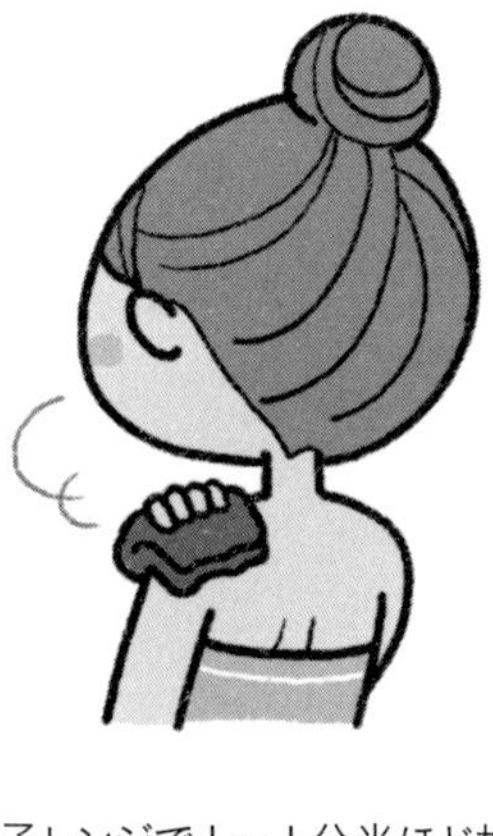

タオルを水でぬらして軽く絞り電子レンジで1〜1分半ほど加熱するか、お湯に浸して絞ったものをたたんで患部に当てる。そのほか、痛みやこりのある場所に当てると、血液やリンパの流れがよくなり、疲労回復に役立つ。

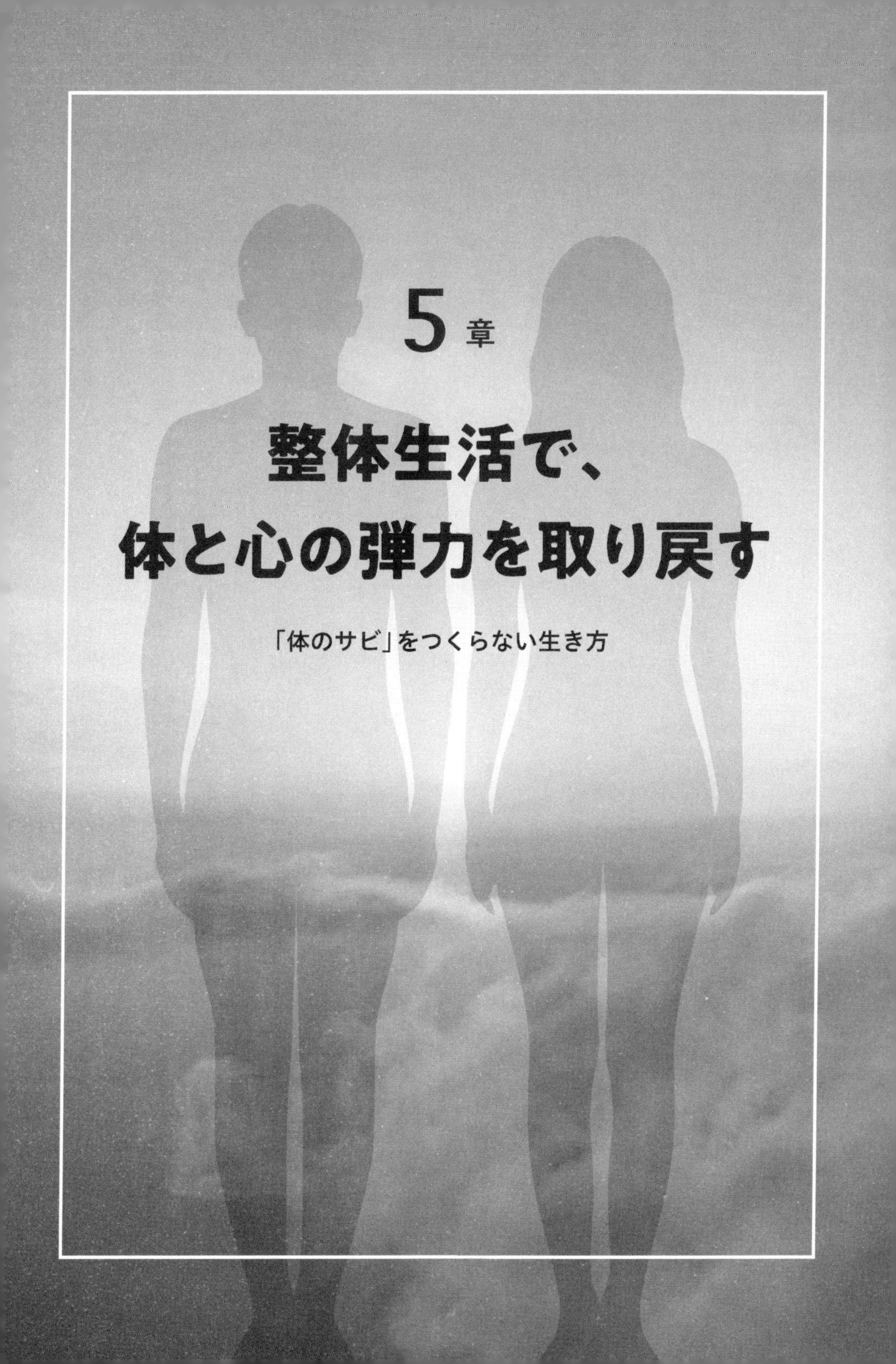

5章

整体生活で、体と心の弾力を取り戻す

「体のサビ」をつくらない生き方

心が変われば、体も変わる

ここまで、人体力学により痛みや疲れをとる方法を紹介してきました。具体的には、「体のサビ」をとっていくということですが、そもそもサビをつくらない体になるにはどうしたらいいのでしょうか。

そのヒントは「心」にあります。心の持ち方次第で、体はどんどんよくすることができるのです。

心の持ち方に大きくかかわってくるのが、ストレスです。

「それなら、ストレスをなくせばいいのではないか」

そう考える人もいるかもしれませんが、それは誤りです。

ストレスのない世界は存在しません。私たちが社会生活を営んでいる限り、どんな家庭でもどんな会社でも、必ず何かしらのストレスを受けるものです。ストレス自体をなくすことは不可能でしょう。

見方を変えれば、一定程度のストレスがあるからこそ、それをきっかけとして私たちは進歩していくともいえます。例えば、仕事の締め切りというストレスがあるからこそ私たちは仕事に励むのであって「期限はいつでもいい」といわれれば、なかなか仕事をしようとしないでしょう。

それならば、「この世の中にはストレスが必ずある」という前提で対策を講じたほうがいいと思いませんか。その前提のもとで、ストレスに対して抵抗力をつけていくのです。

心の状態を変えるということは、体の状態までも変えることにつながります。

例えば、朝起きたときに首に激しい痛みを感じる寝違えも、おおもとを辿れば心の状態に行き着くことがあります。寝違えというと、たまたま変な格好で寝ていたために起きると考える人がいますが、そうではありません。ストレスがあるから、首が硬直して寝違えが起きることもあるのです。

体の臓器のなかで最もストレスを受けやすい場所の1つが肺です。ストレスで肺が弱ることによって、体全体にさまざまな問題を引き起こしてしまいます。

左右の肩甲骨のあいだには、肩甲骨を中央に引き寄せる役割をする菱形筋《りょうけいきん》という筋肉がありますが、肺が弱ってくるとこの筋肉がまず弱くなります。すると、目に見えて左右の肩甲骨が開いたようになってきます。

健康な背中は、左右の肩甲骨の輪郭がはっきりとわかって、メリハリがついています。ところが、左右の肩甲骨が外側に開いた人の背中は、メリハリがなく偏平な印象を受けます。

肩甲骨が外へ行くと、それにともなって首がガクッと前に落ちてしまいます。それを修正しようとして何とか力を入れようとすると、今度は首が硬くなってしまうのです。

これが首のこりや痛みの本当の原因です。3章の「首・肩タイプ」で説明したように、ストレスが巡り巡って首や肩を痛めるわけです。そして、寝違えもまた同じ原因で起こりえます。

これを人体力学で改善するには、おおもとの原因を探していきます。症状が出ている箇所だけよくしても、おおもとの原因が改善されていなければ、ストレスを感じるたびに同じことを繰り返してしまうからです。

そこでこの章では、「サビ」をつくらない体になる人体力学的な考え方について、心と体の面からお話ししていきましょう。

「心」が病気をつくることもある

「病は気から」とはよくいいますが、この言葉には心の持ち方の重要性が込められています。

どんな病気でも、心のありよう次第で、よくも悪くもなるものですが、なかでもがんという病気は心理的な要素が極めて大きいといえるでしょう。

先日も、知人のお母さんが乳がんの疑いで、精密検査（再検査）を受けることになりました。マンモグラフィーで怪しい部分があるというので、「ちゃんと調べましょう」ということになったわけです。

検査をする側とすれば、大事をとるという意味があるのでしょう。大学病院や人間ドックで異常なしと診断した人が、あとになって実はがんがあったとわかってトラブルになるケースも多いため、最近はとことん調べようとする傾向があります。

しかし、検査を受ける人にとっては、冷静ではいられません。医師にそういわれたら、

「がんの可能性も十分にある」と考えざるをえません。誰しも、自分の体のことになると気が小さくなるものです。医師のひと言がストレスとなり、食欲の減退、不眠に悩まされ、吐き気をもよおすことさえあります。

こうして精密検査の結果が出る日まで、悪い想像が常に心のなかにつきまとって逃げられません。結局、**そのストレス自体が、かえって悪いものをつくりあげてしまうことがよくあります**。本当にがんになることさえありますし、そうでなくても精密検査で何かしらの病気が見つかることも少なくありません。

同じことは健康診断にもいえます。血液検査の結果が基準値からはみ出るとB判定やC判定といった結果が返ってきます。それを見たとたん、自分では特に不調を感じていなくても「病気かもしれない」という不安を抱え、そのうちに本当に具合が悪くなってしまう――ある意味、**自分で心と体を悪いほうに誘導してしまっている**のです。

このように、健康になるための健康診断でも、心の持ち方次第では皮肉な結果を招いてしまうことになりかねないということです。

「思い込み」が体に与える影響

また、健康診断の数値は問題ないのに、自分で自分を病気にしてしまっているケースもあります。

あるとき、酒好きの60代の男性が、「最近、お酒がおいしくなくなりました。どこか悪いところがないか、人体力学の視点で診てもらえませんか」といってやってきました。健康診断では特に問題が見つからなかったといいます。

しかし体に触れてみると、胸椎9番の右側が張って硬くなっていました。また、腹部調律点の1番も大きく腫れています。人体力学では、これらはいずれも肝臓と関係の深いところです。だからアルコールをうまく分解できないのでしょう。

そこで私は「とうとう肝臓が腫れてきたようです」と伝えました。その瞬間、男性のお腹がキュッと小さくなったのがわかりました。

男性が再びやってきたのは2週間後のこと。操法室に入ってくる姿は健康そのものです。

「あのあと観念して、病院に精密検査に行きました。経過観察といわれてホッとしました」

とニコニコしながら報告してくれました。

「それは今後あなたがどんな生活をするか、様子を見ようということだと思いますよ」

といいながら体を診ると、今回は以前硬直があったり腫れたりしていた箇所が見事によくなっています。

「今回はうまくすり抜けましたね」と、私は思わず笑ってしまいました。

この男性の場合、数値に問題はないのに体調が悪かったため、一時は肝臓の重大な病気ではないかと思い込んでしまっていました。しかし、検査をしてみたらそれほど問題ないということで、いつもの調子を取り戻したというわけです。

このとき何がかかわっているかというと、「イメージ」です。

例えば、「恥ずかしいことを思い浮かべただけで顔が赤くなった」「梅干しを口に入れることを考えていたら、唾液が出てきた」といった経験はないでしょうか。イメージすることには、体を変えるほどの影響力があるのです。

これは医学的にも説明できます。

前にも述べたように、体と心をつないでいるのは、自律神経です。自律神経は手足を動かす運動神経などと異なり、私たちの意思では動かすことができません。

しかし、自律神経に働きかけられる方法があるのです。それが「イメージすること」です。いいイメージを思い浮かべることは、最高の健康法だといえるでしょう。

「プラセボ効果」という言葉を聞いたことはありませんか？　例えば頭が痛いとき、ただのビタミン剤を「これは頭痛薬です」といって飲んでもらうと、本当に頭痛がよくなるといったことが起こるのです。

一方で、この男性の例のように、悪いイメージはかえって具合を悪くするほどの影響力があります。

だから、心の影響力をあなどってはいけません。

私も整体指導においては、相手に「いいイメージ」を描いてもらうよう、誘導することがあります。なぜなら、いいイメージを描いた人のほうが、不調が改善するスピードが早いからです。

「これでよくなる！」と疑わないプラスのイメージは、体までも健康にしていくのです。

「同じストレス」でも体の反応は人それぞれ

まったく同じ体験をしても、心の持ち方が違うだけで、ある人にとっては命にかかわることになり、別の人にとっては健康を増進する結果になるということもあります。

そんな例を、つい先日、目の当たりにしました。経済的に恵まれなかった年配の女性が、何も食べるものがなく2週間で餓死してしまったという痛ましいニュースが新聞に載っていたのです。

しかし、ある面から見れば不思議なことでもあります。なぜなら、私の操法を受けにくる人のなかには、もっと長い間絶食の鍛練をする人もいるからです。水だけで3週間絶食する人はざらにいますし、なかには7週間、つまり約2カ月近くも水しか口に入れず、絶食前よりも健康になった人もいます。

みずから進んで絶食をする人は健康になる一方で、食べたくても食べられない人はそれより短い期間で餓死してしまう——その違いは、心の持ち方の違いといえるのではないでしょうか。やっていることは同じなのに、心の状態によってまったく正反対の結果をもたらすわけです。それだけ、心の問題は私たちが生きるうえで、大きな問題だといってよいでしょう。

もう1つ例を挙げましょう。

冬になるとよくテレビのニュースで放映されるのは、凍るような冷たい海に入って泳ぐ寒中水泳の様子です。寒い季節に、あえて冷たい海に入ることで、身を清めるという意味があります。

ところが、同じような水温の海や川に誤って落ちてしまうと、1、2分で死んでしまうといいます。これもまた、心の持ち方によって正反対の結果になるいい例です。みずから冷たい海に入るのと、他動的に水に落ちるのとでは、体への影響はまったく違うわけです。

こうした例は、私たちがストレスに直面したときの対応の参考になりそうです。大きなストレスがかかったとき、それをどう意識するかで、結果はマイナスにもプラスにもなるのです。

「情報は多いほどいい」とは限らない

今の世の中には、さまざまな情報が飛び交っています。テレビや新聞、雑誌はもちろん、パソコンやスマートフォンで、今起こっていることをすぐ知ることも可能になりました。

こうした情報の多さ、速さというのは、一見するといいことのように思えます。しかし情報化社会の弊害として、私は体や心に悪影響が出ているように思うのです。

これまでに多くの方の体を診てきましたが、テレビなどで地震や台風などの災害を見て、被災していない人でも体調を崩すといったケースがよくあります。来る日も来る日も大災害の映像をテレビで繰り返し見せられたり、さまざまな情報を見聞きしているうちに、不安を感じたり、眠れなくなったりしてしまうのでしょう。

多すぎる情報や知識は、時に自分で考え、判断する力を奪ってしまいます。

警戒心が強い人ほど、さまざまな情報を、週刊誌やインターネットで次から次へと探してしまいます。なかには冷静に考えればデマだとわかる情報もありますが、不安にとりつかれていると、それと判断がつかずに受け入れてしまうのです。

そうして恐怖を感じれば感じるほど、呼吸が浅くなり、肺が弱くなっていきます。すると、体の抵抗力がだんだんと落ちていきます。結局、みずから病気になりやすい状態を招くことになってしまうのです。

先ほどの健康診断の例と同じように、「知る」ことによりかえって悪いイメージや不安が増してしまうケースといえます。

そう考えると、「知る」ことよりむしろ「知らない」ほうがラクに生きられるのかもしれません。健康診断の数値など知らずに生きている動物たちは、病気になるのが怖い、死ぬのが怖いと考えたりすることもないでしょう。

また、健康意識が高い人は、テレビや雑誌で紹介された健康食品や健康法をあれこれと取り入れているかもしれません。

ただ、こうした健康情報のなかには、注意が必要なものもあります。誰もが簡単に情報発信ができるようになった今、それが確かなものなのかを見極める目が必要になってきているのです。

心も体も「弾力」が決め手

前に、体には「弾力」があることが大切だと述べました。

では、もめば弾力が出るかというと、そうではないのです。痛みやこりがある人は、マッサージを利用することも多いと思いますが、実は生きている体というのは、もむとかえって硬くなるのです。

マッサージでも、直後はやわらかくなります。しかしそれを何度も繰り返していると、やがて筋肉が硬くなって、ますます強い刺激でないと効かなくなり、さらに筋肉が硬くなっていくという悪循環に陥ります。私は若い頃鍼治療をやっていましたが、鍼でも徐々に細くやわらかい鍼から、硬く太い鍼でないと効かなくなります。硬いところをゆるめようとして、かえって「こわばった体」をつくってしまうことがあるのです。

では、硬くなった体はどうやってゆるめたらいいのでしょうか。

それが、2章で紹介した人体力学体操です。人任せではなく自分で体を動かしてこそ、本来の動きを取り戻すことができるのです。

そして「弾力」は、心にとっても重要です。

私が長年整体法を指導してきて思うのは、体に弾力がある人は、心にも弾力があるということです。「心の弾力」といわれても、ちょっとピンとこないかもしれませんが、前に弾力とは柔軟性であると述べた通り、「心の弾力」とは、周囲の人たちや環境に対して順応できる力を指しています。

心に弾力がある人は、聞き上手です。懐が深く、少々失礼なことをいっても聞き流してくれる度量を持っています。まさに弾力のあるクッションのように、こちらのストレートな言葉もやさしく受け止めてくれるのです。そういう人と一緒にいると、自分のほうもゆったりとした気分になって、体も心もゆるんできます。

ところが、心に弾力がない人はそのクッションがないために、相手の言葉から受ける衝撃が大きいのです。そのため、少しでも気に食わないことがあると、カチンときたり、下手をするとキレたりするわけです。

実際に、いろいろな議論を見ていると、相手の言葉尻をとらえて、つまらないことでカリカリしている人がいます。そんな受け取り方しなくてもいいのにと思うのですが、どうしても人間の幅が狭くなってしまうのです。

私は整体指導のため、東京と山口を行き来することが多いのですが、心にも体にも弾力がない人と飛行機や電車で隣り合わせになると、気分が滅入ってきます。特に、飛行機は座席が狭いため、体が硬い人は座席にうまく収まることができず、私のほうまで足がはみ出てくることもあります。そして、そんな人は決まって呼吸が浅くて気が頭に上がっているので、こちらまでイライラしてきてしまうのです。

かと思うと、以前、小兵力士で有名だったある現役の相撲取りと飛行機で隣り合わせたとき、こんなことがありました。小兵とはいっても、私などに比べれば大男です。ところが、そんな大きな体が狭い座席にすっぽりと収まっているではないですか。そうしたことができるのも、心身を鍛えて体や心に弾力があるためだろうと納得しました。

心に弾力がないと些細なことが気になったり、多すぎる情報に振り回され、不安やストレスを感じてしまいます。しかし、心の弾力のある人は、情報のなかで何が自分にとってよいことなのか悪いことなのかを判断でき、惑わされません。このような人は、どんな状況にあってもラクに生きていけるのです。

体の声を聴く「整体生活」のすすめ

体と心の「弾力」を取り戻す生活を送っていくと、全身のバランスがとれて快適な毎日を過ごすことができるようになります。私は、それを「整体生活」と呼んでいます。

最後に、こうした整体生活の考え方や実践方法について、解説していきましょう。

第一に、整体生活で頭に入れておいていただきたいことは、思い込みや世間の常識にしばられないことです。言葉を換えれば「素直に生きる」ということです。

私たちには、もともと体に備わっている生きる力があります。そうした体の声に素直に耳を傾けることで、健康でエネルギッシュな生活を送ることができるのです。

そのうえで、最低限心がけたいのは、朝、昼、夜の生活のリズムです。

朝は早起きにまさるものはありません。気持ちよい目覚めをするために、目が覚めたら二度寝をせず一度で起きましょう。睡眠時間は何時間でなければいけないということはありません。整体生活をしている人にとっては目が覚めた時点で、体は十分睡眠をとり終わったことを意味しているからです。

できれば、目覚まし時計を使わずに起きるのが理想です。目覚まし時計で無理やり起こされるのではなく、寝る前に「明日は6時半に起きる」と決心するのです。「明日はどうしても寝坊できない」と思って寝ると、目覚まし時計が鳴る前に目が覚めるものです。そうしたことを繰り返しているうちに、常に自力で起きられるようになります。このような自律的な生き方こそが、整体生活で重要なポイントなのです。

世間ではよく、「血圧が低いからなかなか起きられない」という人がいますが、そんなことはありません。事実、血圧が低くても朝飛び起きる人はいくらでもいます。低血圧＝朝が弱いというのは、言い訳として都合よく聞こえるために広まったのでしょう。

どうしても体が疲れていて日中に体力がもたないようならば、睡眠を2回に分けてとってもいいでしょう。ただ、弾力のある体を保っていれば、人間の体というのは、本来、夜寝るだけで疲れがとれるような仕組みになっています。

また、夜型生活を続けると、自然のリズムからかけ離れていきます。するとどうなるのでしょう。興味深いことに、例えば夜型の人は骨折したときに、なかなか骨がつかないのです。

これは、老若男女を問いません。年をとると骨がつきにくくなるといわれますが、そんなことはありません。薬を飲んでいる人は別ですが、老人でも早起きしてよく動いている人は骨のつきが早いのです。

昼は全身をまんべんなく使って、積極的に活動しましょう。そうすれば、部分疲労を防ぐことができます。デスクワークの人も、体操を日常生活に組み込んで、部分疲労を避けるようにしてください。

そうして全身の筋肉が均等に疲れるようにすれば、夜は心地よく眠ることができます。寝つきが悪い、眠りが浅いという悩みを持っている人は、昼間の活動を見直してみてください。

夜は心身の緊張を解いて、寝入りに備えます。そのためには過食は避けること。夜遅い食事もよくありません。また、パソコン画面を見てばかりいると、脳の緊張が解けないことがあるので注意が必要です。

疲れを翌日に持ち越さないために、あわせて人体力学体操や熱刺激をおこなうようにしましょう。

「頭」で食べることをやめてみる

食生活についても、体の声に従うことが基本です。食べたくないのに、時間になったからといって無理に食べる必要はありません。逆に、お腹がすいていて食べたいのに、食事時間になるまで我慢することもありません。

食べたければ食べればよいし、食べたくなければ食べなければいいのです。そして、体の欲するままに食べたいものを食べるのがよいと思います。

私がこうしたことをいうと、決まって「好きなものばかり食べたら、体によくないのでは？」「栄養が偏ってしまいませんか？」と心配する人が出てきます。

以前アメリカでセミナーを開いたとき、何人かの人から「子どもがハンバーガーを朝から食べている。これでよいのでしょうか」と質問がありました。「構いません。そのうち飽きます」と答えたのですが、数年後、「不思議なことに、今ではときどき食べるだけになりました」と報告の電話がありました。そのように、体は自然とほかの食べ物に興味を持つようになるのです。

大切なのは、栄養のバランスを考えることよりも、必要なものを自然に要求する体をつくること。それには、体をゆるめて肺を強くすることが大切です。やがて体の声を聴き取れるようになり、自然とバランスのよい食事がとれるようになります。

体の整っている人は、好き嫌いがはっきりしている場合もあります。それはそのときの体の要求がはっきりしており、今食べたいものが一番の栄養になると、体のなかでわかっているのです。その人の体に欠乏しているものを、体は要求するものです。これは偏食というわけではなく、そのときに一番必要なものが区別できているということです。やはり頭で考えて嫌いなものを毎日イヤイヤ食べても、健康で長生きできるはずがないと思うのです。

最後に、食べる量ですが、現代人はストレスなどをうまく発散できずに食欲に向かってしまい、食べてストレスを解消する人が増えています。特に寝る前にものを食べると、脳は休みたいのに内臓が一所懸命働いている状態になります。そうなると、眠りが浅くなってしまい、質のいい睡眠が得られません。ストレス解消のつもりが逆効果にならないように注意してください。

毒を出すコツ、ためないコツ

整体の考え方では、食べることと同じくらい、いやそれ以上に重要なのが排泄です。排泄があって、はじめてよい吸収があります。排泄がうまくいかないと、とった栄養やカロリーがどんどん体にたまってしまい、いくらいいものを食べても健康に結びつきません。むしろ不健康を招いてしまいます。

また、現代社会では、化学物質や放射性物質など、体に害を及ぼすものを体外に出すことも大切です。

世の中で健康に関心の高い人は、無農薬、オーガニックといった、いわゆる自然食品を求めています。もちろん、それはそれで悪いことではありません。しかし、すべてを自然食品でまかなうことは、経済的にも量的にも難しいことです。現代社会では、たとえ微量でも農薬、添加物などを含む食品を避けることは難しいでしょう。

では、どうすればよいでしょうか。

私は、悪いものを避けるよりも、有害な物質を排泄できるような体づくりをしたほうが効果的だと思います。

そのためには、日々の生活に整体を取り入れて、体に備わっているしくみを知り、肺を丈夫にしたり、体をゆるめたりすることが重要です。それによって、もともと私たちの体に備わっている排泄の力を呼び起こすのです

私自身、食事について特に注意を払うことはありませんし、酒もたばこもたしなんでいました。世間には、こうした食品や嗜好品が体にとっていいとか悪いとか、神経質なまでに気にしている人がいます。しかし、そうしたことは一度こだわりはじめるとキリがありません。心配ばかりしていれば、それが大きなストレスになってしまい、むしろそのほうが心身の健康にマイナスです。

それよりも、悪いものがあっても、すぐに排泄できる体をつくったほうがずっとラクではないでしょうか。それが、整体生活の極意です。

自分の体を整えれば、今体が欲しているものがわかります。そして、排泄もラクにスムーズにおこなうことができるのです。

生きることは「感じる」こと

体を見れば、その人の心の状態がよくわかります。悲しいときは、後ろ姿だけでも悲しみが伝わります。うれしいことがあった人は、歩き方だけを見てもわかります。

それというのも、心と体が密接に関係しているからです。心が元気になると体の動きもいきいきし、心が沈んでいるときは体の動きも鈍くなります。

なかでも最も心の状態が出やすい場所の1つが、皮膚（肌）です。

興奮しているときは顔が上気したり、ショックを受けたときは蒼白になったりしますね。こうしたわかりやすい変化だけでなく、肌にはその時々の状態が非常によくあらわれます。

私はさまざまな人の肌を見てきましたが、ストレスがある人は、肌の張りがなくなります。睡眠不足のときは肌が濁ってきます。

肌の温度や感触からも、体の状態がわかります。いい状態のときは温かいのですが、病気になると肌が冷たくなりますし、流れが悪いところは部分的に冷えています。また、体調がいいときはキメが細かくなめらかですが、どこかに不調があるとザラザラしてきます。体の状態でにおいも変わってきます。私の経験上、病気によっては特有のにおいがあると感じています。

余談ですが、昔は赤ちゃんを連れた人がやってくると、部屋中に母乳のにおいがしていましたが、いつの頃からかそうしたにおいを感じなくなりました。そのことを産婦人科医の知人に話すと、「いわれてみればそうかもしれない」といわれました。母乳のにおいが消えた理由はわかりませんが、食生活の変化なども関係しているのかもしれません。

私が操法で体を診るときは、姿勢だけでなく、こうした肌の感触や温度、においなど、全身の感覚を使って感じ取るようにしています。

整体に限らず、生きていくうえでは、このような「感じる」ことが大切です。自分の今の体、そして心の状態はどうなっているか。また、自分が何を求めているのか。

ここ数年は猛暑が続き、体調を崩す人も増えています。こうした外的な変化などにどのように対応したらいいのか、その時々の体や心の声に耳を傾けることが大切です。

「人体力学」を通して、自分の体、そして心と向き合っていきましょう。

コラム／運は「体」についてくる!?

あるとき、生徒から、「開業したけれども、患者さんがなかなか来てくれない」と相談を受けたことがあります。そこで私は「機運をうまく使いなさい」とアドバイスしました。

機運をひと言でいえば運ということですが、機運は体についているものです。

同じことをしても、うまくいく人もいれば、いかない人もいますね。その違いは「体に運がついているか、いないか」にあります。

では、機運を身につけるにはどうしたらいいのでしょうか。

前にも述べましたが、一番大切なのは素直さです。チャンスが来たときにはそれを活かすことが大切です。素直な人は「運が回ってきた！」と思ったらすぐに素直な心で動きます。ところが素直でない人は、疑ったり迷ったりしてしまい、そのあいだにチャンスを逃してしまうのです。もう1つ、私欲に走らないことも大切です。そのような人の体からは「機運」が消えてしまいます。

うまくいく人はもちろん努力もしていると思いますが、私が見てきたなかでは、成功した人は皆、自然に「機運」を活かしているように思います。

話は変わりますが、海外でセミナーをやったとき、「生命と細胞についてどう考えていますか？」という質問を受けたことがありました。

人間の体には、60兆個の細胞があるといわれています。そして、1つひとつの細胞は、その生命の「心」や「生き方」の影響を少なからず受けているのではないでしょうか。人間の体は死んでも細胞は生きている。だから移植できるのです。移植をすると、また生き返る。例えば、臓器移植を受けた人が、ドナー（提供者）の性格や嗜好などが移ったかのように人が変わるケースがあることが報告されています。なかには、それまで苦手だった食べ物が好きになったり、趣味が変わったりすることもあるというのです。

その理由についてはまだ解明されていませんが、「心」と細胞が関係している可能性は十分にあります。もしかすると「機運」というのもまた、細胞に影響を与えているのかもしれません。

よい生き方をしている人は、細胞にまでそれがしみこんでいると思うのです。例えば、家族のなかに1人でも幸せな人、健康な人がいれば、家族みんなが元気になる。それと同じではないでしょうか。これも生きるうえで非常に大切なことなのです。

おわりに――体は「動く」ようにできている

生き物は、受胎した瞬間から細胞が動き出すように、「動くこと」が生命の基本にあります。

ところが最近は、子どもであれ大人であれ、以前に比べて動くことが少なくなりました。動ける人が動かないでいると、本当に動けなくなってきます。生きている者にとって、それが一番怖いことなのです。

例えば、入院して数日間寝込んだ途端に、足もとがおぼつかなくなったという人は多いでしょう。

先日も、手首を骨折したという女性がやって来ました。操法で骨をきちんと調整したのですが、そのあと整形外科で「レントゲンを見るときちんとくっついていますが、念のために」とギプスを巻かれてしまいました。

動けるものをギプスで固定してしまうと、本当に関節が動かなくなります。そうやって手首を動かせないようにしたために、最後には手首だけでなく、ひじや肩まで動かなくなってしまったというケースがありました。

一方で、年をとって自然に動かなくなった体は、無理に動かさないほうがよい場合もあります。動かないものを無理やり動かしたり、リハビリをさせると、かえって痛くなったり硬直してきます。この場合は、休養しなければいけない体です。休養をすれば、どんどん治っていくのです。

つまり、不調を改善するには、「動く」ことが効果的な場合もあれば、「休む」ことが効果的な場合もあるということです。1人ひとりの体の状態に合わせて、それを見極めることが大切です。

しかし今は固定観念にとらわれて、「動くべきとき」と「休むべきとき」を取り違え、かえって不調を抱えている人が、本当に多いように思います。

自分が今動くべきか、休むべきかは、体の声を聴けばわかります。

そうして動くべきときに正しく動くことで、「本来の動き」を取り戻す。

それが、私たちの体に備わった健康の秘訣なのです。

〈人体力学・井本整体の講座について〉

東京・千駄ヶ谷の東京本部および大阪、札幌、福岡では、講座や各種セミナーを開催しています。案内をご希望の方は、電話、ファックス、電子メールにて東京本部まで資料をご請求ください。パンフレットと井本整体機関誌「原点」を１部ずつ無料でお送り致します。

また、本書掲載の体操は、各人に応じたセッティングをするとより効果的です。各地で専門指導員による体操の指導会を開催しておりますので、詳しくは東京本部までお問い合わせください。

お問い合わせ

人体力学・井本整体　東京本部

〒151-0051　東京都渋谷区千駄ヶ谷 1-25-4
Tel：03-3403-0185
Fax：03-3403-1965
メール：genten@imoto-seitai.com
ホームページ：www.imoto-seitai.com

人体力学・井本整体　徳山室

〒745-0034　山口県周南市御幸通り 2-6　タンブラウンビル 4 階
Tel：0834-31-1538　Fax：0834-21-1239

※連絡先などは都合により変更する場合があります。
※本書記載の内容を営利目的で使用する場合は、井本整体の講習を受けたうえで許可が必要です。

著者紹介

井本邦昭〈いもと くにあき〉

1944年山口県生まれ。井本整体主宰。人体力学・井本整体創始者。医学博士。整体指導者の父・良夫氏より5歳のときから整体の手ほどきを受ける。その後、ヨーロッパで鍼灸を指導する一方で、スイス、ドイツで西洋医学を学ぶ。帰国後から現在に至るまで、東京および山口で整体指導を続けている。また、後継者育成のため2004年8月にそれまでの原宿教室と音羽教室を統合し、人体力学・井本整体東京本部（東京・千駄ケ谷）を設立。生徒指導のため山口・東京間を往復する日々を送っている。シリーズ累計46万部を超える『弱った体がよみがえる　人体力学』（高橋書店）ほか著書多数。

痛《いた》み、疲《つか》れは「動《うご》いて」消《け》す！人体力学《じんたいりきがく》

2020年 2月5日　第1刷

著　　者　井《い》本《もと》邦《くに》昭《あき》

発 行 者　小澤源太郎

責任編集　株式会社 プライム涌光

電話　編集部　03(3203)2850

発行所　株式会社 青春出版社

東京都新宿区若松町12番1号〒162-0056

振替番号　00190-7-98602

電話　営業部　03(3207)1916

印刷　大日本印刷　　製本　大口製本

万一、落丁、乱丁がありました節は、お取りかえします。

ISBN978-4-413-11315-1　C0077

もう天パで悩まない！

あなたのクセ毛を
魅力に変える方法

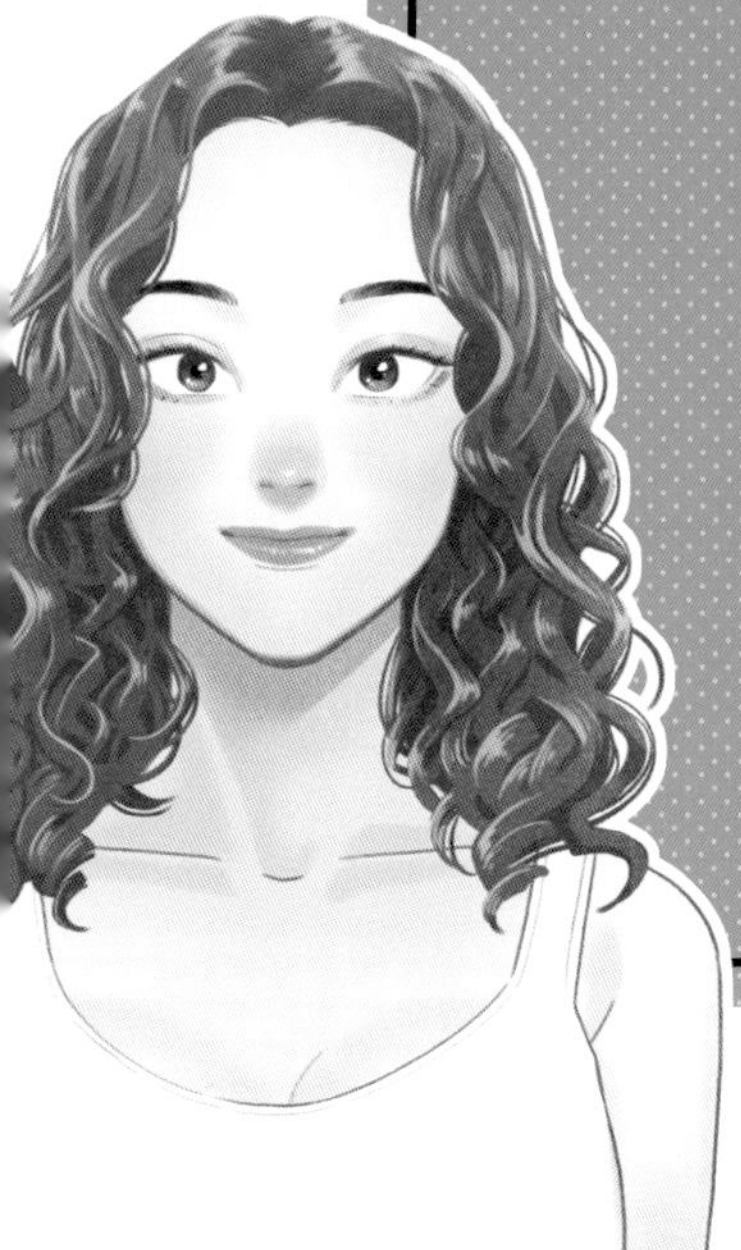

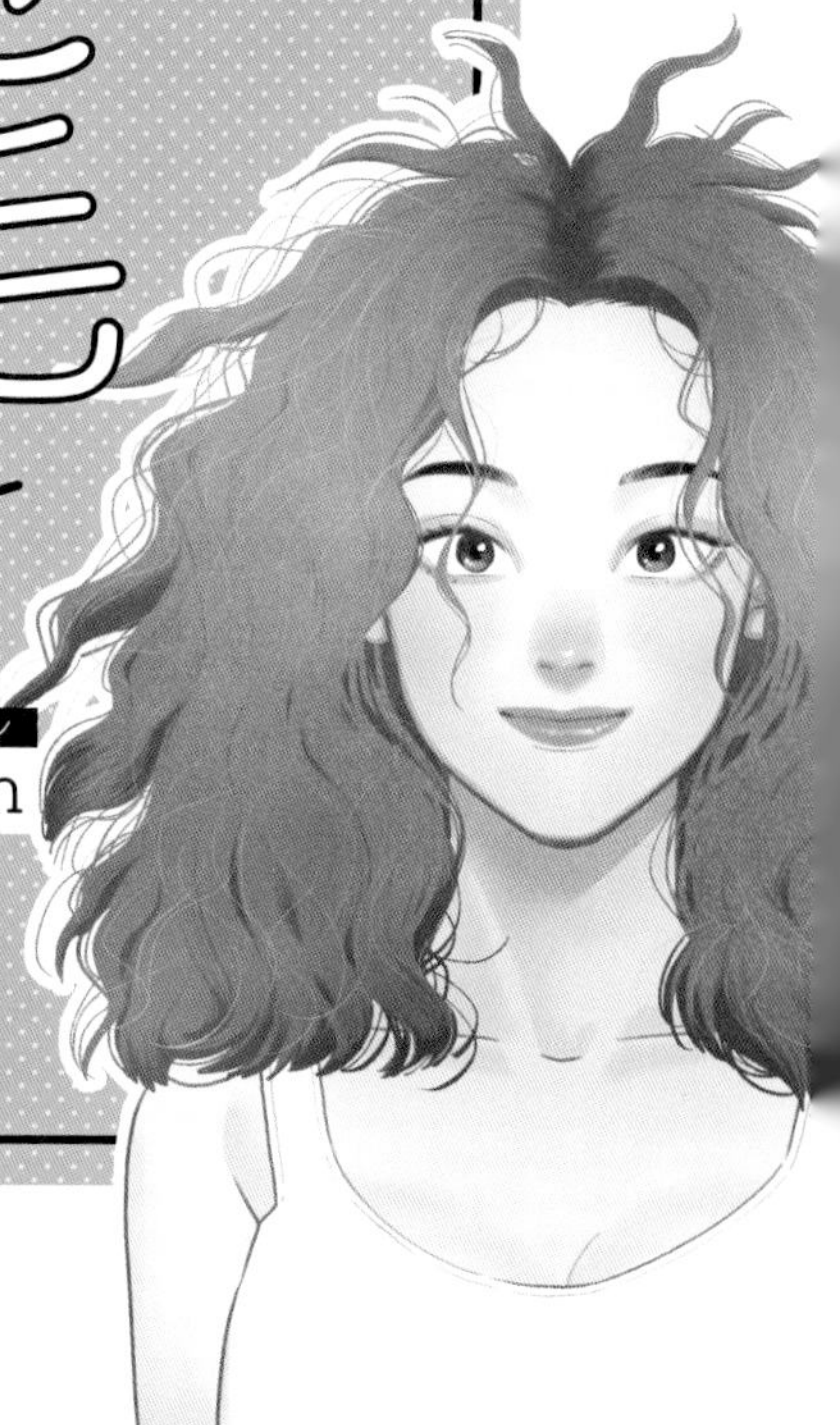

毛髪診断士　カーリー ガール リン
Curly Girl Rin
美容師（MEY TOKYO）ヒロ
Hiro［監修］

青春出版社

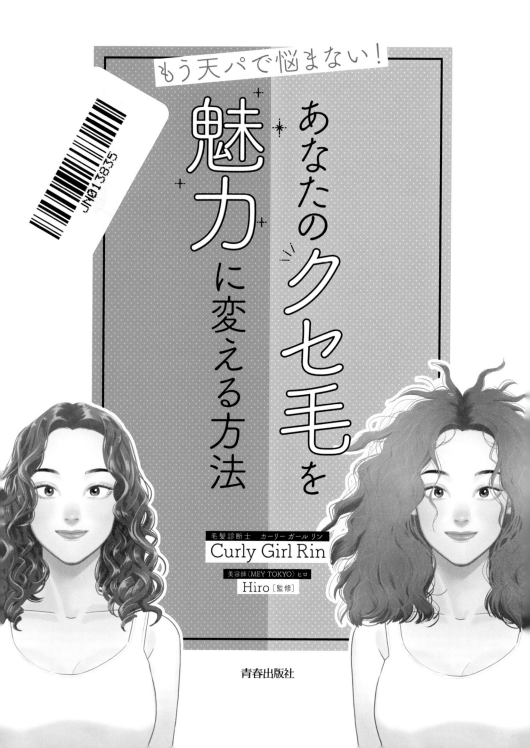

クセ毛は魅力に変わります！

はじめに

みなさん、こんにちは！ クセ毛を活かしてきれいなカールに。カーリーガールリンです！

SNSをメインに、天パ・クセ毛・カーリーヘアの素晴らしさを発信しています。

「天パやクセ毛が素晴らしい…？」そう思った方もいるかもしれませんね。そういわれても、ピンとこない方も多いでしょう。それも仕方がないと思います。だってクセ毛さんは、髪に対して悩みを抱えやすいから。

「すごいクセ毛！」といわれて傷ついたり、しっかりケアしているのに髪がパサついて見えたり、縮毛矯正にたくさんのお金と時間がかかったり、毎朝のストレートアイロンに手間がかかったり…。そんなこれまでの苦労もあって、クセ毛を「コンプレックスの1つ」だと思っている方が、少なくないようです。

私も小さな頃からクセがとっても強い髪質でした。28年間、髪の毛のことで悩み続けましたが、今では自信を持っていえます。

私は、自分のクセ毛が大好きです！

なぜ、こんなふうにいえるようになったのか。

それは、本書でご紹介する「クセ毛を活かすメソッド」を知ったからです。

クセ毛の方の多くは、きっと縮毛矯正をしていると思います。私もずっと縮毛矯正をしていました。自分の髪をきれいにするには、それしかないと思っていたからです。もちろん、縮毛矯正自体は素晴らしいもので、これまで何度も救われてきました。

でも、いつしか縮毛矯正は「きれいのためにするもの」ではなく、「やらなければいけない作業」のようになっていました。縮毛矯正を続けるのは金銭的にも時間的にもつらい、何より本当の自分を隠している気がして、心がしんどい。そんなときに、何か新しい道はないかと探す中で出合ったのが、「クセ毛を活かすメソッド」だったのです（このあたりの流れは、18ページから始まる漫画にもあるので、ぜひご覧ください！）。

クセ毛はスタイリングとヘアケア次第で、活かせます。

人によってカールやウェーブの出方は異なりますが、どんなに強いクセでも、どんなに縮れていても、広がっていても、必ず活かせるのです。

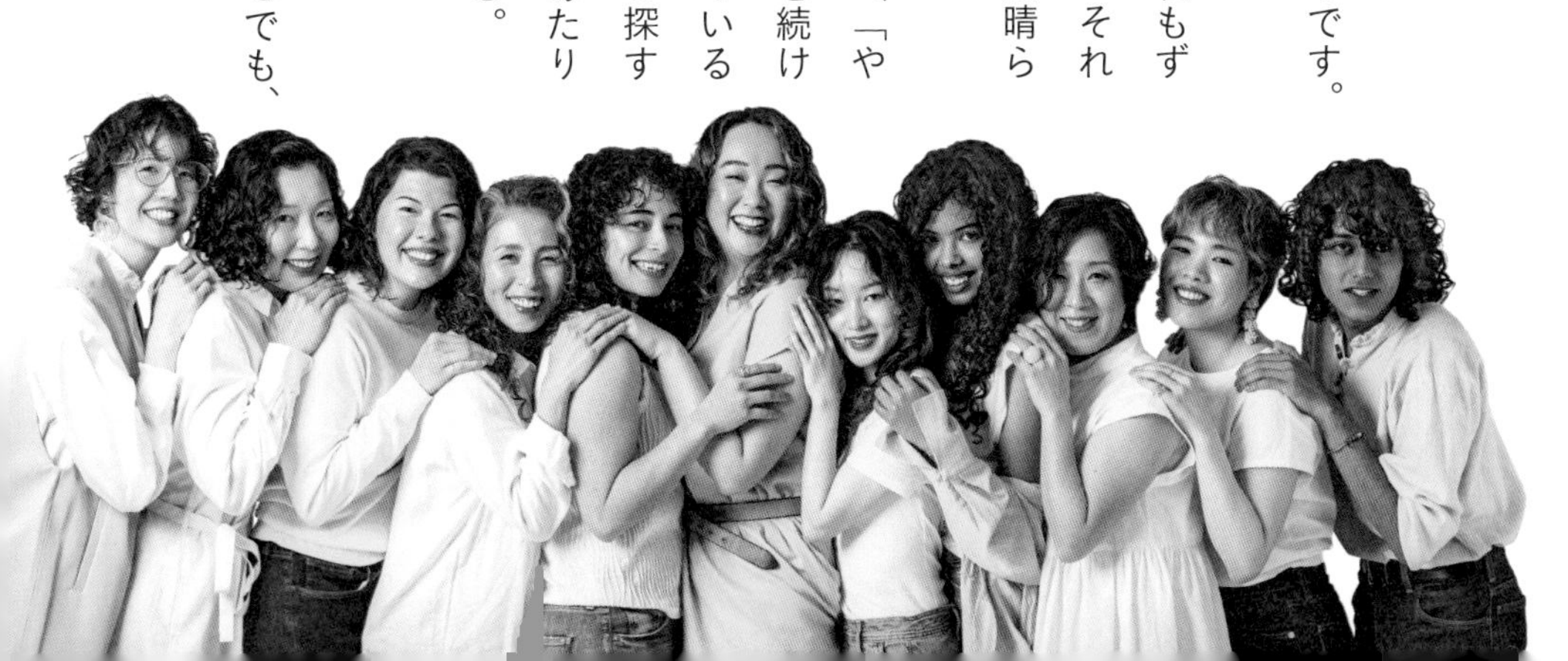

本書で紹介するクセ毛を活かすメソッドは、海外では比較的ノーマルですが、まだまだ日本では知られていません。そのため、「クセ毛だから、縮毛矯正するしかない」と思っている方が多くいます。今までコンプレックスだったクセ毛を活かして、つややかで、素敵なパーマに間違われるような髪型になる方法がある。それを、ぜひ知ってほしいと思っています。

クセ毛を活かしはじめてから、私の人生にはたくさんのいいことが起こりました。

縮毛矯正をやめることで、お金も時間も節約できるようになり、毎朝のスタイリングの時間もグッと短くなり、ヘアアレンジがラクに、楽しくなりました。また、縮毛矯正中はできなかったカラーやブリーチを楽しめるようになったのも、とてもうれしかったです。

そして何より、長年コンプレックスだった自分のクセ毛を好きになれたこと、それが自分の魅力に変わったことは、他の何にも代えがたい大きな変化でした！

これは、私だけでなく、私の約1万人のフォロワーさんたちにも起きている変化です。「大っ嫌いだったクセ毛が今は自分の一番のチャームポイントになっている」「パーマだと思われて、クセ毛をうらやましいといわれた！」「人生の中で今の自分が一番好き」というメッセージを、クセ毛活かしを実践した方々から、毎日何通もいただいています。もっと多くの人にこの感動を届けたいし、経験してもらいたいと心から思っています。

私たちはみな、子どもの頃から「ストレートでサラサラの髪が美しい」というメッセージを、いろんな方向から刷り込まれてきたように思います。でも、それってもしかして「クセ毛のよさ」や「天パという原石の扱い方」を知らない人が多かっただけじゃないか…？　と、最近思うようになりました。

誰1人として同じ髪ではありません。また、ミックスの方がいる中で髪の毛は自分のアイデンティティの一部になる可能性もあります。だからこそ誰かに合わせる必要はありません。クセ毛は、他にはない唯一無二の魅力なのです。

たかが髪ですが、されど髪。自分の髪を好きになると、それが自己肯定感やポジティブな気持ち、ありのままで生きる勇気につながっていくはずです。

本書でご紹介する方法は、おうちで簡単にでき、1回のスタイリングだけでガラッと髪が変わるもの。特別なテクニックもいりません。人によって髪質は違うので、自分に合わせた方法を探る必要はありますが、クセが弱くても、強くても、子どもでも男性でもできます。また、パーマのカールを復活させるときにも使えます！　少しでも「いいかも！」と思っていただけたら、新たな旅をするつもりで、試してもらえたらうれしいです。

早速、一緒にカーリージャーニーを始めましょう！

クセ毛を活かす「クセ活《かつ》」でここまで変わる!

Before After

あなたのクセ毛もこうなるかも?
クセ活実践中のカーリーガールズを見てみよう!

After

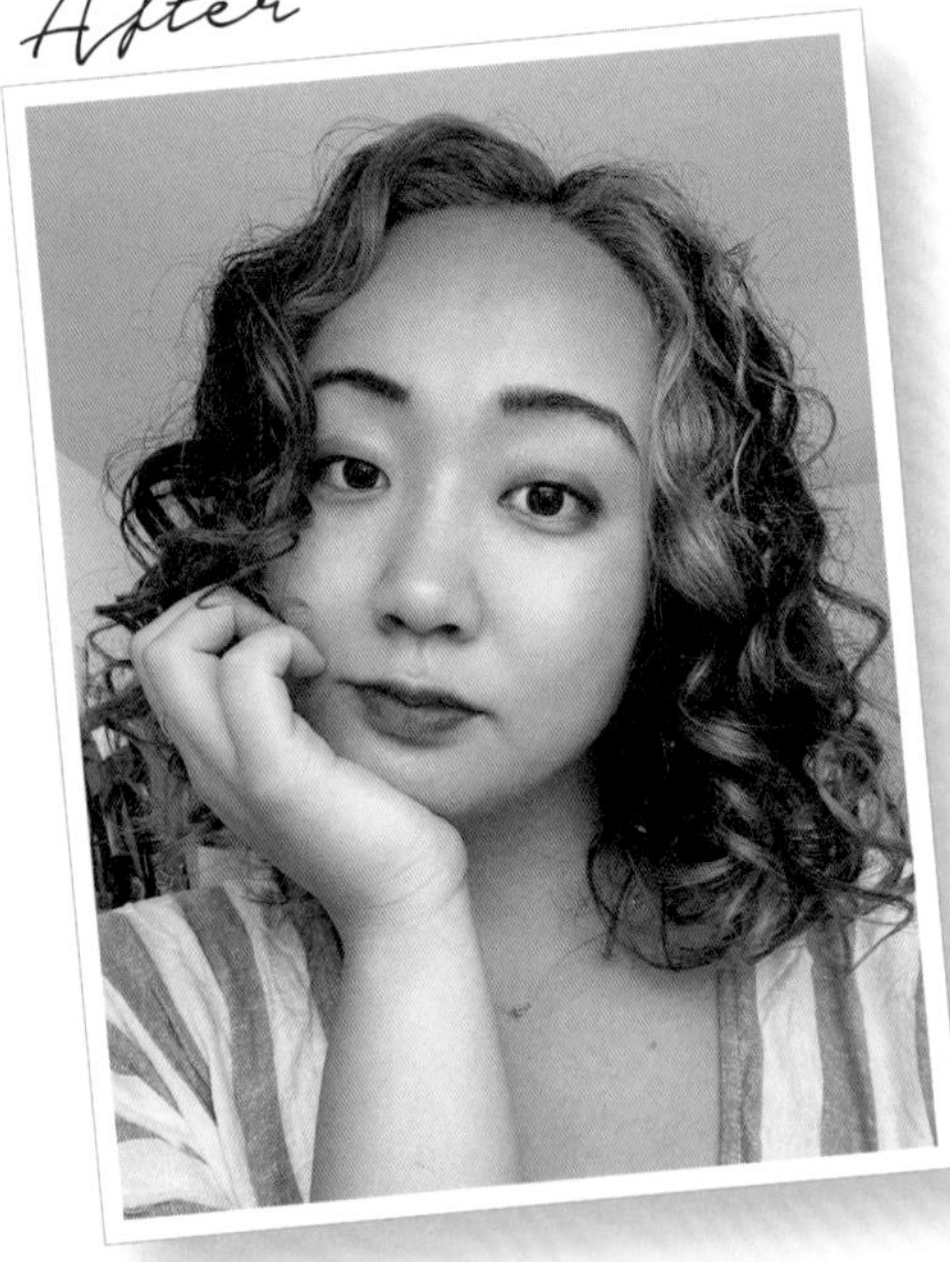

Wow!

Before

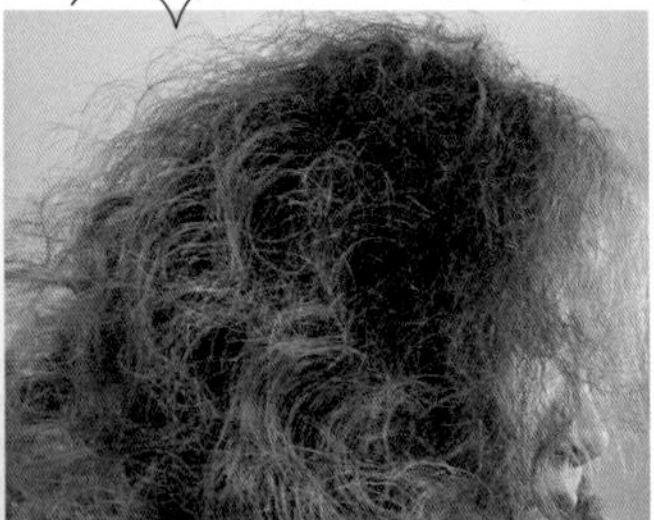

私(カーリーガールリン)

クセ毛を活かすスタイリング・ヘアケアで、広がりが強い髪がここまできれいに。クセに悩む方、みんなにクセ活を試してほしい! と心から思ってます。

After

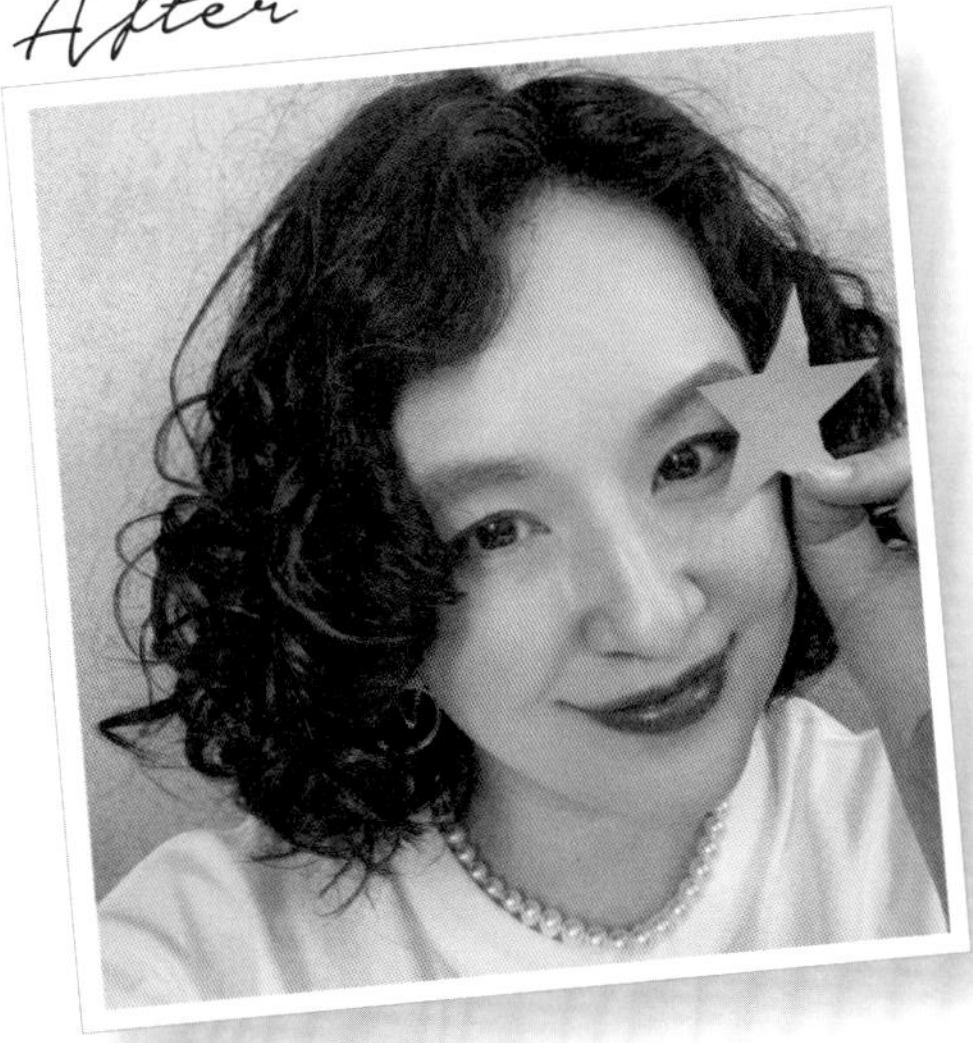

Before

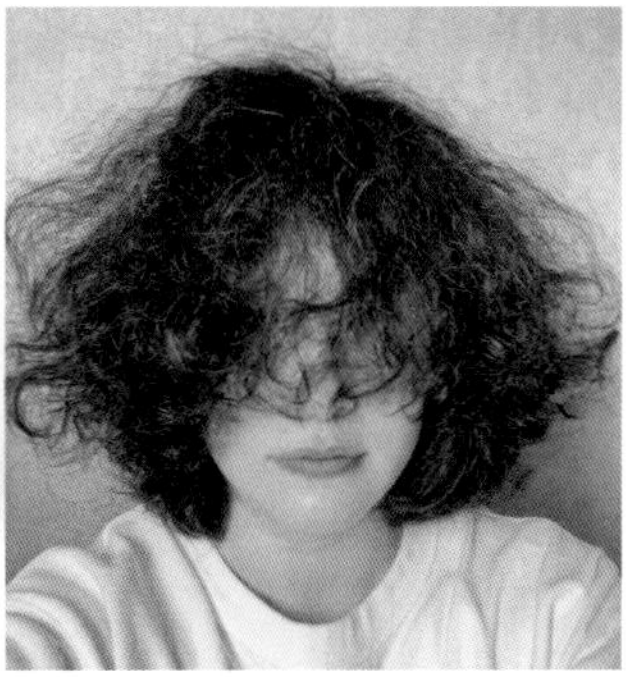

Sayakaさん

リンさんと出会い、人生が一変しました。縮毛矯正をしていたときは、自分を真っ正面から好きといえなかったけど、クセ活を通してありのままの自分を大事にしたら心にもよい変化が。子どもの頃、クセ毛を馬鹿にされた傷を自分で癒せたし、悩みを共有できる仲間とも出会えて幸せです。

After

Before

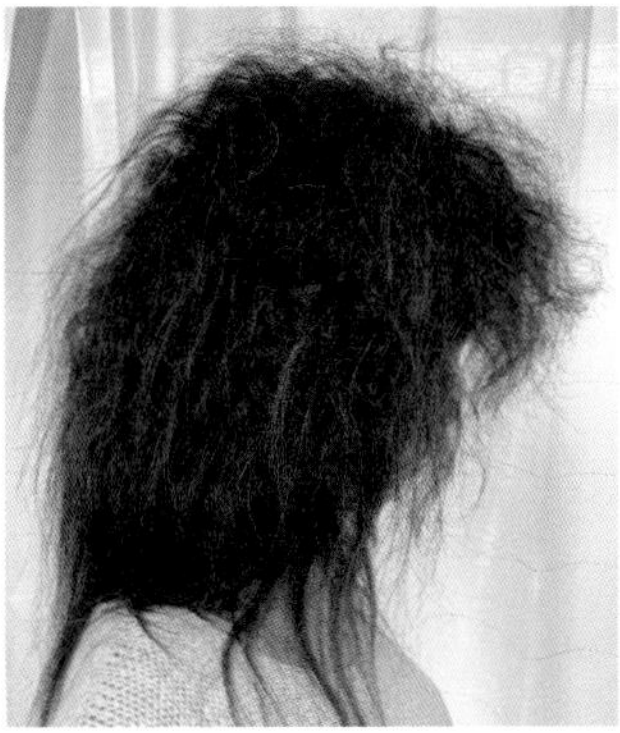

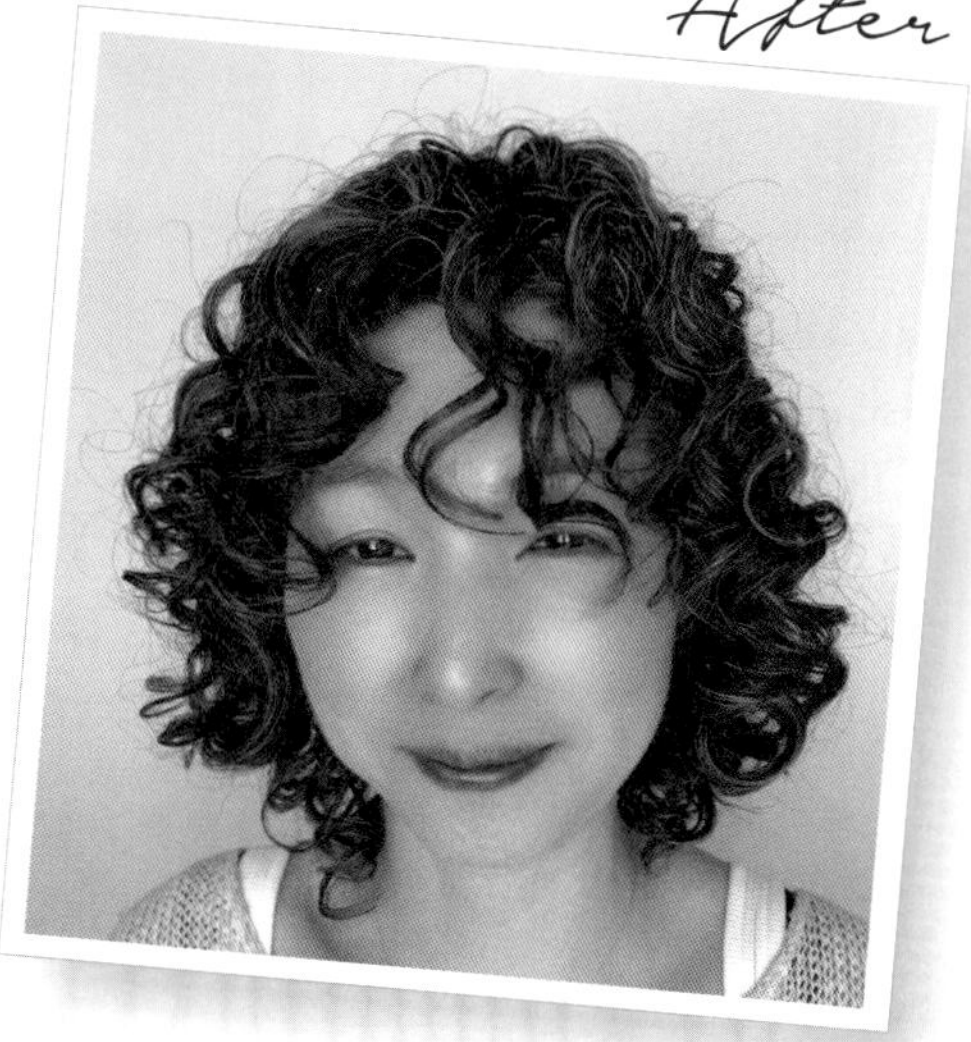

ちまめさん

以前は４カ月ごとに縮毛矯正をしていました。それに加えて毎日ストレートアイロンをし、根元が伸びてクセが出てくると、傷むのを覚悟で、濡れた髪を縛ってクセを伸ばしたことも…。いよいよ髪が傷みに耐えられなくなってきたとき、クセ活と出合い、毎日が激変しました！ 今ではこのもじゃもじゃクセ毛が自慢ですし、愛せるようになりました。

CUTE

日陽（HIYORI）さん

（コメントはお母様より）7歳の娘。2歳のとき、美容院でボワッと膨らむ髪型にされたショックで、ドライヤーを嫌がるように…。2年前クセ活と出合い、パサついたクセ毛がとってもかわいいツヤカールになりました！ 周りからもほめられ、娘本人も気に入っているようです。

Before

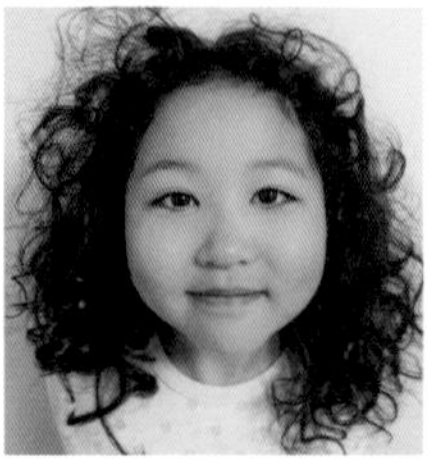

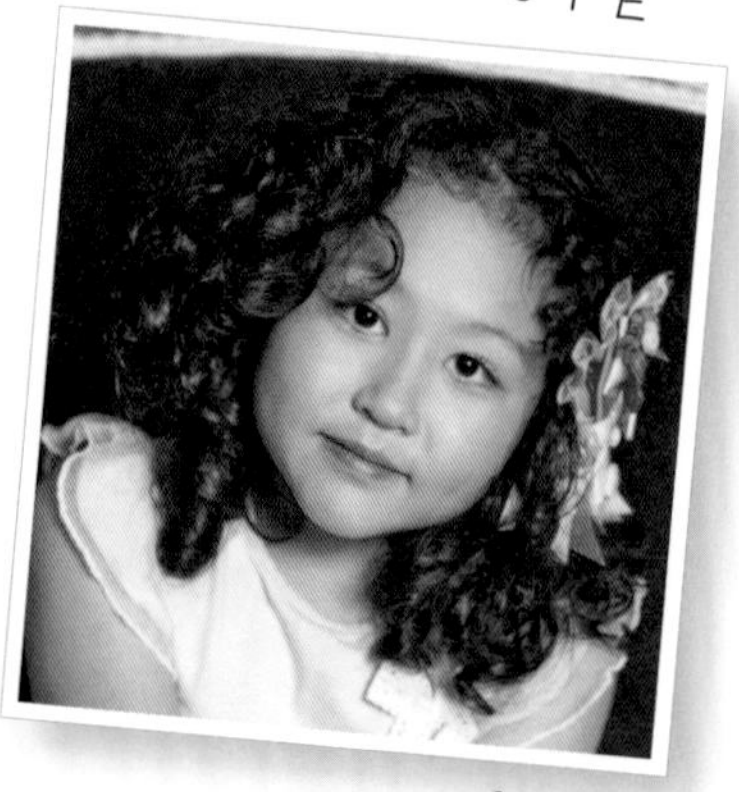

After

たまこんぶさん

3～4カ月に1度縮毛矯正をし、日々ヘアアイロンをしていましたが、頭皮への影響が気になり、1年9カ月かけて脱・縮毛矯正をしました！ クセ活を実践し、コンプレックスだったクセ毛が今では一番のチャームポイントに。クセ毛でもかわいくなれると知ってほしいです。

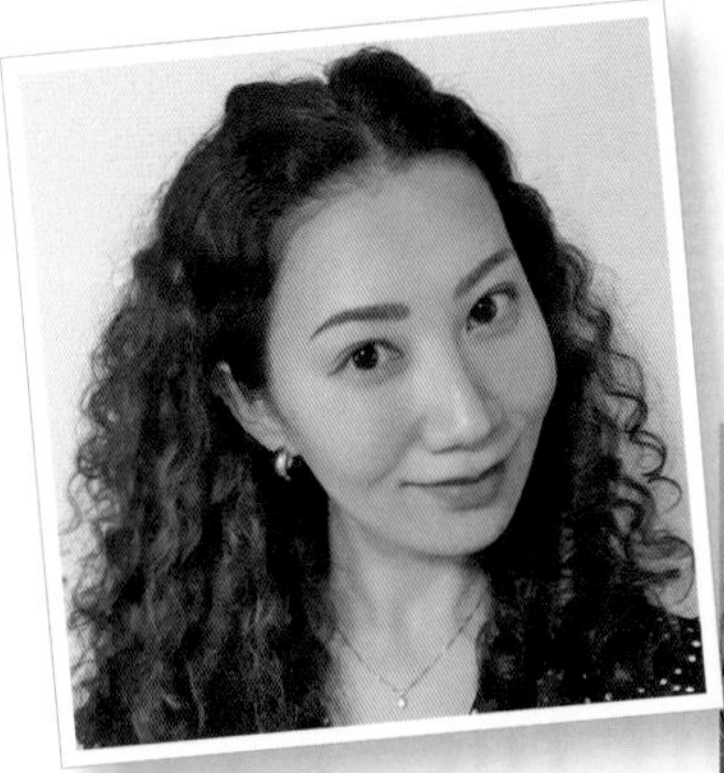

After

Before

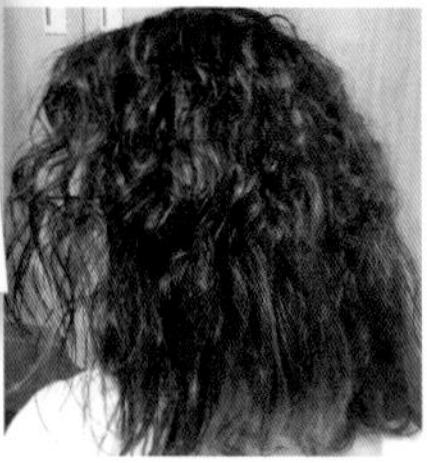

Yukariさん

思春期からクセ毛に悩み、ずっと縮毛矯正をしていましたが、クセ毛を活かしてから気持ちまで大きく変わりました！ クセ毛に悩む方の気持ちを少しでも軽くできたらと、今はクセ活に関してSNS中心に情報発信もしています。クセ活に出合えて、本当によかった！

Before

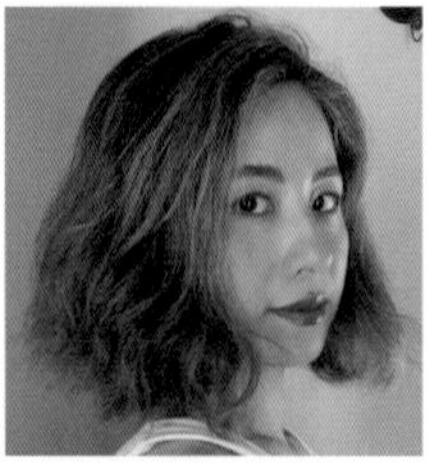

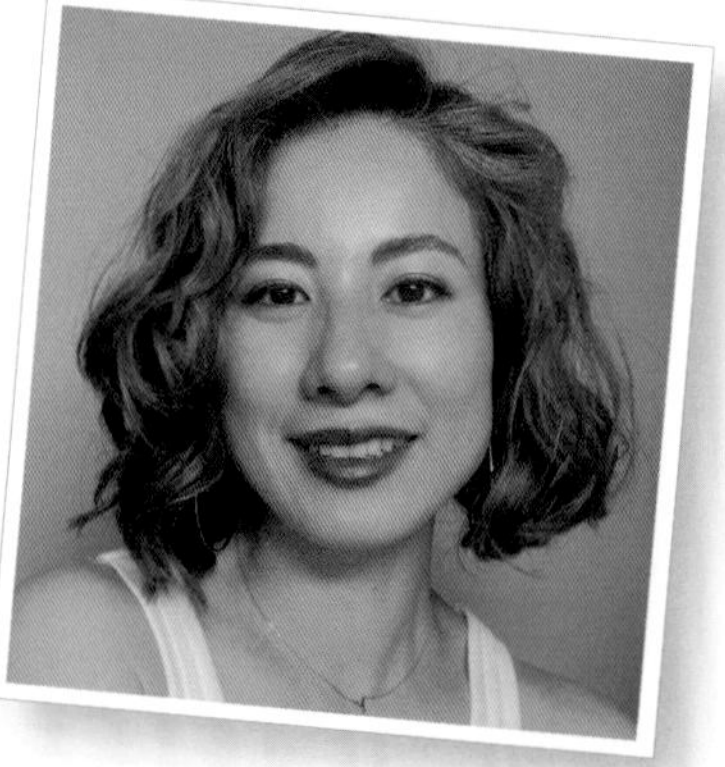

After

Yukariさんの詳しい体験談は129ページへ！

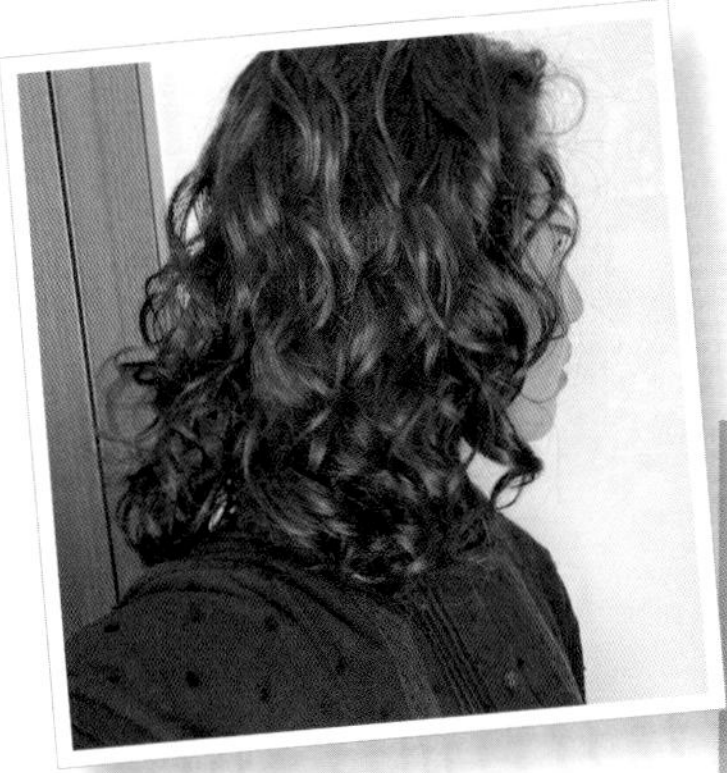

After

Before

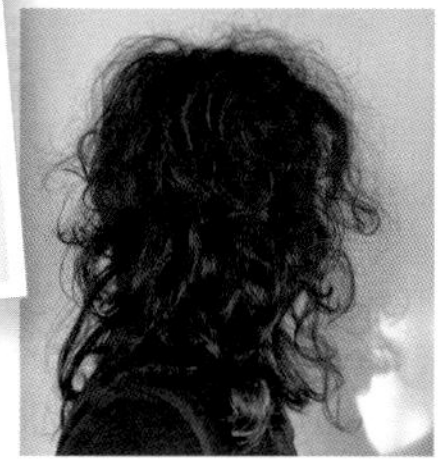

ちかさん

海外の方のような、ツヤと束感のあるカールヘアが憧れでしたが、自己流でやっていた頃はなかなかうまくいかず…。リンさんの動画と出合い、「これだ！」となりました。今は理想のヘアスタイルに近づいています。

リーヤさん

「髪で黒板が見えない」と後ろの席の子に指摘されて嫌な気分になったり、勝手に髪の毛を触られスタイリングが崩れてしまったこともありましたが、今ではクセ活を楽しめるようになって自信が出ました！みんなにカーリーヘアの魅力やアレンジ方法を伝えていきたいと思っています。

Before

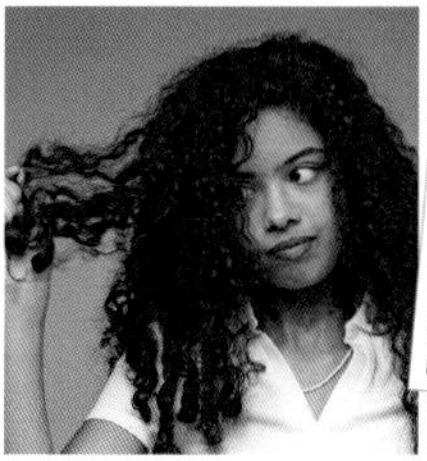

After

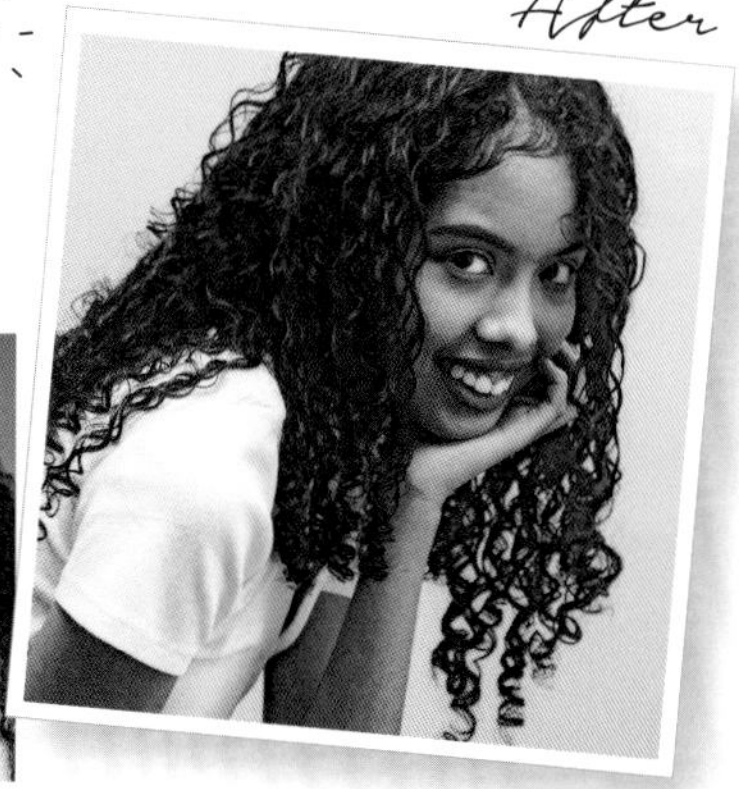

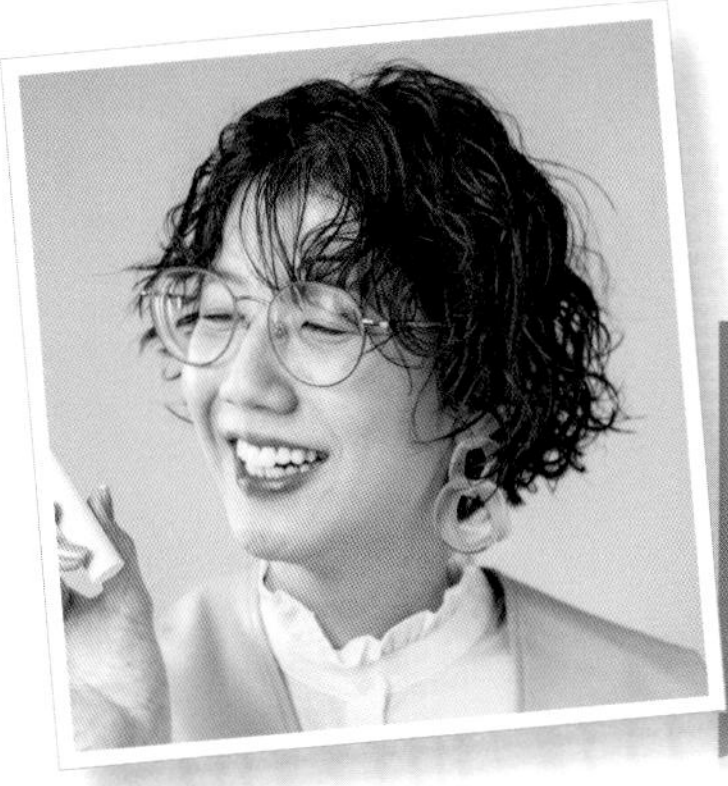

After

Before

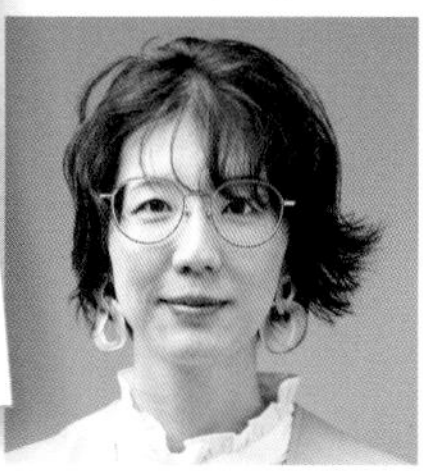

ほのかさん

自分の髪はボサボサの「ダメな髪」だと思っていました。サラツヤ髪が正解だといわんばかりの宣伝を見るたび、なぜ私の髪はこうじゃないの？ とうんざり。ですがクセ活で、人生が180度変わりました。今は自分のクセ毛が本当に愛おしいです♪

『もう天パで悩まない！　あなたのクセ毛を魅力に変える方法』CONTENTS

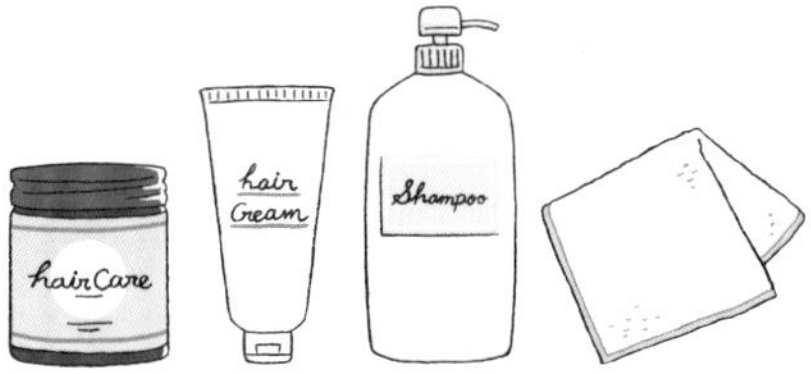

Part 01 クセ毛を活かすために知ってほしいこと

Part 02

印象がガラッと変わる！クセ活式「スタイリング」

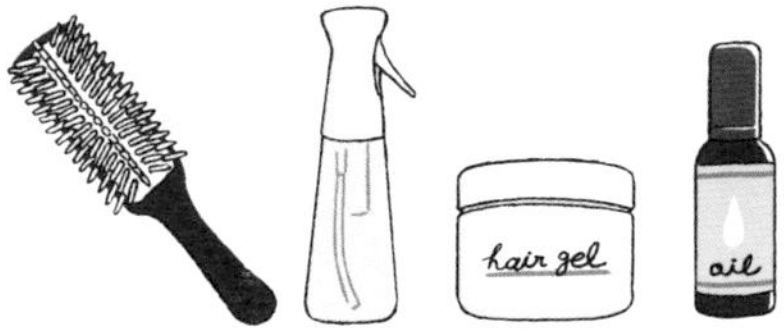

Part 03

もっとクセ活を楽しむ！「ヘアケア」の方法

Part 04

こんなときはどうすれば？クセ活Q&A

編集協力…高比良育美
漫画・カバーイラスト…シバタヒカリ
本文イラスト…小川かりん
本文デザイン…黒田志麻
写真（3、9、131ページ）…永山晃平

Special thanks…My family & friends、大城さん、小野寺さん、N.O.さん、Yukariさん、Japan for Black Lives (Naomi Kawahara, Emi "Kelpie" Mitsuya, Summer (Natsumi Yajima), Erika)、天パのフォロワーさんたち

※本書では、著者が日々行っているスタイリング・ヘアケアの中で広くおすすめしたいものをまとめていますが、実践する方の体質・体調・年齢、または季節などによって、異常が肌などにあらわれる可能性もあります。もしも、なんらかの問題が発生した場合は、医師のアドバイスをあおいでください。

Prologue

「クセ毛＝コンプレックス」は今日でおしまい！

クセ毛に悩んでいた、いつかの私と同じようなあなたへ。
一緒に一歩、踏み出してみませんか？

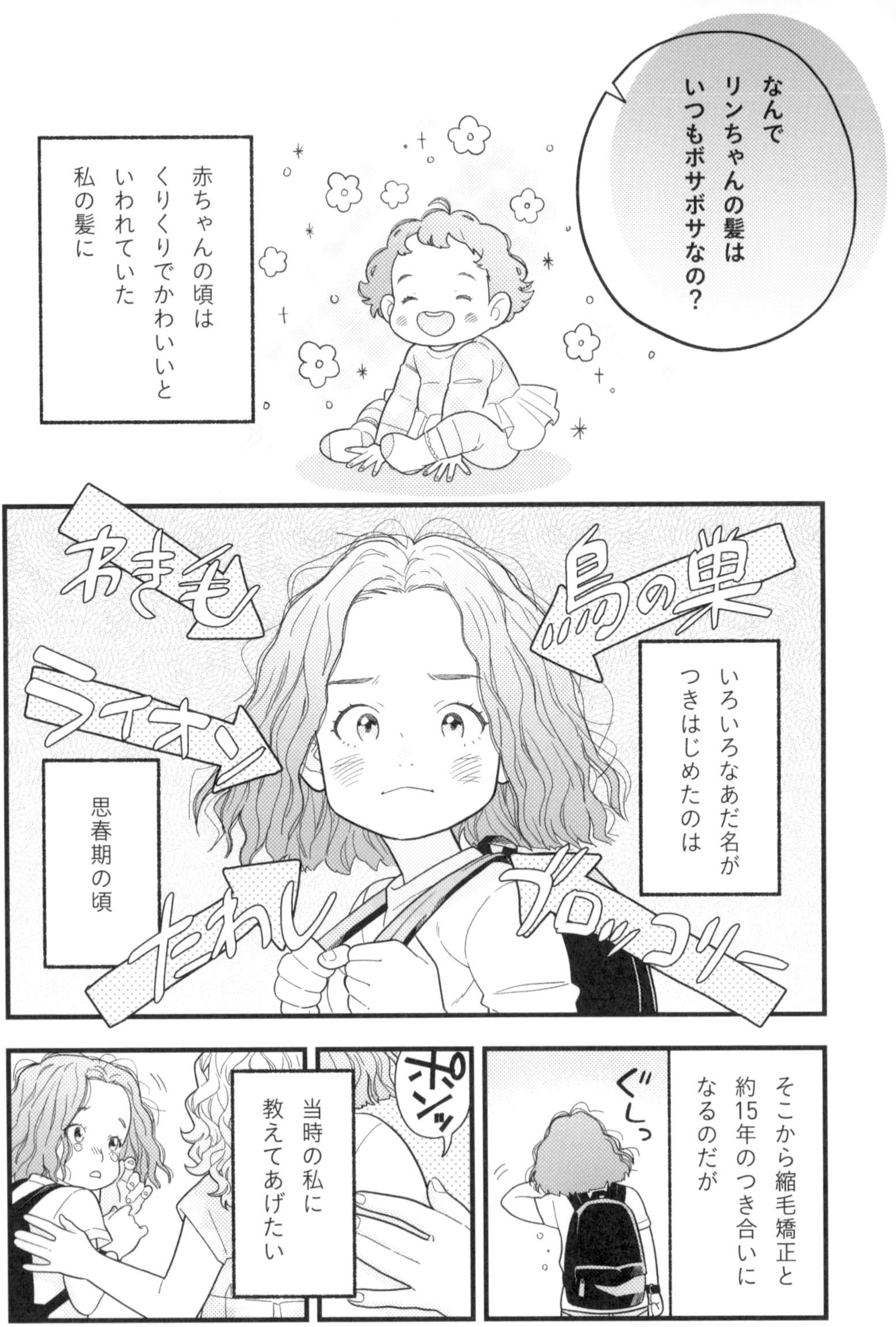
なんで
リンちゃんの髪は
いつもボサボサなの？
赤ちゃんの頃は
くりくりでかわいいと
いわれていた
私の髪に
鳥の巣
いろいろなあだ名が
つきはじめたのは
わきも
ライオン
思春期の頃
ブロッコリー
たわし
そこから縮毛矯正と
約15年のつき合いに
なるのだが
ぐしっ
ポンッ
当時の私に
教えてあげたい

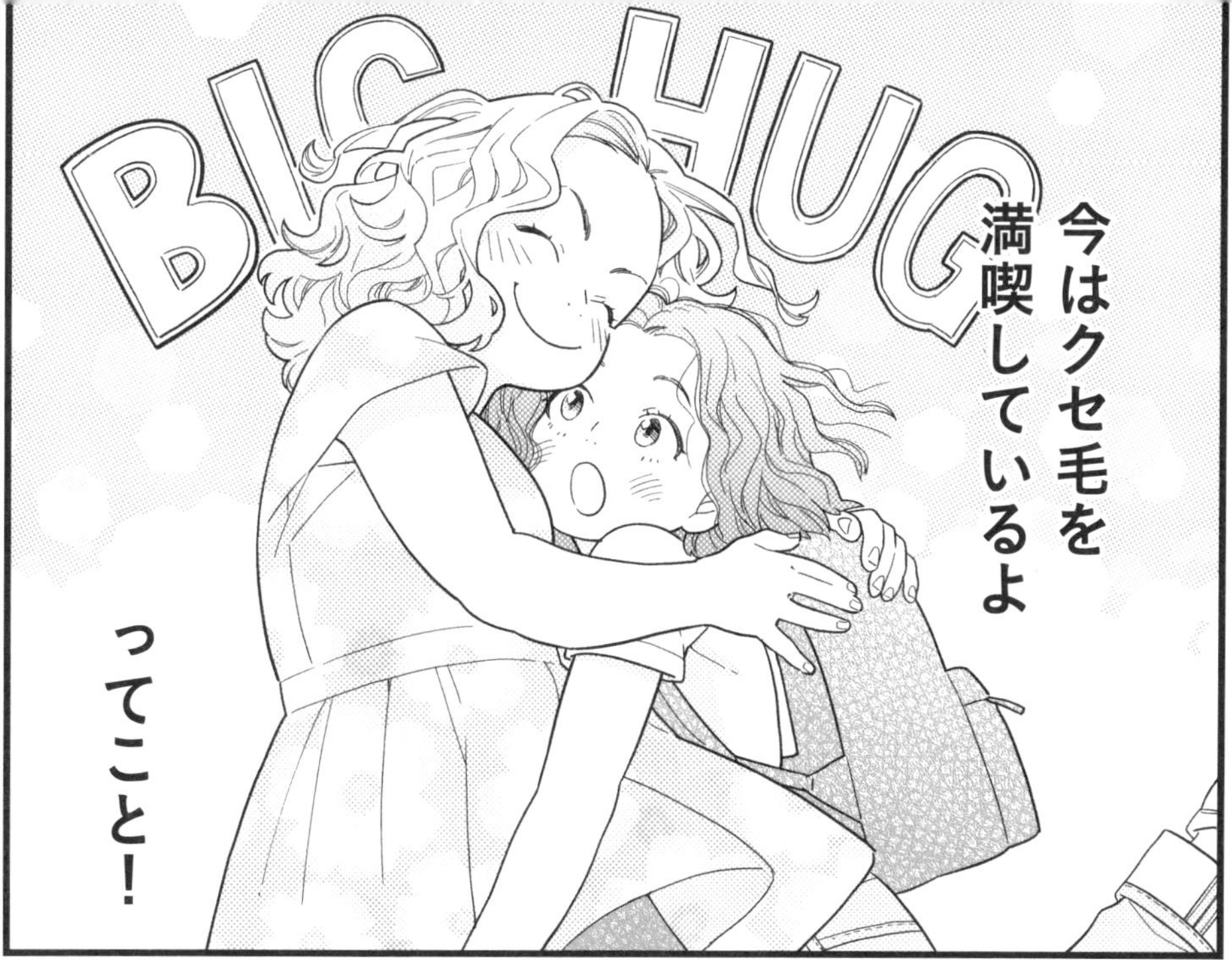
今はクセ毛を満喫しているよ
ってこと!
BIG HUG

私の「クセ活」ストーリー

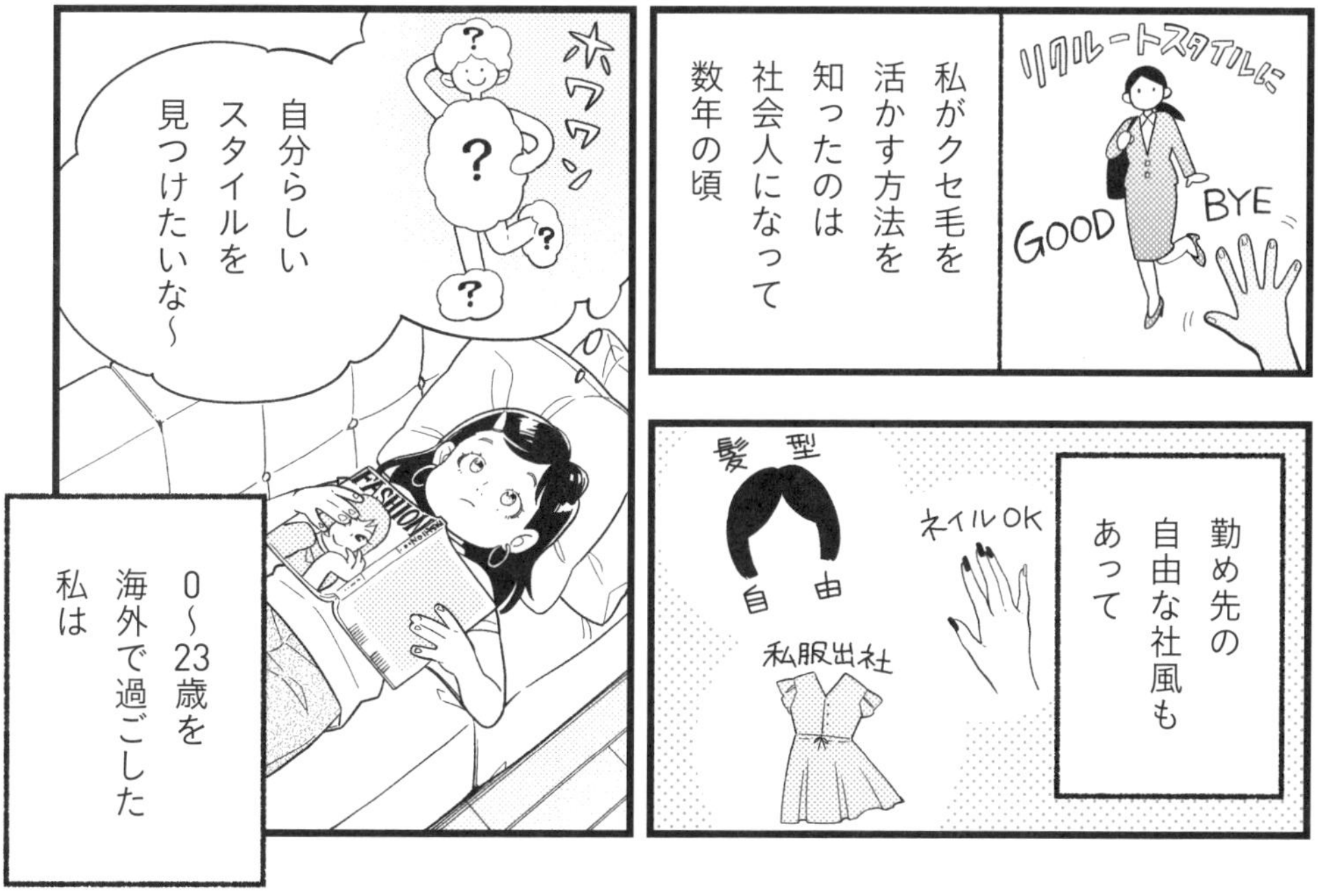
リクルートスタイルに
GOOD BYE
私がクセ毛を活かす方法を知ったのは社会人になって数年の頃
勤め先の自由な社風もあって
髪型 自由
ネイルOK
私服出社
ホワワン
自分らしいスタイルを見つけたいな〜
FASHION
0〜23歳を海外で過ごした私は

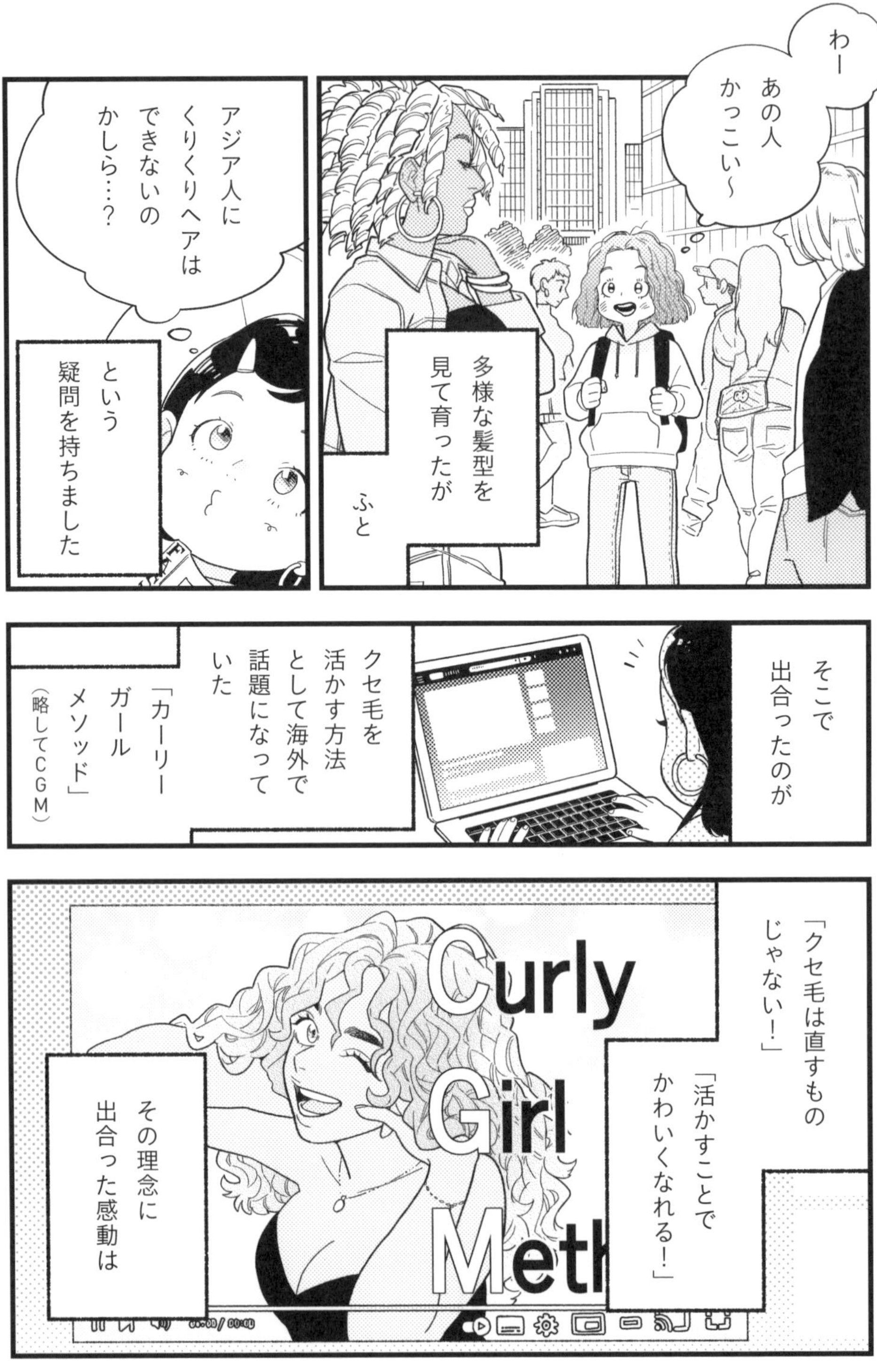
わー
あの人かっこいい～
多様な髪型を見て育ったが
ふと
アジア人にくりくりヘアはできないのかしら…？
という疑問を持ちました
そこで出合ったのが
クセ毛を活かす方法として海外で話題になっていた
「カーリーガールメソッド」（略してCGM）
「クセ毛は直すものじゃない！」
「活かすことでかわいくなれる！」
Curly Girl Meth
その理念に出合った感動は

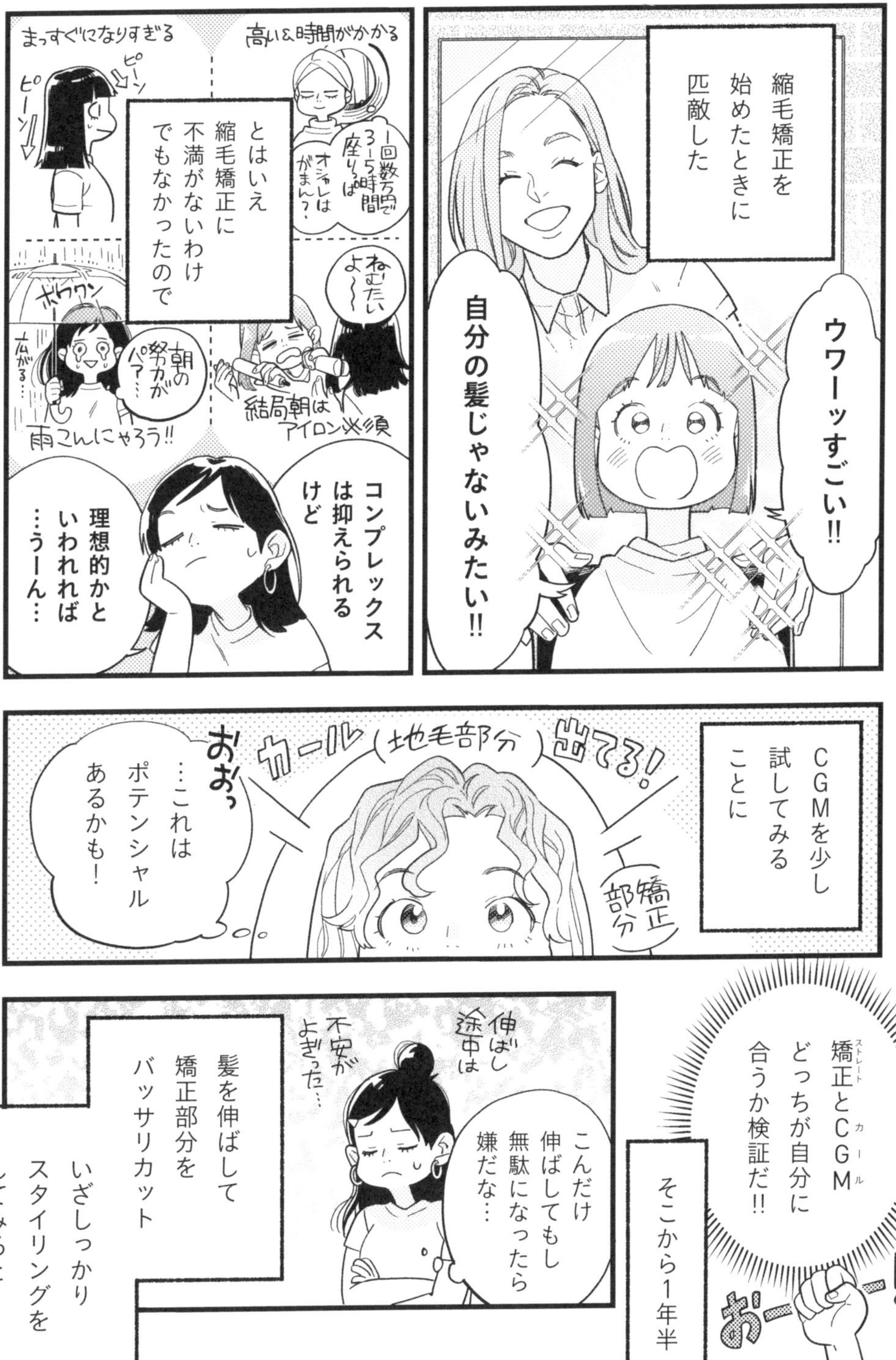
縮毛矯正を始めたときに匹敵した
ウワーッすごい!!
自分の髪じゃないみたい!!
とはいえ縮毛矯正に不満がないわけでもなかったので
まっすぐになりすぎる
ピーン
ピーン
高い＆時間がかかる
1回数万円で3-5時間座りっぱ オシャレはがまん?
ねむたいよ～
結局朝はアイロン必須
ボワワン
広がる…
朝の努力がパァ…
雨こんにゃろう!!
コンプレックスは抑えられるけど
理想的かといわれれば…うーん…
CGMを少し試してみることに
カール（地毛部分）出てる!
矯正部分
おおっ
…これはポテンシャルあるかも!
矯正《ストレート》とCGM《カール》どっちが自分に合うか検証だ!!
おーーー!
そこから1年半
髪を伸ばして矯正部分をバッサリカット
いざしっかりスタイリングをしてみると
伸ばし途中は不安がよぎった…
こんだけ伸ばしてもし無駄になったら嫌だな…

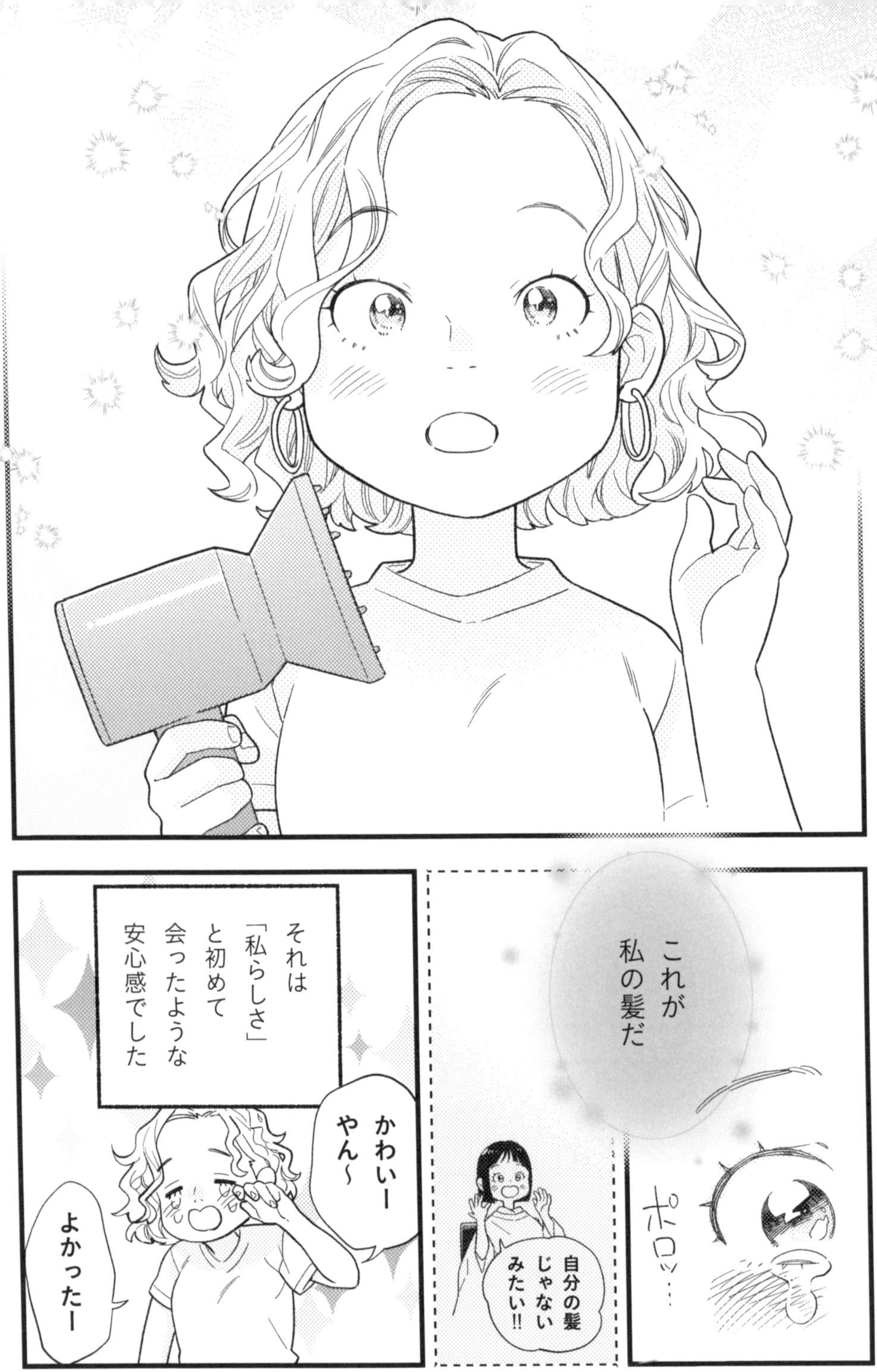
これが私の髪だ
ポロッ…
自分の髪じゃないみたい!!
それは「私らしさ」と初めて会ったような安心感でした
かわいーやん～
よかったー

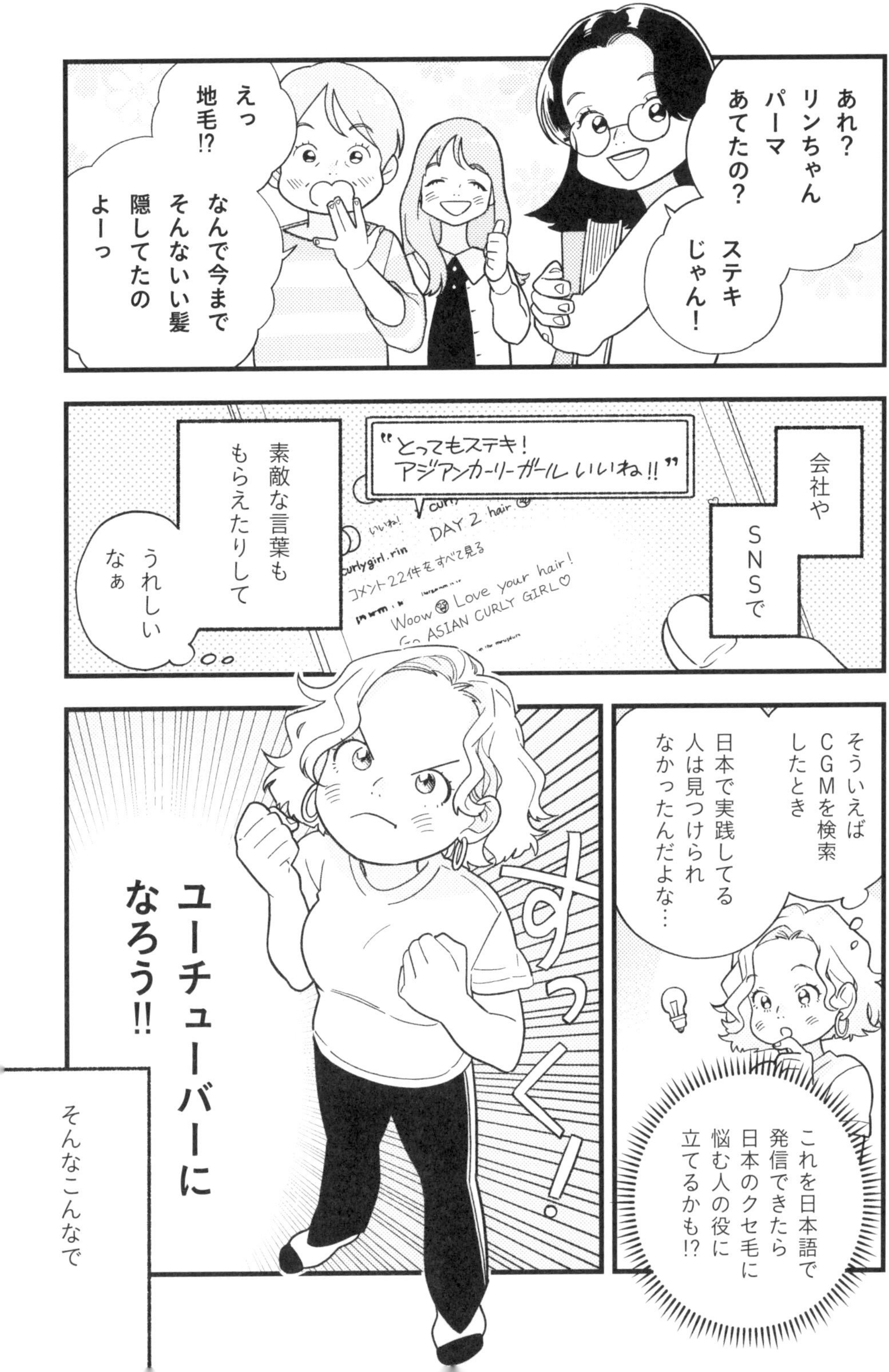
あれ？リンちゃんパーマあてたの？
ステキじゃん！
えっ地毛!?
なんで今までそんないい髪隠してたのよーっ
会社やSNSで
"とってもステキ！アジアンカーリーガールいいね!!"

curlygirl.rin DAY 2 hair

コメント22件をすべて見る
Woow Love your hair! Go ASIAN CURLY GIRL♡
素敵な言葉ももらえたりして
うれしいなぁ
そういえばCGMを検索したとき日本で実践してる人は見つけられなかったんだよな…
これを日本語で発信できたら日本のクセ毛に悩む人の役に立てるかも!?
すっく！
ユーチューバーになろう!!
そんなこんなで

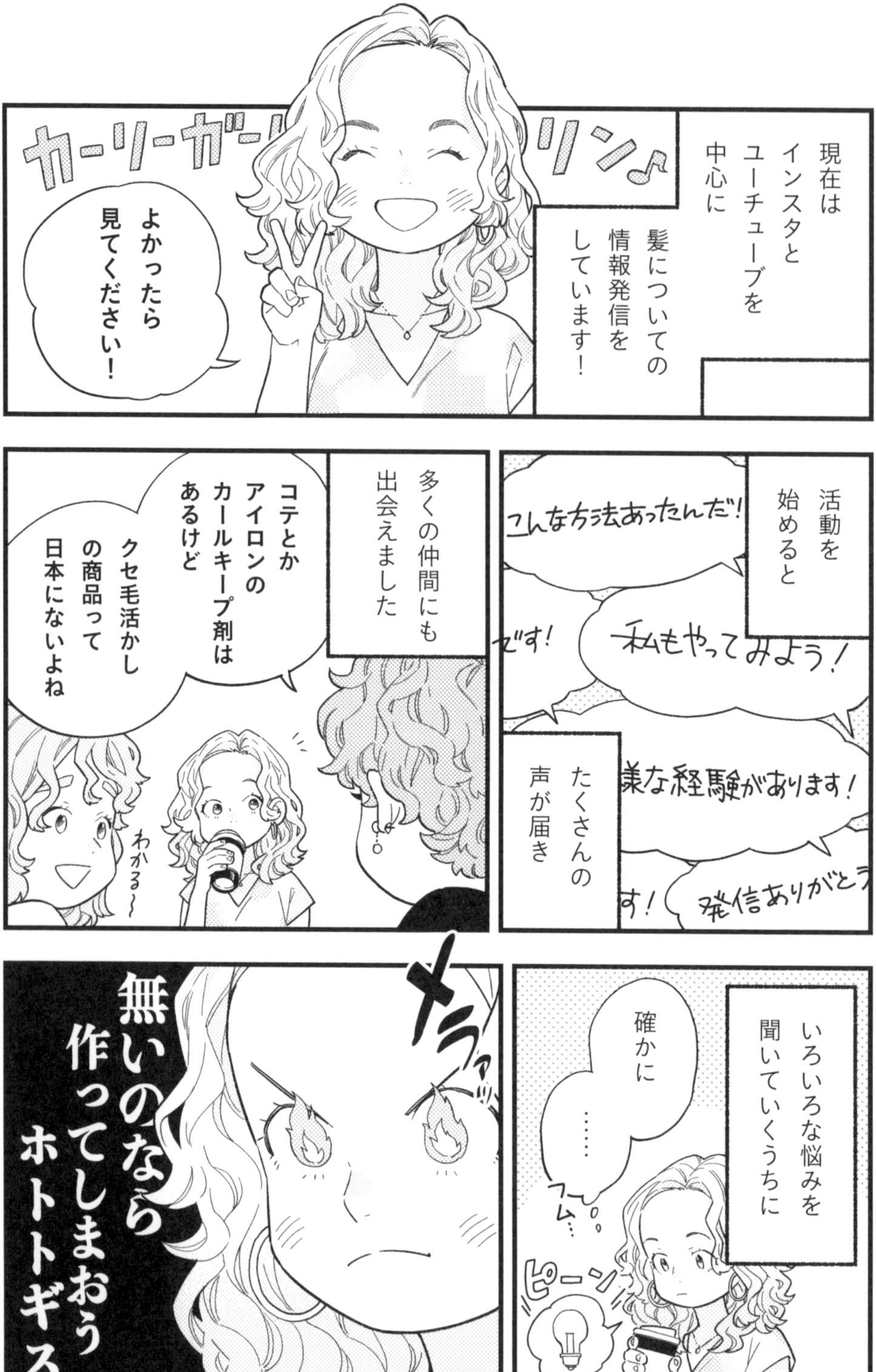

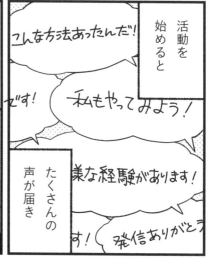

現在はインスタとユーチューブを中心に
髪についての情報発信をしています!
カーリーガー
リン♪
よかったら見てください!
活動を始めると
こんな方法あったんだ!
です!
私もやってみよう!
な経験があります!
たくさんの声が届き
す!
発信ありがと
多くの仲間にも出会えました
コテとかアイロンのカールキープ剤はあるけど
クセ毛活かしの商品って日本にないよね
わかる~
いろいろな悩みを聞いていくうちに
確かに
……
フム…
ピーン
メラァッ
無いのなら作ってしまおうホトトギス

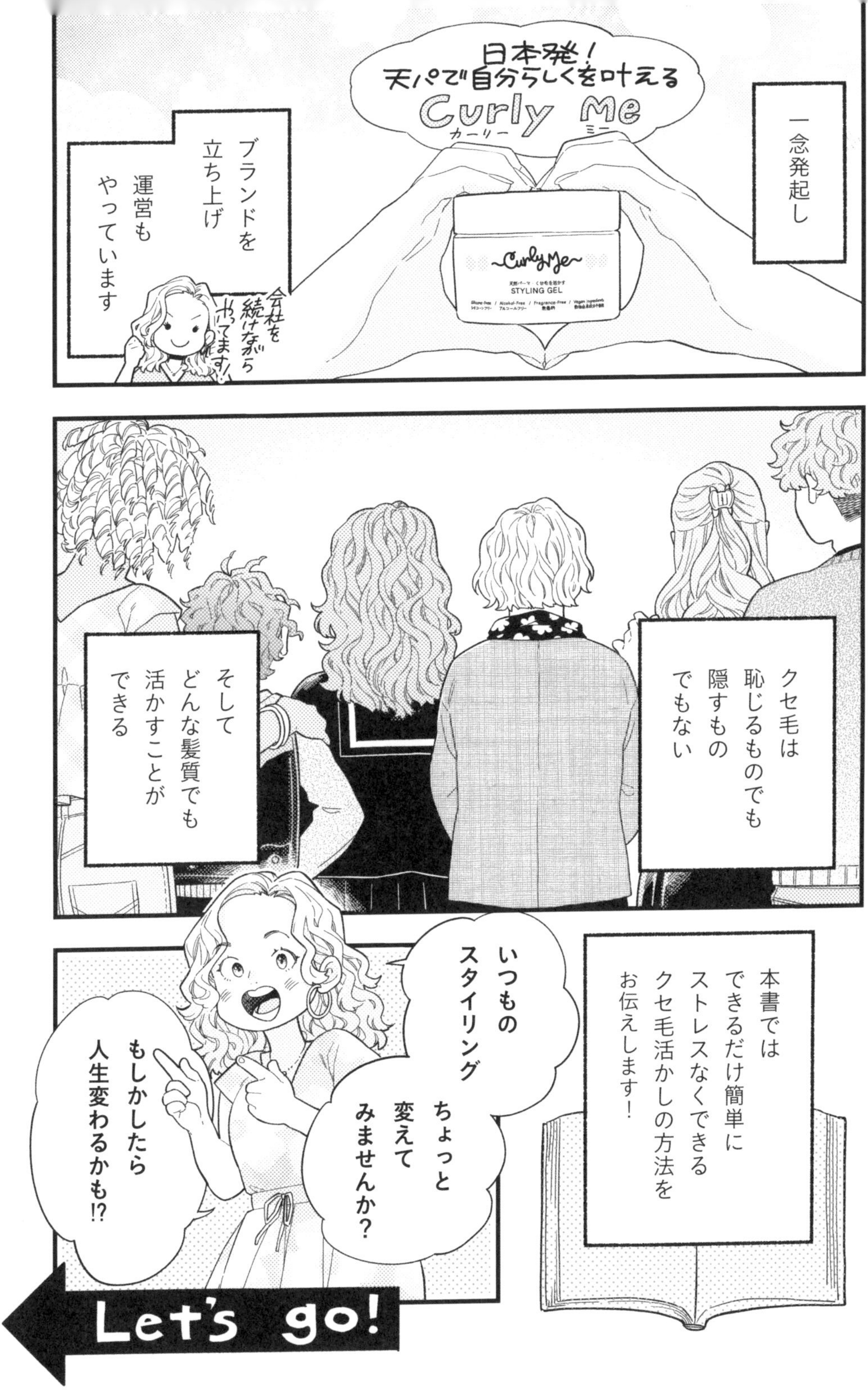
一念発起し
日本発！
天パで自分らしくを叶える
Curly《カーリー》 Me《ミー》
ブランドを立ち上げ運営もやっています
会社を続けながらやってます！
Curly Me
STYLING GEL
クセ毛は恥じるものでも隠すものでもない
そしてどんな髪質でも活かすことができる
本書ではできるだけ簡単にストレスなくできるクセ毛活かしの方法をお伝えします！
いつものスタイリングちょっと変えてみませんか？
もしかしたら人生変わるかも!?
Let's go!

日本人の2人に1人は、クセ活ができる!?

今まで、自分のコンプレックスだったクセ毛を活かす方法がある。

こういわれても、冒頭のビフォーアフターの写真を見ても、まだ、ピンとこない方もいるかもしれません。

これまでにさまざまな媒体でクセ毛を活かす方法を発信してきた私ですが、そのたびにいわれることがありました。それが、

「リンさんは、勝ち組のクセ毛だからできるんだろうけど、私の髪はチリチリ系だからうまくいく気がしない」

「私のクセ毛でも、できますか? なんかきれいにできない気がする」

というもの。

これまでの経験から自信をなくし、クセ毛を活かすことに疑心暗鬼になっている方は少なくありません。

だけど、そんな方にこそ、大声で伝えたい！

クセ毛に勝ち組も負け組もないから大丈夫！　まず、一歩踏み出してみませんか？

あるデータによると、「日本人の約半数はクセ毛に悩んでいる」のだそうです。強弱は違えど、クセ毛の人は多くいるはずなのに、クセ毛の活かし方について友達同士で話す機会は、あまりありませんよね。ヘアカタログなどにも、「クセ毛活かしページ」は、少ないように思います。それは単に、クセ毛を活かす方法がまだまだ知られていないから。

欧米などでは、ドラッグストアやスーパーなどにクセ毛を活かすヘアアイテムコーナーがあり、「クセ毛活かし」という考え方がある程度浸透しています。でも、日本ではまだ「クセ毛＝直すもの（目立たなくすべきもの）」という考えが根強く、クセ毛を活かすという考え方・方法を知っている方は多くありません。

今はクセ毛対応の美容院も増えてきていますが、まだまだ美容院に行っても「すごいクセですね～これは手に負えないなぁ」といわれることも少なくない…（泣）。髪のプロである美容師さんの中にも、クセ毛の活かし方については知らない方も多いのです。

でも大丈夫！　クセ毛を活かす「クセ活」の方法さえ知れば、クセ毛は何歳からでも活かせます。

クセ活は、クセの強さ、弱さにかかわらず、基本的にクセ毛なら誰でもできるのです。年齢も関係なく、もちろん男性でもできます。

データ通り、日本人の半数の方がクセ毛に悩んでいるのだとしたら、その全員ができる。ただ、みなが同じようなカールヘアになるわけではありません。その人のクセの種類によって、くりくりのカーリーヘアになったり、ふんわりウェービーヘアになったり…。クセの種類によってカールが変わるのが、クセ活の楽しいところです。そのためにもまず、知っていただきたいのが「自分の髪質」。

クセ毛と一口にいいがちですが、実はクセ毛にも種類があり、種類に合わせてスタイリング法を少し変えることで、クセ活はより一層充実します。

ファッションでも、メイクでも、まずは自分のライフスタイルや顔の特徴をつかんで、そこに合わせた方法を選ぶことが大事ですよね。それは、髪の毛でも一緒。

自分の髪を知るところから、クセ活を始めてみましょう！

Part 01

クセ毛を活かすために知ってほしいこと

クセ活って何からすればいいの？
そもそもクセ毛ってどんな状態…？
クセ活&クセ毛について、まず徹底的に説明します！

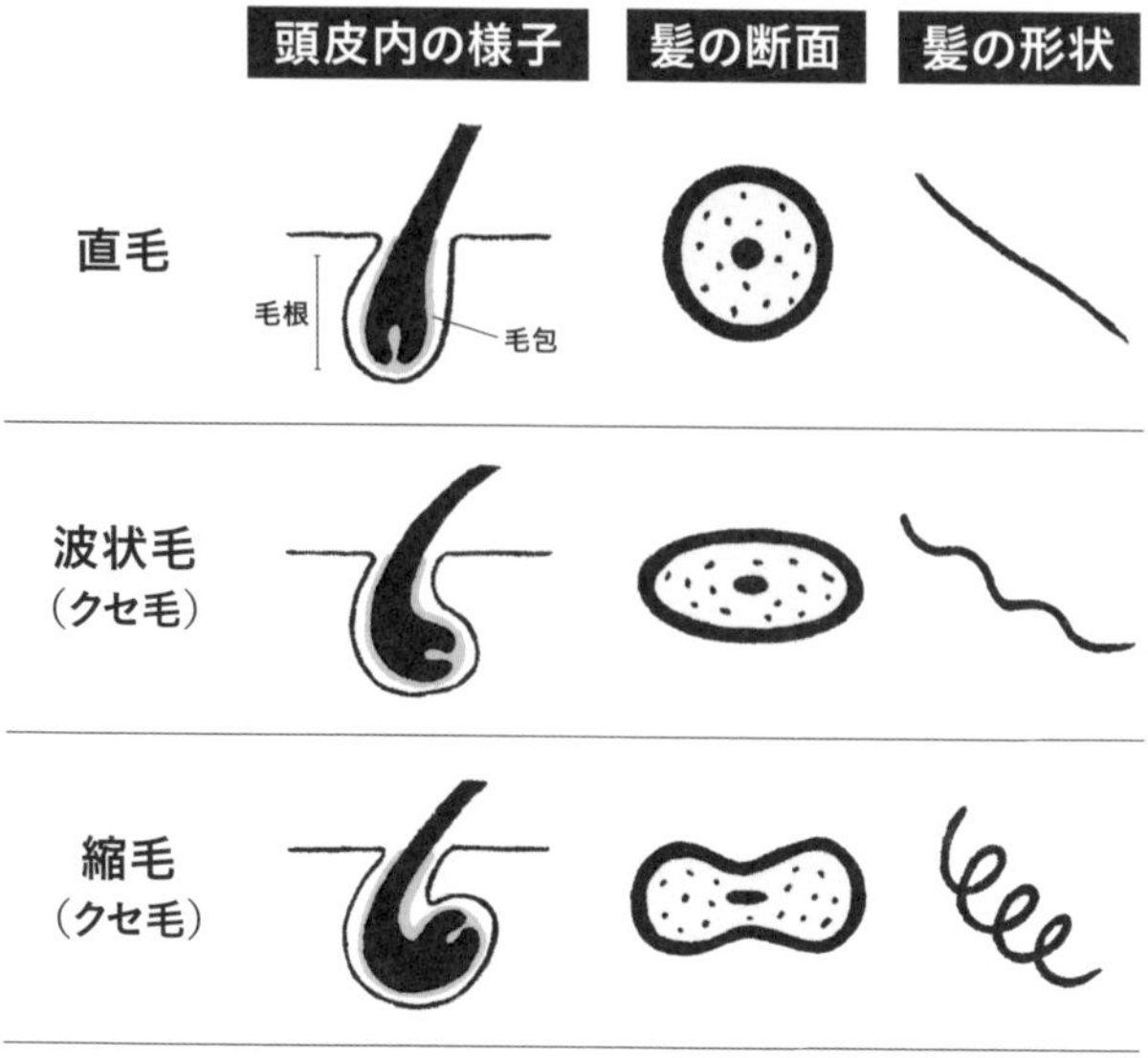

そもそもクセ毛ってどんな状態？

一言で「クセ毛」といいがちですが、そもそもクセ毛とはどういうものかご存じでしょうか。ここでは、クセ毛のしくみを簡単に説明します。ちなみに、本書にはクセ毛という言葉がたくさん出てきますが、本書ではクセ毛と天パは同義語として扱います。

上は、髪が生えている頭皮内の様子と、髪の毛の断面、形状のイメージイラストです。

頭皮の中にある部分の毛を毛根といい、この毛根を包んでいる皮膚組織を毛包《もうほう》といいます。

クセ毛になる理由はいくつかありますが、1つは生まれつきの毛包の形にあります。

毛包の形が曲がっているため、その形に合わせて頭皮の中で毛が育ち、生えてきたときにはうねりのある毛、つまり、クセ毛になっているのです。

髪の断面も、直毛（ストレートヘア）は円形に近いのに対し、クセ毛は楕円になっているのがわかります。

この毛包の形状は遺伝で決まります。そのためクセ毛はほとんど生まれつきのものです。両親のどちらかがクセ毛だと、子どもも高い確率でクセ毛になるといわれています。

また、クセ毛になる理由は、髪を構成する細胞にもあります。

髪の構造

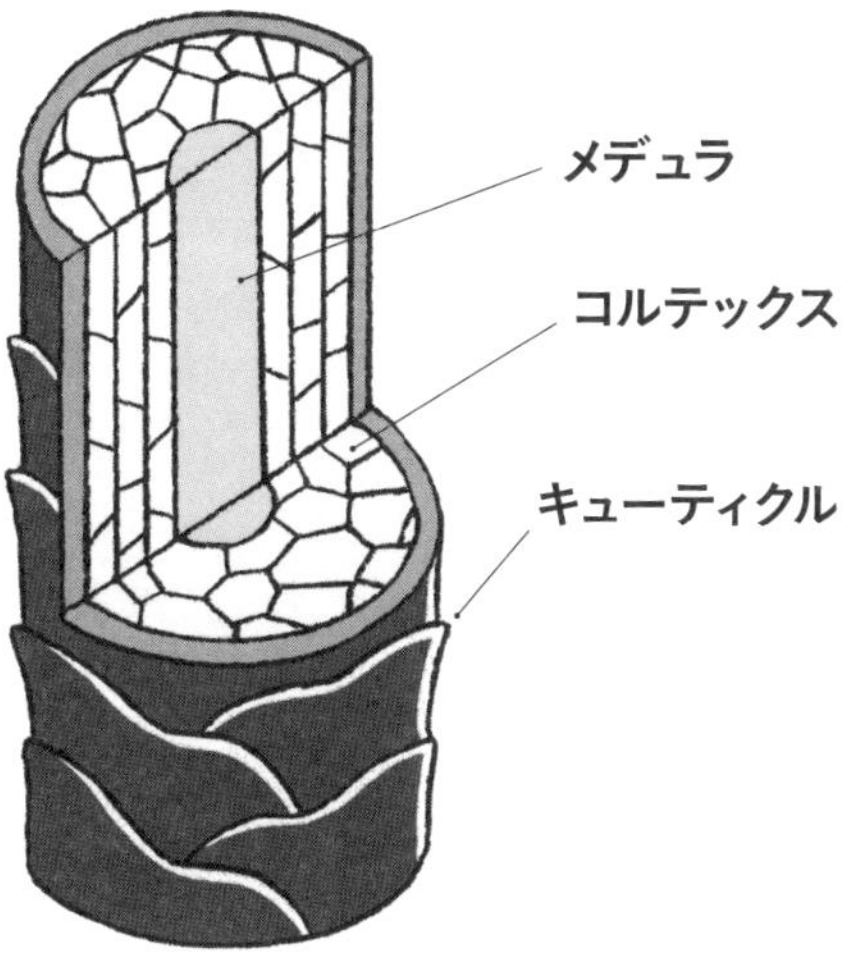

髪の毛の構造は、しばしば海苔巻きにたとえられます。

一番外側にあり、海苔にあたるのがキューティクル（毛小皮《もうしょうひ》）、酢飯にあたるのがコルテックス（毛皮質《もうひしつ》）、中心の具の役割をしているのがメデュラ（毛髄質《もうずいしつ》）です。

髪は、その8〜9割が、コルテックスでできています。コルテックスにより、髪の強度や色が決まるのです。さらにクセ毛になるか否か、そのクセの出方も、コルテックスに左右されます。

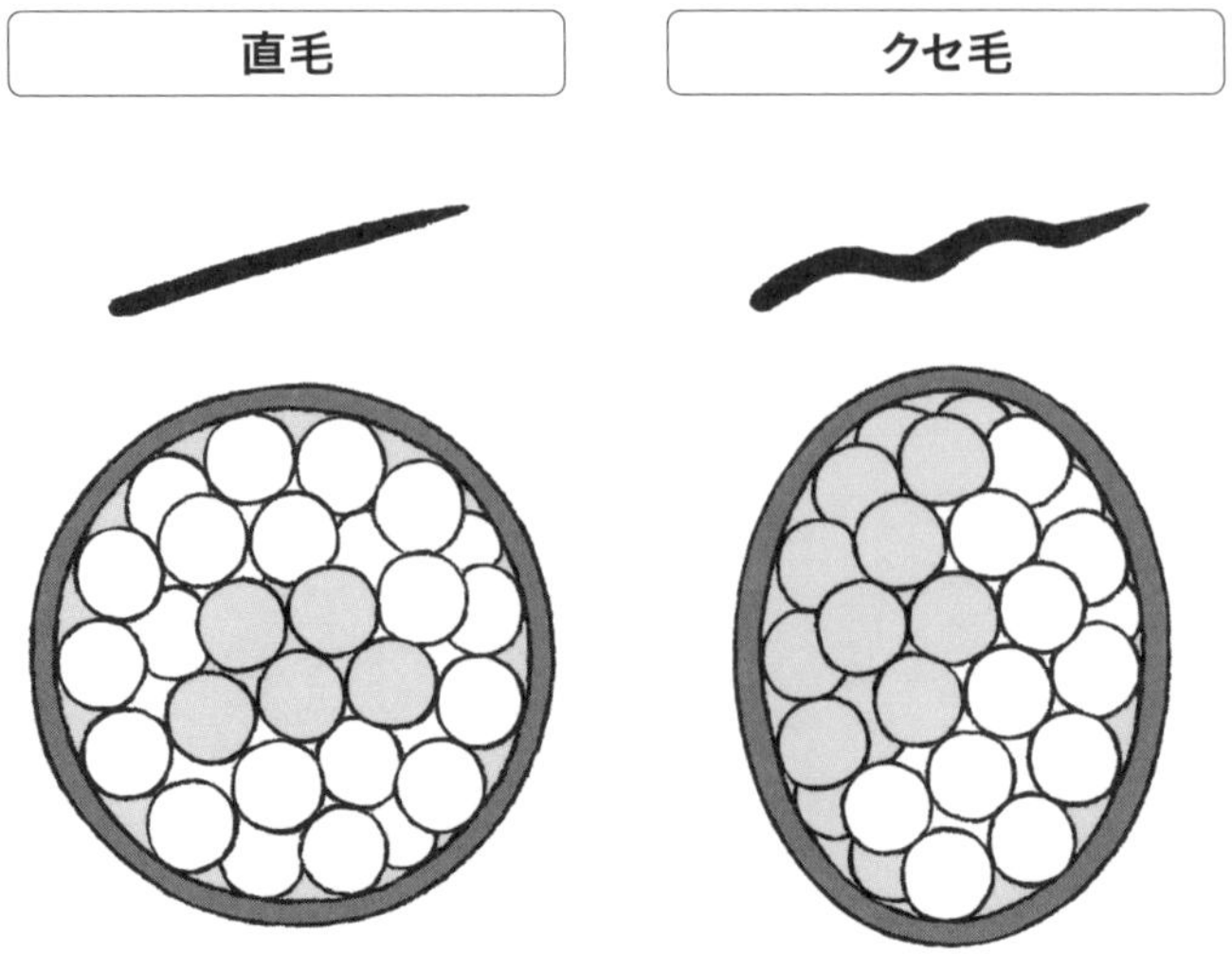

クセ毛は二種類の細胞が偏って分布していることが多い

実は、コルテックス内には水を吸いやすい細胞と水を吸いにくい細胞があります。ストレートヘアはこれらの細胞が比較的均一に分布しているのに対し、クセ毛はその分布に偏《かたよ》りがあるといわれています。そのため湿度が高くなると、水を吸いやすい細胞が髪の内部で偏った状態で膨らむので、髪がうねり、クセが出るのです。

クセ毛の理由は大きくわけてこの2つですが、もう少しだけ髪の構造についてお話しさせてください。

酢飯であるコルテックスを包んでいるのが、ご存じキューティクル。

キューティクルは半透明のうろこ状の組織で、根元から毛先のほうに向かって屋根瓦《やねがわら》上に重なって並んでいます。キューティクルの特徴は、濡れると開き、乾くと閉じるというもの。

このキューティクルがはがれると、中のコルテックスが流れ出てしまい、髪のダメージにつながります。また、キユーティクルがはがれると、髪の内部がダメージを受けるだけでなく、手触りが悪くなったり、髪が絡《から》みやすくなったりします。ツヤがなくなり、ボサボサに見えてしまうのも、キューティクルのダメージが原因の可能性が。

キューティクルは繊細で、日々の摩擦やシャンプーでもけずれ、パーマやカラーなどの施術でも傷みます。クセ毛さんは髪の毛が絡みやすい傾向にありますが、絡まりをとろうと無理にブラッシングをすると、キューティクルがけずれることがあるので、注意が必要です。

ここまで、メデュラの話があまり出てきていませんが、メデュラはまだ未知の存在。その働きはよくわかっていないので、髪の真ん中にメデュラがあると知っていただくだけで、十分だと思います。

クセ毛と直毛はそもそも生える前から構造が違うこと、おわかりいただけたでしょうか。ダメージや加齢により、クセのタイプが変わることはありますが、クセ毛が根本的に直毛に変わるということは少ないでしょう。

クセ毛にも「パターン」があります

ここで、あなた自身のクセ毛をあらためて観察してみましょう。まずチェックするのは、カールパターンです。

本書では、海外のカーリーガールたちも使っているパターン「ウェービー（2）」「カーリー（3）」「コイリー・キンキー（4）」（左ページ参照）にて、自分のカールの種類の分類をします。カールの強さに応じて2c（ウェービーのc）、3a（カーリーのa）など、さらに細かな分類ができるので、早速チェックしてみましょう。

見分け方はシンプル。まず、鏡にうつった「自分の髪の毛全体の雰囲気」は、どのイラストに近いかをチェック。そのうえで一束分の髪の毛を見て、カールの強さはイラスト（顔の下にある髪の毛のイラスト）のどれに近いか、これも見た目でチェックするのです。

これらを総合して、自分の髪はどこに当てはまるか、判断しましょう。ここは「大体、2c～3aの間かな」ぐらいのざっくり判断でもOK。

本書のメソッドは、基本的にはどの髪でも同じだからです。

あなたのカールパターンはどれ？

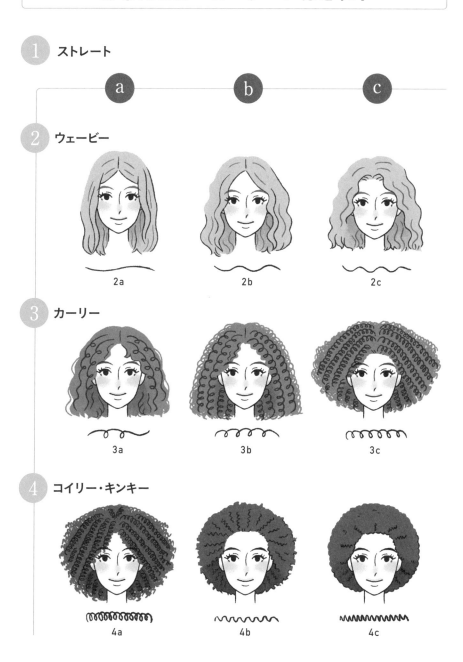

ただ、髪質がわかると、そこに合わせてスタイリング剤の種類を変更するなど応用を利かせられます。また、自分の髪質がわかれば、髪のタイプが違う人のカールを目指してスタイリングするもののうまくいかず、「なんか違う…」とがっかりすることもなくなります。

前髪はコイリーだけど、後ろはカーリーな気がして、どのパターンかわからない…というあなた。実は、カールパターンは1つとは限りません。同じ人でも部位によってカールパターンが異なることはよくあります。私の場合は、うなじはウェービーですが、前髪はカーリー。そのような違いも把握できると最高です。

自分の髪の「太さ」と「量」知っていますか？

髪の毛1本1本の太さも人によって違います。チェック方法は簡単。髪を1本、人差し指と親指でつまみ、指を上から下に動かしてみるのです。このとき、髪の毛があるかわか

太さのチェック法

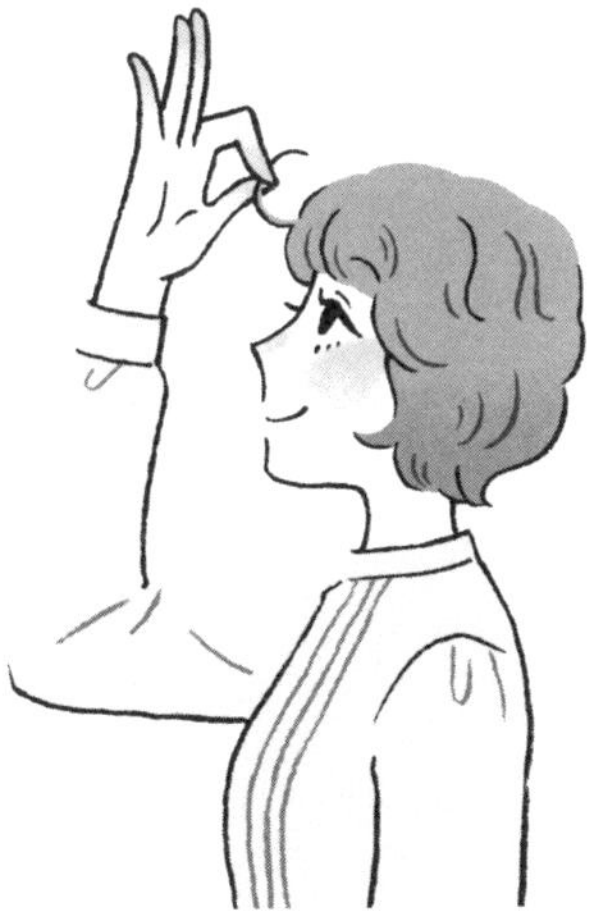

髪を指でつまみ、指を上から下に動かす

量のチェック法

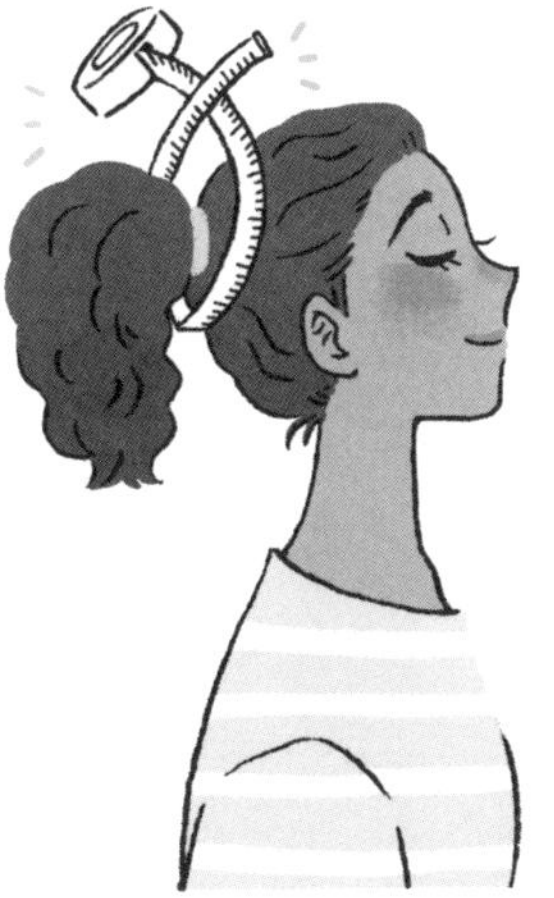

ポニーテールの円周をはかる

らない場合はもっとも細いファインヘア（直径0・06㎜以下）、しっかりと髪の感触を感じる場合は硬くて太いコースヘア（直径0・10㎜以上）、なんとなく髪の毛があることがわかる場合は、中間の太さのミディアムヘア（直径約0・08㎜）の可能性が高いです。

美容師さんから「髪が太いですね」などといわれたことはないでしょうか。チェックしてもわからない場合は、そういったプロの意見を参考にするのもよいでしょう。

髪全体の量も、当然人によって異なります。量をチェックするのに簡単な方法は、ポニーテールをつくること。髪の毛をひとまとめにし、その髪の束の円周をはかってみてください。5㎝より短ければ髪の量は少なく、5〜7㎝なら普通、7㎝以上なら量が多いといえます。ポニーテールをつくれない場合は、髪をかきあげてみましょう。地肌がすぐに見える場合は量が少なく、地肌が見えなければ髪の量は多めだといえます。

ヘアケア製品の説明を見ると、「セミロングならピンポン玉くらいの量を使用」など使う量の目安が書いてありますよね。その通り使っているはずなのに、なぜかスタイルが決まらなかったり、髪がベタついてしまうのは、もしかすると髪の太さや量と使用量が合っていないのかもしれません。同じ髪の長さで同じ程度のクセ毛の人であっても、髪の太さと量によって、適正なスタイリング剤、ヘアケアアイテムの量は異なります。

スタイリングをスムーズに決めるためにも、自分の髪の太さと量を知り、自分に合うベストなヘアケアアイテムの量を探れるとよいですね。また、髪をすくと、髪の量はかなり変化するので、こまめに「今はどれくらいか」をチェックできるとよいでしょう。

知った人から美髪になる！「ポロシティ」の話

ポロシティ…？　聞きなれない言葉かもしれません。髪の毛を海苔巻きにたとえたとき、海苔の部分であるキューティクルの性質を表す言葉です。

もし、日本語に訳すなら「気孔率《きこうりつ》」とか「多孔度《たこうど》」となるでしょうか。簡単にいえばふだんのキューティクルの「うろこの開き度合」を示し、これは髪の保湿をどれくらいしっかり行ったほうがよいかに深く関わってきます。

32ページでキューティクルはうろこ状になっているとお伝えしました。ポロシティが低い髪ほどキューティクルの開きが少なく、髪がビシーッと強固なシールドに覆われているような印象です。手触りはスムーズですが、水分やカラー剤などがしみこみにくい性質があります。反対にポロシティの高い髪はキューティクルがもともと少し開いているので、スポンジのように水などがしみこみやすい反面、水分が蒸発しやすく、パサつきが気になる傾向があります。

髪のクセが強く、ポロシティも高いと、髪がパサついて見えやすいので、十分な保湿が必要になります。

ポロシティに関しては「コレ」という確実な調べ方はありません。ただ、水を入れた霧吹きがあれば、ある程度までは調べられます。霧吹きを使って水をスタ

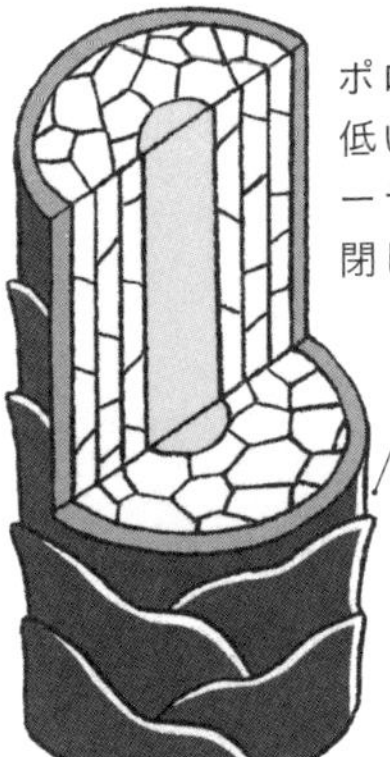
ポロシティが低い髪はキューティクルが閉じている

イリング剤などをつけていない髪表面にふきつけたとき、水の球が髪の表面につく人は低ポロシティ、反対に髪がすぐに水を吸ってしまう場合は高ポロシティの可能性大です。また、シャンプーの前の予洗いで髪がなかなか濡れにくい場合は低ポロシティ、逆にすぐに髪が濡れる人は高ポロシティの可能性が高いでしょう。

高ポロシティの髪ほどキューティクルが開いているということなので、保湿性の高いクリームやオイルを使い、髪に潤いをしっかり閉じ込める必要があります。

低ポロシティの場合は、トリートメント中、アルミ製のヘアキャップをかぶるのがおすすめ。熱と湿気で、キューティクルが開いた状態をキープできるので、補修成分や栄養をじっくり髪内部に浸透させられます。

クセ毛はなぜ「髪が傷んでいる」といわれるのか

「髪がすごく傷んでいるけど、ちゃんとケアしてますか？」

ポロシティのチェック法

水を髪表面にふきつけることで調べられる

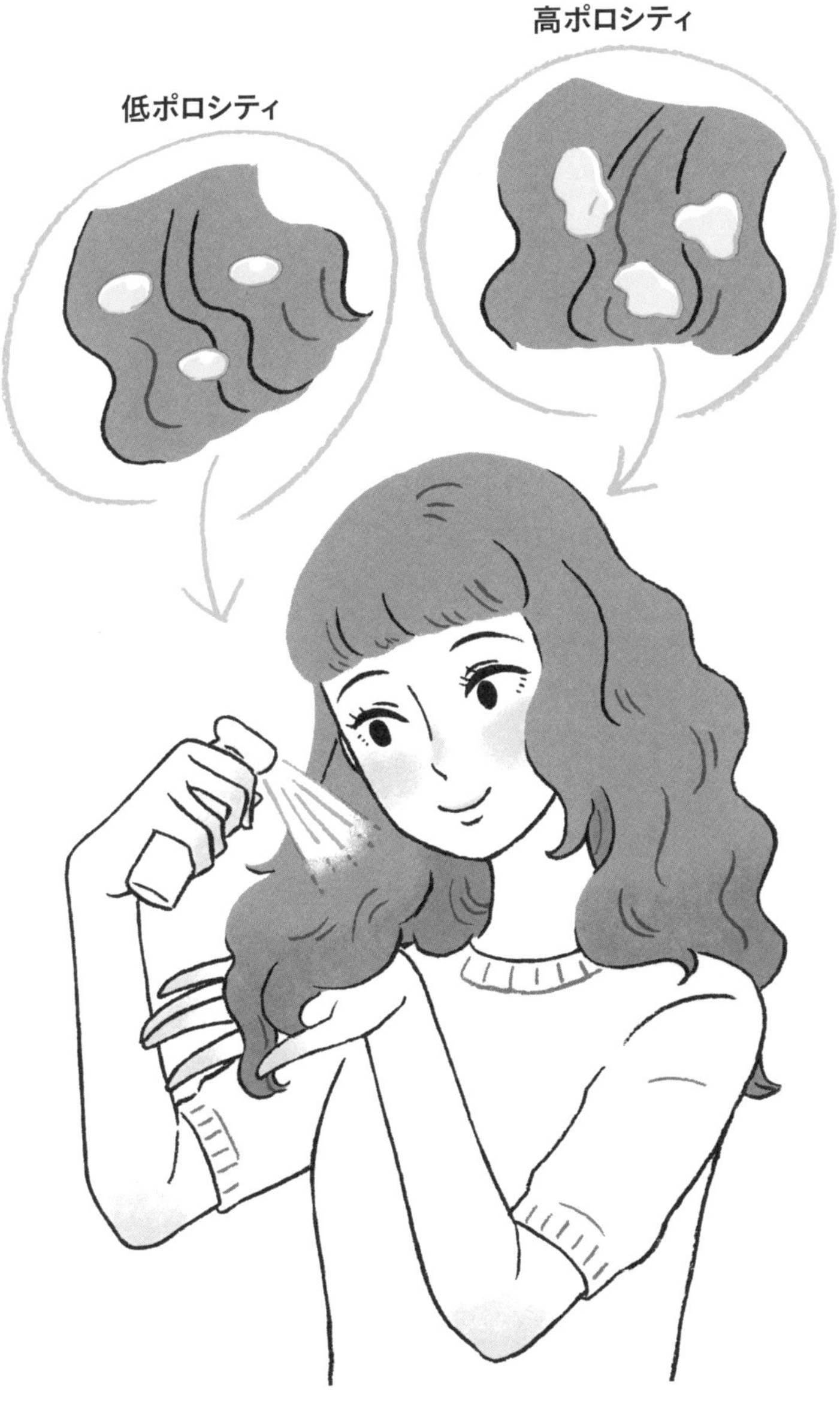

このようにいわれたことはないでしょうか。周りの人だけではなく、髪のプロである美容師さんにまで…。ブリーチをくり返したり、何時間も日光に当たったり、髪が濡れたまま寝たりしていないのに、なぜこんなに髪が傷んでしまったのだろう…。

実はそれ、傷みではないかもしれません。

クセ毛はダメージを受けているように「見えやすい」という特徴があるのです。

ところで、ダメージのないきれいな髪というと、どんな髪の毛をイメージしますか？

多くの方がサラサラ、ツヤツヤのストレートヘアを思い浮かべるでしょう。

なんといっても、きれいとされる髪にはいわゆる「天使の輪」と呼ばれる帯状の光の反射があります。この天使の輪は、髪が美しく健康であることの象徴に思われがちですが、髪の内部にダメージがあっても光が均一に反射さえすれば、現れます。鏡やガラスのように円滑な表面だから起こる現象であり、クセ毛さんの場合、いくら髪が健康でも、キューティクルが整っていても、光を均一に反射しにくいので、天使の輪が見られないのです。

天使の輪があるサラツヤ髪＝ダメージのない髪とは一概にいえないこと、わかっていただけたでしょうか。

クセ毛は、そのうねりによって光を乱反射するので、ツヤが出にくいだけなのです。

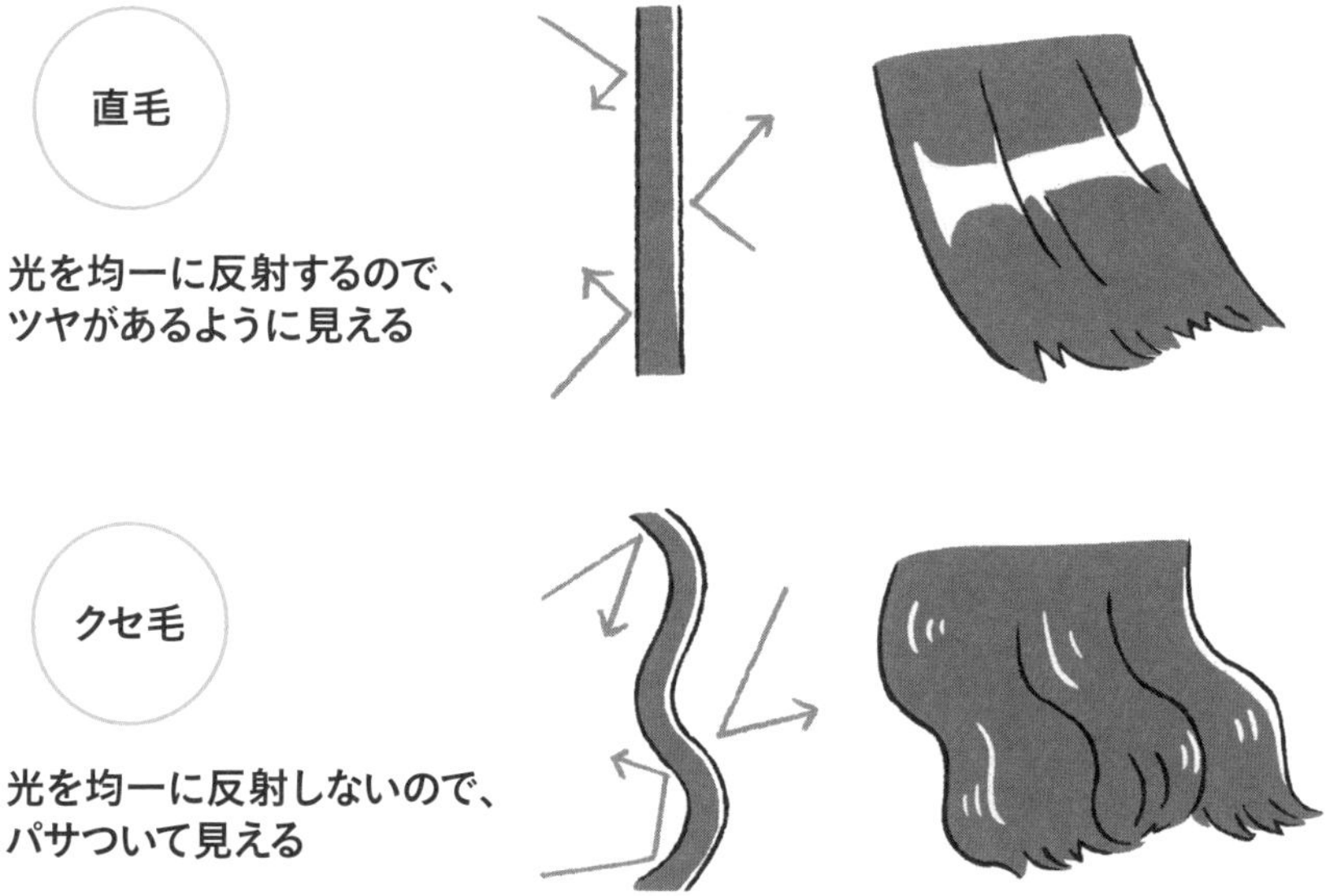

光を均一に反射するので、
ツヤがあるように見える

光を均一に反射しないので、
パサついて見える

もし、髪が傷んでいるように見えても、あなたが髪を粗末にしているせいではありません。

むしろ、クセ毛さんは人一倍髪の扱いに気をつけている方が多いはず。まずは、クセ毛はそもそも傷んでいるように見える性質がある、ということを心にとめてくださいね。

ただ、クセ毛がパサつきやすいのは、残念ながら事実です。クセ毛の構造上、頭皮の油分が毛先まで行き渡りにくいという特徴があるからです。

頭皮には他の肌と同じく、皮脂を出す皮脂腺があります。頭皮から出た皮脂は汗などの水分と混ざって乳化し、肌の表面を覆う「皮脂膜」になります。

この皮脂膜はとても優秀で、外からの有害物質の侵入を防いだり、皮膚の表面の水分の蒸発を防止したりします。そのため、「天然の乳液」とか「天然のクリーム」と呼ばれるほど、肌の潤いにとって重要な成分なのです。

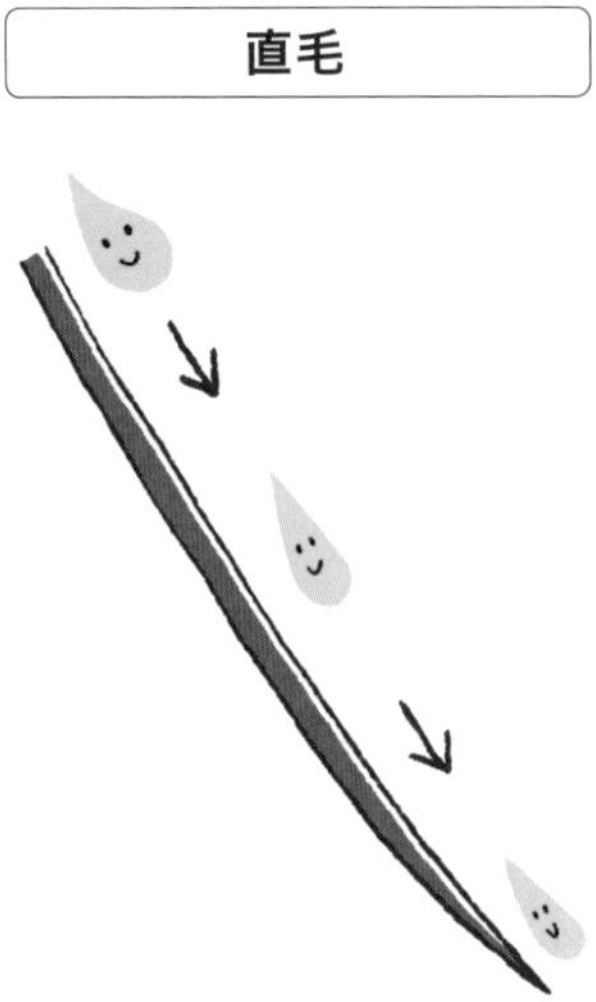

皮脂が行き渡りやすい

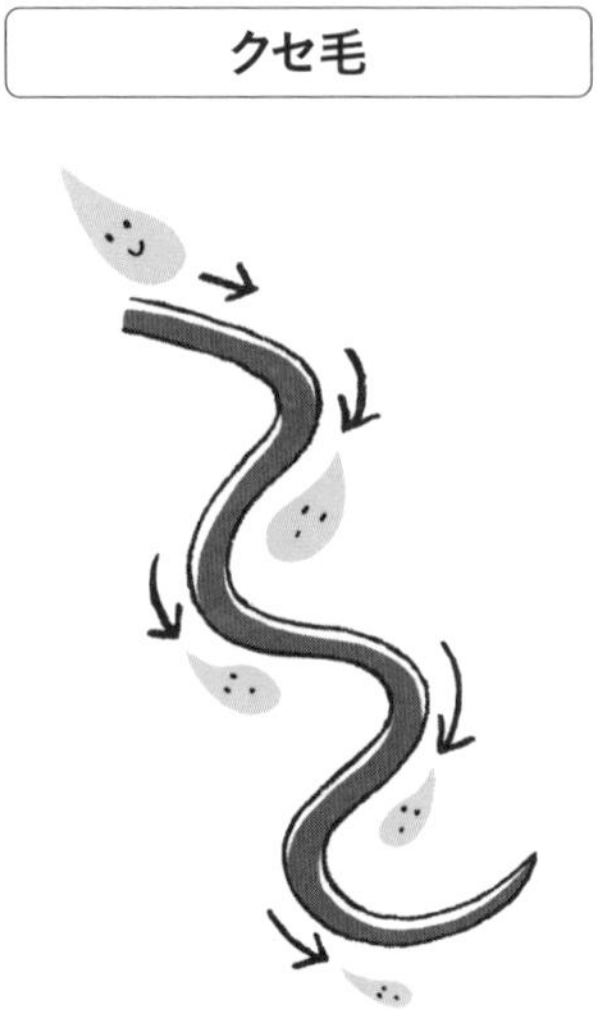

皮脂が行き渡りにくい

実は、頭皮から出る皮脂は皮脂膜のもとになるだけでなく、それ自体が髪の毛にも伝わって、潤いを与えています。そのため、皮脂がしっかり行き渡らないと、髪は乾燥しやすくなるのです。

クセ毛はストレートヘアに比べて、この皮脂が行き渡りにくい髪質です。

なぜか。髪の毛をウォータースライダーにたとえて説明しましょう。

ストレートヘアはまっすぐなウォータースライダー、クセ毛はぐるぐるとらせんを描くタイプのスライダーだとしましょう。ストレートヘアなら頭皮から出る皮脂が毛先のゴールまで速やかに滑り降りてくれますが、クセ毛は毛先にたどり着くまであちこちに遠回りし、長い時間がかかります。そのため、皮脂が髪の毛に行き渡りにくいのです。後ほど詳しくふれますが、このためストレートヘアと同じ頻度で洗髪をすると髪の毛がパサつきやすくなります。

クセ毛を活かすと、髪の悩みが消える！

❶傷んでいないのにダメージヘアに見えがち
❷扱いにくく、朝のスタイリングに時間がかかる
❸数カ月に1度の縮毛矯正がやめられない
❹白髪が増え、気になっている

クセ活を始めると、こんな悩みも消えていきます。なぜなのか、それぞれ簡単に説明していきますね。


まず、①の「傷んでいないのにダメージヘアに見えがち」という悩み。

この悩みはクセ活で「髪にツヤが出る」ことで、消えていきます。

先ほど、髪の毛のツヤは光の反射によるものとお伝えしましたね。クセ活で行うスタイリングでは、髪の毛に束感《たばかん》を出し、バラバラにうねっている髪を、少しずつまとめながら

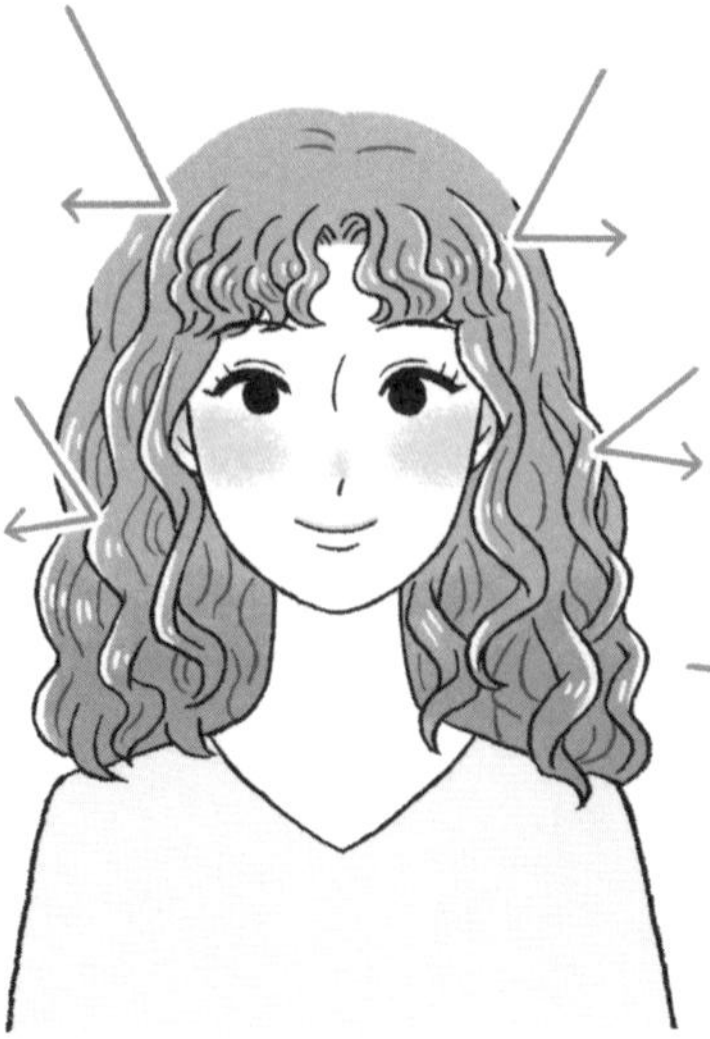

束感が出るとツヤも出る

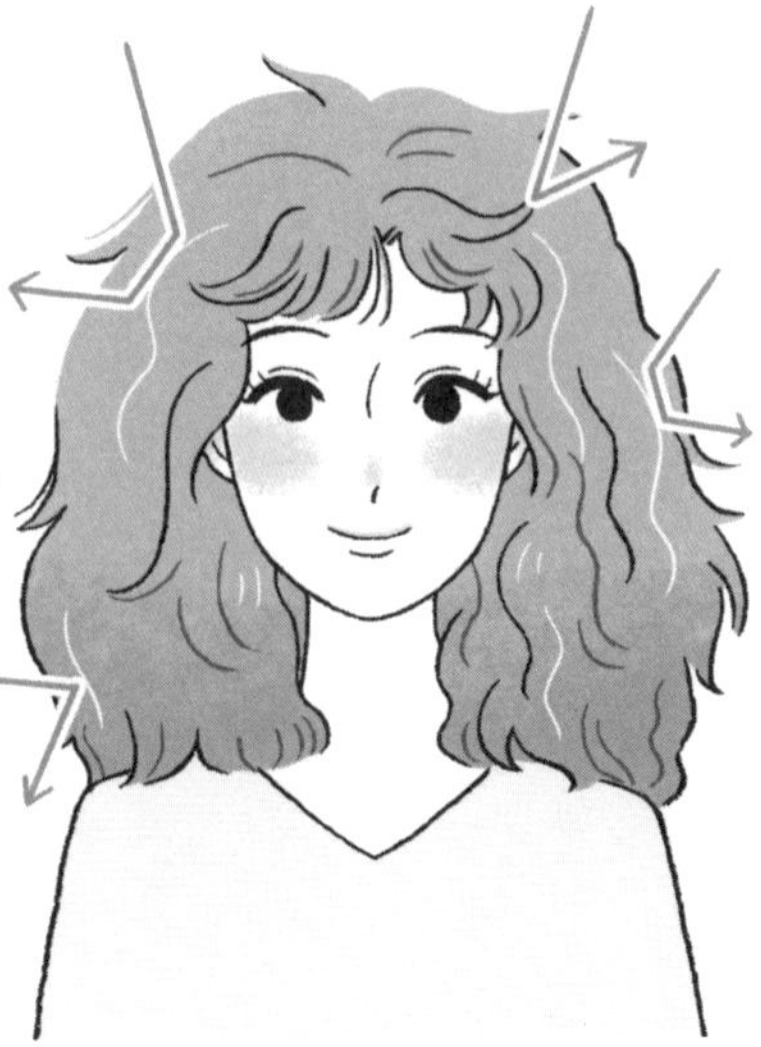

束感がないとツヤも出ない

カールさせます。毛流れにまとまりが出ると、カールしていても髪の毛が光を比較的均一に反射できるので、髪にツヤが出るのです。

2つ目の「扱いにくく、朝のスタイリングに時間がかかる」はどうでしょう。クセ毛の方の朝のスタイリングというと、ストレートにするため根元から髪の毛を濡らしてブローか、高温のヘアアイロンでクセを抑え、最後にスタイリング剤でしっかりキープというやり方が多いのではないでしょうか。髪の毛の状態によっては、時間がかかってストレスになることもありますよね。

クセ活では、基本的には週に1〜2回程度しか、スタイリングを行いません。

その他の日は、カールを長持ち、もしくは復活させるメンテナンス（たったの10分程度！）を行うだけ。

つまり、毎朝1時間かけていたスタイリングをもうやらなくていいのです。スタイリングの回数を減らすと、髪の毛はぐちゃぐちゃになりそうですが、これが逆。毎日洗髪してスタイリングをしないことで、カール自体が健康になり、扱いやすい状態でキープできます。

次に、③「縮毛矯正がやめられない」という悩みについて。縮毛矯正は髪の毛をサラサラストレートにしてくれる魔法のような施術です。私も何度も縮毛矯正をしたので、そのよさは十分知っているのですが、デメリットがあるのも事実。金額の高さ、何時間もかかる施術、髪の毛が受けるダメージ…。「今後一生あてつづけるのか」と果てしないプロセスに絶望感を頂いている方もいるでしょう。

クセ活を始めると、縮毛矯正をやめることができます。縮毛矯正をしなければ、ブリーチやカラーなど、これまでは控えていたおしゃれにもチャレンジできるはず。髪色の自由度が上がるだけでなく、「やらなきゃ」という縛りから抜けられると、精神的にもかなりラクになれますよ。

最後に④「白髪が増え、気になっている」という悩み。

クセ活をしても白髪は減りませんが、白髪を目立たなくすることはできます。実は、ストレートヘアは白髪が目立ちやすいのです。毛が上から下に真っ直ぐ流れているので、その中、特に表面に白髪があれば隠しようがありません。反対にクセ活でカールをつくっていれば、毛の流れに動きが出るので、白髪が目立ちにくくなるのです。

髪の「常識」から自由になろう

クセ活で紹介するヘアケア、スタイリングはこれまでに美容院などでおすすめされてきた〝常識〟と異なる部分もあります。

そこで、その「ポイント」をここで押さえておきましょう。ポイントを踏まえたうえで、PART2を読むとクセ毛の具体的な活かし方がすっと頭に入ってくるはず！

クセ活式 ヘアケア・スタイリングのポイント

Point 1
髪を洗う機会を減らす

クセ活では、週に1～2回程度（ウェービーヘアなら週2～3回）の洗髪をおすすめしています。

一度つくったカールを保つことが目的ですが、実は洗髪の回数を減らすことは、髪のダメージを減らすことにもつながるのです。

髪を水に濡らし、洗剤（シャンプー）で頭皮や髪同士をこすり、ドライヤーの熱で乾かす…。この一連の洗髪の流れは、髪のダメージを促進します。このため洗髪の回数が減れば髪がダメージを受ける回数も減ります。ただ、絶対に洗髪頻度を減らさなければ「いけない」わけではありません。このあたりは、自分仕様で柔軟に取り入れていただけたらと思います。シャンプーに関しては気になる方が多いと思うので、52ページでもう少し詳しくご説明しますね。

Point 2 保水・保湿をしっかり

プールやお風呂から上がったときの状態のまま、髪が乾いたらいいのに…と思ったことはないでしょうか？ 塗れた髪がパサつかずきれいに見えるのは、水分が髪にとどまっているからです。クセ活では保水→保湿をしっかり行うことで、このつややかな「濡れ髪」の状態に髪を近づけます。

また、クセ毛は乾燥しやすいので、思った以上にしっかりと水分を与え、守る必要があります。髪を洗うときには「洗い流すトリートメント系アイテム(トリートメント、ヘアマスクなど)」のほか、「洗い流さないトリートメント系アイテム(ヘアクリーム、洗い流さないトリートメント、ヘアミルクなど)」をたっぷりつけます。たまにヘアオイルさえつけていればOKと思われている方もいますが、オイルは髪から水分が逃げないようフタをするためのもの。オイルにはそもそも水が入っていないので保水はできず、潤いを与えられません。

Point 3 スタイリングは濡れ髪に行う

スタイリングは毎回、髪をしっかり濡らし、濡れた状態をキープしたうえで行います。ここは大事なポイントです。

髪を思いっきり濡らした状態でジェルやヘアクリームを使うことで、髪にツヤとまとまりのある束感が出ます。反対に、乾いてしまった髪にいくらジェルやクリームをのせても、髪が十分な水分を取り戻し、つややかな状態になることはないでしょう。

Point 4

髪の摩擦を減らす

ヘアケア、スタイリングともに大事なのが、摩擦を減らすこと。

髪に摩擦が起こると、髪の表面を覆っているキューティクルがけずれ、中のコルテックスが流出します。コルテックスは髪の潤いを保つために大事な部分なので、キューティクルでしっかり守らないといけません。クセ毛は絡みやすく、上着の脱ぎ着などの日常動作でも髪に摩擦が起きるので、かなり意識して摩擦を避けたほうがいいと私は思っています。

このため、一般的には髪と頭皮によいとされるブラッシングですが、摩擦を減らすために、クセ毛さんは乾いた髪には極力行わないのがおすすめです。

Point 5

アイテムの「成分」にこだわる

すでにサロン専売のシャンプーやコンディショナー、スタイリング剤を使っている方もいるかもしれません。ただ、高価なシャンプーだからクセ毛にもよいとは限りません。特に、ほとんどのヘアケア商品に含まれる「シリコーン」という化学物質は、クセ毛さんはできるだけ避けたいもの。

シリコーンは髪をコーティングして滑《なめ》らかにしてくれる一方、中には簡単に落ちないものもあり、栄養や水分が髪に浸透するのを妨げる可能性もあるのです。これでは、一見ツヤがあるようでも、髪の中身はスカスカで干からびた不健康な状態になってしまいます。

クセ活では洗髪回数を減らしたり、洗浄力の弱いシャンプーを使ったりするため、ジェルなどのスタイリング剤においても、気をつけてほしい成分があります。追って詳しく紹介していきますね。

クセ毛は洗えば洗うほどパサつきます

「髪を毎日洗わなくて、本当にいいの?」これは、とてもよく聞かれます。

髪は、毎日洗わなくて大丈夫です。でも、無理矢理「シャンプーは週2回だけ!」と決めるのではなく、自分の頭皮のコンディションをチェックし、様子を見ながらシャンプーの機会を減らしてみてくださいね。もちろん、においやベタつきが気になる方は髪を毎日洗いながらクセ活をしても構いません!これが、私の答えです。

先にお伝えした通り、シャンプーをすると髪が傷む機会が増えます。また、洗浄力の強いシャンプーを使いすぎて頭皮のバリア機能が壊れ、トラブルにつながったという報告もあり、シャンプーはすればするほどいいものではないといえます。先に、髪は天然のクリームである皮脂が行き渡ることで潤うとお話ししましたが、シャンプーをしすぎると、この皮脂が髪全体に行き渡る前に流れてしまい、潤い不足になることもあります。

ただ、だからといって「シャンプー＝悪」とはいえないのも事実。

シャンプーは髪というより頭皮を清潔に保つために、絶対に必要です。湯シャン（シャンプー剤を使わずお湯だけで洗う）も髪の油分をとりすぎないという点ではよいのですが、毎回では、頭皮の汚れが十分落ちません。

クセ毛の場合、頭皮のコンディションを良好に保つことは重要です。

毛包がゆがんでいるため髪にうねりが出てクセ毛になると説明しましたが、汚れで毛穴が狭まったり、乾燥・血行不良で毛穴の形が変わったりすることで、そこから出る毛が細くもろくなったり、安定したきれいなカールが出にくくなることもあるからです。

シャンプーをしすぎることも、まったくしないこともよくない。自分の髪や頭皮と相談しながら、ちょうどいいバランスを探してほしいと思っています。

たとえば、クセ毛であっても頭皮がベタつきやすい人、汗をかきやすい人などは洗う機会を減らさないほうがよいこともあります。夏は汗をかきやすいから毎日シャンプーするなど、同じ人であっても、季節・気候によって洗う回数を減らしたり、増やしたりしたほうがいいケースもあります。

これは本当に人それぞれなので、自分の髪や頭皮と向き合って、ベストな間隔を見つけましょう。「在宅ワークの日は洗わない」とか「週末と、ジムに行く金曜日だけ洗う」とか、自分にとって心地よいリズムを見つけることも大切です。

実は、毎日シャンプーしている人ほど頭皮から油分が出やすくなっています。日々のシャンプーで流され続ける油分（皮脂）を補おうと、頭皮が皮脂をつくり出しているためだとか。そのため、毎日シャンプーしていた人が、「クセ活を始めるから！」と、急に週一回しかシャンプーをしなくなれば、頭皮から出る油分で髪がベタついたり、頭皮のにおいが気になるようになるかもしれません。シャンプーの頻度を減らすときも、自分の頭皮や髪のコンディションをチェックしながら、少しずつ間隔をあけていくのがよいでしょう。

日本では毎日シャンプーをするのが一般的ですが、海外のクセ毛さんは一週間に1度の頻度で洗髪する方が多くいます。私も最初は抵抗がありましたが、「ウールのセーターを毎日洗わないでしょう。髪も、ウールと同じケラチンたんぱくなのだから、洗いすぎはよくないんだよ」といわれたときは、なるほどと思いました。

欧米は湿度が低いから洗わなくても平気なのでは、という声もありますが、日本でも毎日シャンプーする習慣ができたのは１９９０年代半ばと割と最近なのです。

ＰＡＲＴ３で詳しくお話ししますが、大切な油分まで洗い流さないように、洗浄力の低いシャンプーをできるだけ選ぶようにしましょう。

世界のクセ毛活かしメソッドを実践し、たどり着いたのがクセ活です

ここまでご紹介してきたクセ活は、アメリカ発祥のクセ毛活かしメソッド「Curly《カーリー》 Girl《ガール》 Method《メソッド》（ＣＧＭ）」を実践する中で生まれました。

カーリーガールメソッドを提唱したのは、ヘアスタイリストのロレイン・マッシーさん。

１９９９年に発表した〝Curly Girl : The Hand Book〟でＣＧＭの考え方ややり方を紹介

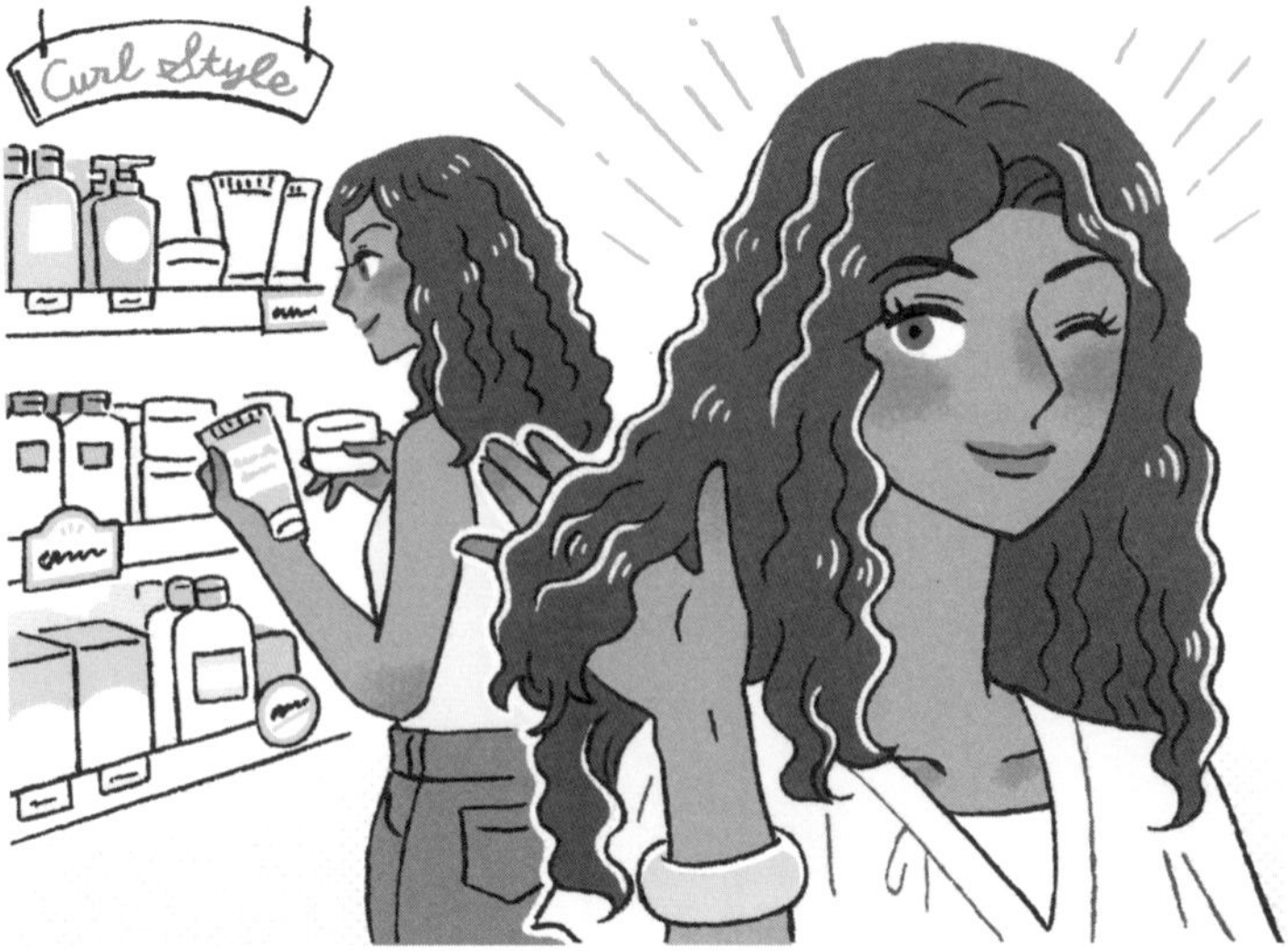

海外ではクセ活は浸透している

し、世界のクセ毛さんたちに新しい価値観を与えました。

欧米ではヘアケア商品のコーナーに行けば、必ずカーリーヘア専門の棚があり、そこにはクセ毛用のシャンプーやコンディショナー、ジェルなどがずらっと並んでいます。そう聞くと、欧米ではもともとみんなクセ毛を活かして楽しんでいたのだろうな、と思いますよね。でも、そうじゃないんです。やはり日本のように長い間、クセ毛はどちらかといえば隠したほうがよいという考え方がスタンダードでした。そんな空気を変えた1つの要因がCGM。

今では、CGMの輪は世界中に広まりつつあります。クセ毛さんだけが集まるフェスも盛り上がりを見せていて、クセ毛をオープンにして楽しむ人が増えています。

CGMは素晴らしいメソッドですが、クセ毛にはダメージが強すぎるとされるサルフェート（硫酸塩）を含むシャンプーや、シリコーンを避けること、クシやブラシなどで髪に摩擦を与えないこと、オイルを使わないこと、ヘアアイロンやドライヤー、熱いお湯などで髪を熱にさらさないこと…など、守るべき細かなルールが多くあります。

これを日々、全部守ろうとすると結構大変です。

ましてや日本ではシリコンフリーやアルコールフリーのヘアケアアイテムが、なかなか手に入らない(&どうやって探せばいいのかわからない)。

実践したくても「現実的に難しい」という壁に、私自身が直面したのです。

そこで、日本の環境に合った方法を見つけたいと試行錯誤をくり返した結果生まれたのが、本書の「クセ活」。

試行錯誤の際には、CGM以外の海外のクセ毛活かしのメソッドや縮毛ヘアの多いアフリカの人やアフリカ系アメリカ人の方の方法・考えも、たくさん学びました(クセ毛の活かし方に関しては、海外のほうがやっぱりたくさん文献や情報があります!)。

また、クセ毛について発信する中で、クセ活をやっている方とつながって情報交換をしたり、お世話になっている美容師さんから多くのことを教えていただきました。それらも含め、クセ毛に関する世界中のさまざまな情報の中で、私が実際に試し、「これならできる!」と思ったものだけを本書にまとめています。

クセ活はクセ毛さんだけができる特権！

クセ活をやっていて、うれしかったことはたくさんあるのですが、あえてひとつあげるなら、直毛の友達に「そのカール、めちゃくちゃかっこいいやん！」と、いわれたこと。

そうです！　実はクセ活は、クセ毛でなければできない、ある意味特権なのです。

しかも、クセの出方はクセ毛でも人それぞれ違い、あなたのクセ毛から生まれるカールは、あなただけのもの。ときには、パーマでは出せないニュアンスやウェーブさえ生まれるはずです。

せっかくクセ毛に生まれたら、クセ毛を隠すのではなく最大限に活かしてみましょう。クセ活ならパーマや熱、薬剤で髪を傷めることなく、しっかりケアしながらスタイリングするので、健康な髪とおしゃれを両立できます。

クセは「隠す」から「活かす」へ。

まったく新しいアイデアのひとつとして、そしてあなたが持って生まれた髪質を楽しむためにも、クセ活にトライしていただけたらうれしいです。

クセ毛を楽しく活かすための3つのポイント

次の章からはいよいよ実践！　ただ、クセ活はこれまでのスタイリングやヘアケアと異なるところが多いので、取り入れるときに戸惑いやストレスがあるかもしれません。できるだけストレスを減らし、スムーズにクセ活を行うために押さえてほしいことを3つ紹介します。

① まずはスタイリングからやってみよう

クセ活はヘアケアとスタイリングの二本柱からなりますが、まずは髪の変化がわかりやすいスタイリングから始めるのがおすすめ。最初にジェルだけ購入し、スタイリングをやってみて、もし続けられそうだったら、他のアイテムもそろえていきましょう。

②ヘアケアは自分の髪と相談しながら取り入れて

先にも少しお話ししましたが、いくら髪を洗いすぎてはいけないといっても、ベタつきやにおいが気になる、というときはシャンプーをしてください。スポーツで汗をかいた日など、洗う判断をしたほうがよいときもあります。これはシャンプーだけではなく、本書で紹介するすべてのケアやスタイリングに当てはまります。

髪質は本当に十人十色。おすすめの方法は伝えられても、絶対合っている方法はあなたにしかわかりません。ストレスなく続けられる「自分にとってベストなやり方」を見つけていきましょう。

③目的は自分の髪をもっと好きになること

クセ活によって、健康できれいな髪、あなただけの素敵なヘアスタイルを手に入れていただけたら最高ですが、実はそれはあくまでおまけ。

クセ活の本当の目的は「あなたがあなたの髪を好きになること」。

そのため、やり方が合わない、スタイルが決まらないなどの理由で、万が一自分の髪を前より嫌いになってしまっては、本末転倒です。だからこそ、本書のやり方はあくまでガイドラインとして、自分に合ったやり方、楽しいと感じられるスタイリングを見極めていってほしいと思っています。

一緒に、自分の髪を楽しむクセ活ジャーニーを始めましょう！

Column_01

天気や季節ごとにヘアケア・スタイリングのコツはある？

乾燥する冬場、雨の多い梅雨、湿気が多い夏…。季節や天候によって髪の状態も変わります。状況に合わせてヘアケアやスタイリングを少し変えると、スタイリングがうまく決まりやすくなり、クセ活がもっと楽しくなるはず！ ここでは、そんな季節・天気ごとのヘアケア・スタイリングのポイントをお伝えします。PART2・PART3を読んだあとにここを読むのをおすすめします！

○天気ごとのポイント

● **雨のとき**…112ページにもまとめていますが、洗い流さないトリートメントをしっかり塗ること、髪を完璧に乾かすこと、ジェルキャスト(76ページ）をほぐしすぎないことが大切。

● **晴れのとき**…晴れているとき気をつけたいのが、紫外線。髪に紫外線があたりすぎると、乾燥・切れ毛がひどくなります。帽子、髪用のＵＶカットスプレーなどでしっかりと髪を守ってください。

○季節ごとのポイント

● **夏**…5～9月は紫外線量が多い日が続くので、十分な紫外線対策を。また、プールや海などのアクティビティを楽しむときは、プール（海）からあがったら、必ずシャワーで髪をすすぎ、シャンプーを使って洗髪をしてください。プールであれば水に含まれる塩素、海であれば海水に入っている塩分が髪に残っていると、髪が傷んでしまいます。

● **冬**…乾燥の時期である冬は、ヘアケアアイテム（オイル、コンディショナー、トリートメントなど）を少し変えてみましょう。いつもよりも重い質感、しっとりするアイテムを使うと、髪がきれいにまとまるはず。また、冬場は静電気が発生しやすく、帽子をかぶると髪がボサボサになるという方がいますが、そういう場合は裏地にシルクが使われた帽子を試してみてください！ 帽子を脱いだあとも、きれいなカールを維持できるはずです。

Part 02

印象がガラッと変わる!
クセ活式「スタイリング」

クセ活最初のステップは
変化がわかりやすく目に見えるスタイリングから。
天パがツヤツヤカールに変わる瞬間を楽しみましょう!

クセ活に必要なアイテム

クセ活で使うアイテムを紹介します。まずは必需品だけそろえても。

低刺激シャンプー

強い洗浄成分を使わず、髪や頭皮への刺激を最小限に抑えたシャンプーを用意します。さまざまな種類がありますが、サルフェート（硫酸系界面活性剤）やエタノールが入っていないものがおすすめ。シャンプーについては、94ページで詳しく紹介するので、参考にしてください。

洗い流すトリートメント・コンディショナー

補修成分が入っていて、シリコーンが入っていないものを用意しましょう。シリコーンはクセ活でおすすめする低刺激シャンプーでは落ちにくいので、髪の毛に堆積する可能性があります。詳しい選び方は100ページで紹介しています。

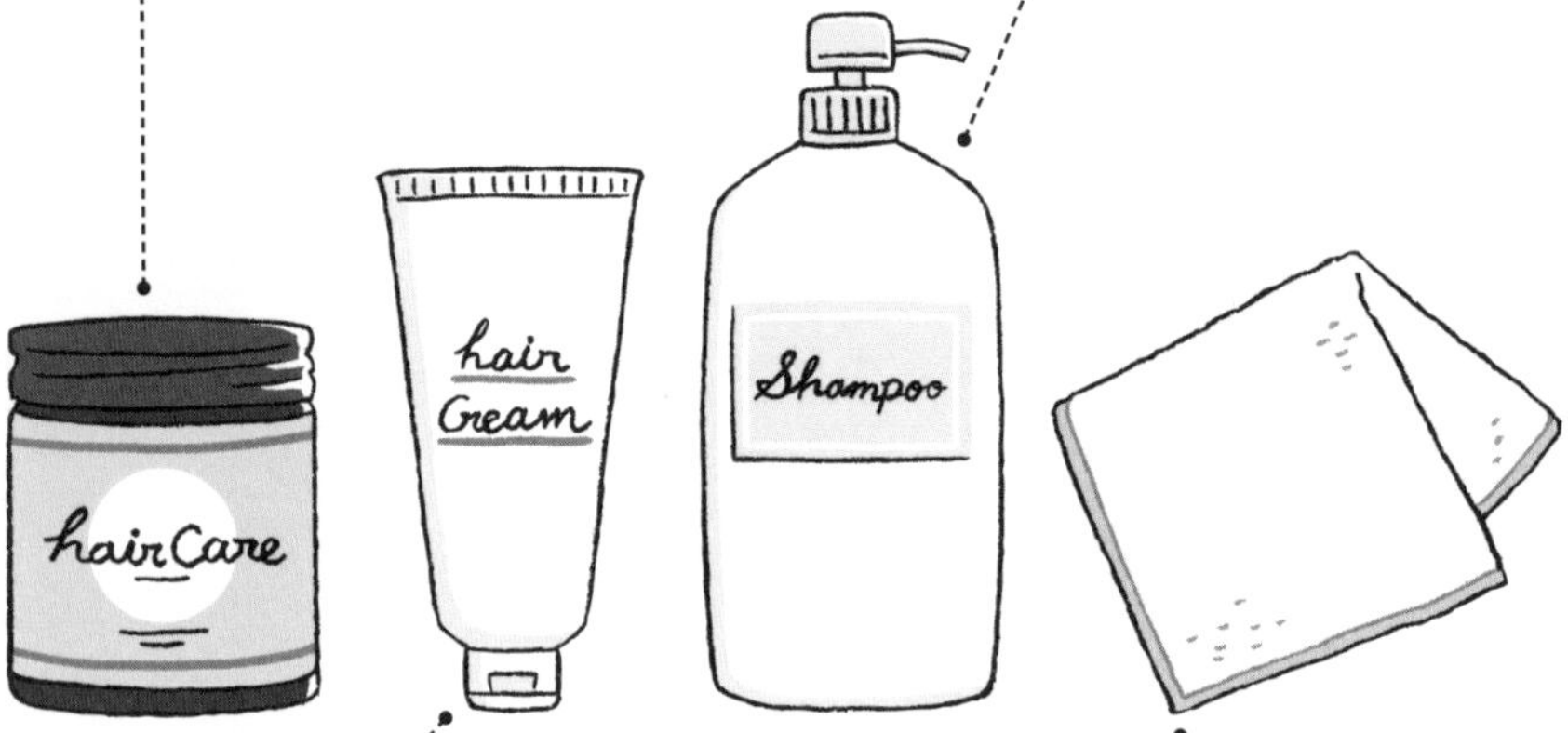

ヘアクリーム・洗い流さないトリートメント

「シリコーン」という成分を含まないものを選びましょう。使うことで、乾燥を防ぎ、浮き毛の少ないつややかな髪が実現します。アイテムによっては髪の補修成分が含まれているものも。ブラシの摩擦からも髪を守ってくれる大事な存在です。

マイクロファイバータオル・バンブーファイバータオル（あるいはコットンTシャツ）

繊維が細かく、普通のタオルより吸水性の高いマイクロファイバータオルを使うと髪の摩擦を減らせます。100円ショップでも購入可。実は、近年海外では環境にやさしく、吸水率が高い「バンブーファイバータオル」が注目を浴びており、そちらもおすすめです。コットンTシャツでも代用可。

ミストタイプのスプレーボトル

水を入れて、スタイリング時やスタイリング前に髪を濡らすのに使います。前面にレバーがついていて、長く連続して噴射でき、霧のような細かいミストが出るスプレーが使いやすくおすすめです。

オイル

スタイリングの仕上げに使います。シリコーンを含むものは避けてください。鉱物油も気をつけましょう（ミネラルオイル、ワセリン、パラフィンなど）。クセ毛は髪の形状上、パサつきやすいため、髪に油分を補う目的でオイルを使うのもおすすめ。ただ、使いすぎると髪の毛をコーティングしすぎるため、適量（数滴程度）を心がけて。

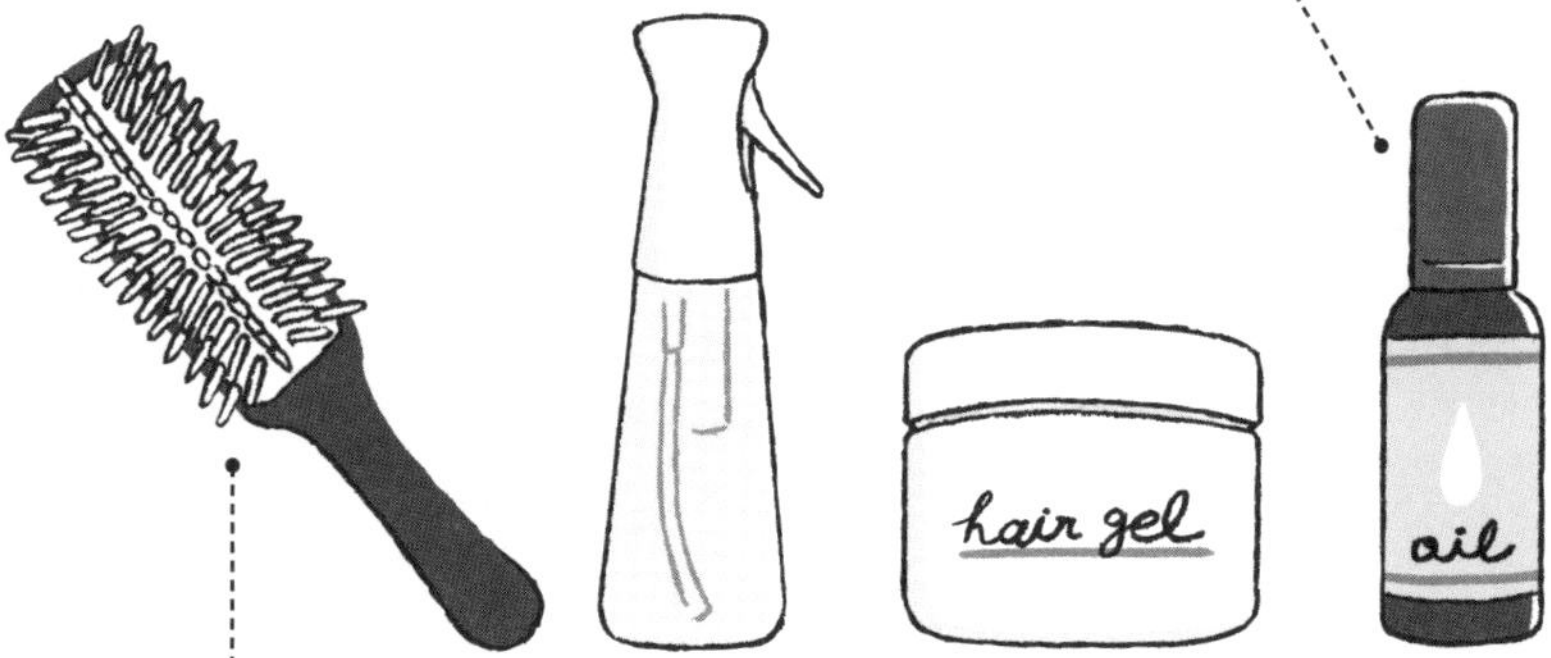

スタイリング用ブラシ

ヘアクリームを髪の隅々まで行き渡らせるために使います。また、ブラシで少量の毛束をとかすことで、きれいなカールが出ます。濡れた手でも滑らずつかめる長めの持ち手で、防水のものを選びましょう。私が使っているのはイギリスのメーカー、デンマン社のブラシ。多少滑りの悪さはありますが、100円ショップなどのものでもOK。

ジェル（水溶性）

髪の毛を固める整髪料であるジェルはクセ活のマストアイテム。使うことで束感のあるきれいなカールをつくれる、ツヤを出す、浮き毛を減らせるなどさまざまなメリットが。乾燥につながる成分であるアルコール（エタノールと記載）、シリコーンを含まないものを選んで。この2つが含まれていなければ、つけたまま寝てもOK。ワックスとは異なるので要注意。

あるとうれしい! お役立ちアイテム

クセ活がもっと楽しくなるアイテム。少しずつそろえていきましょう!

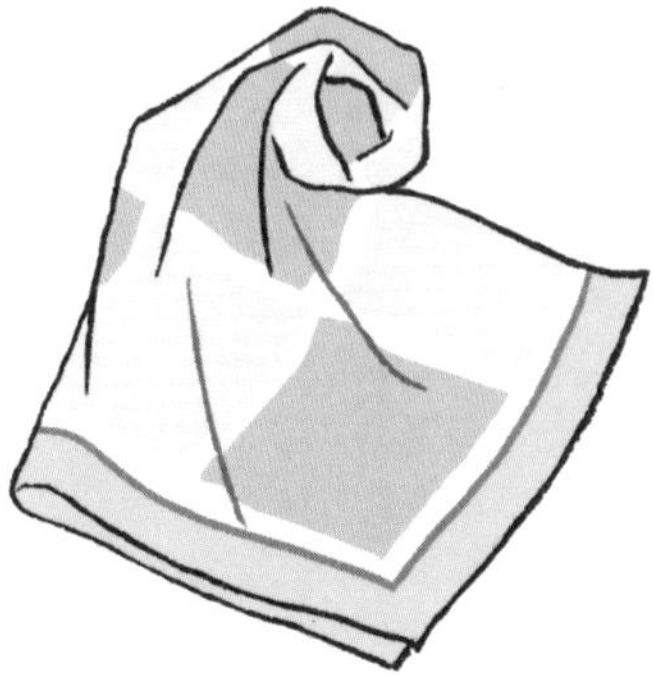

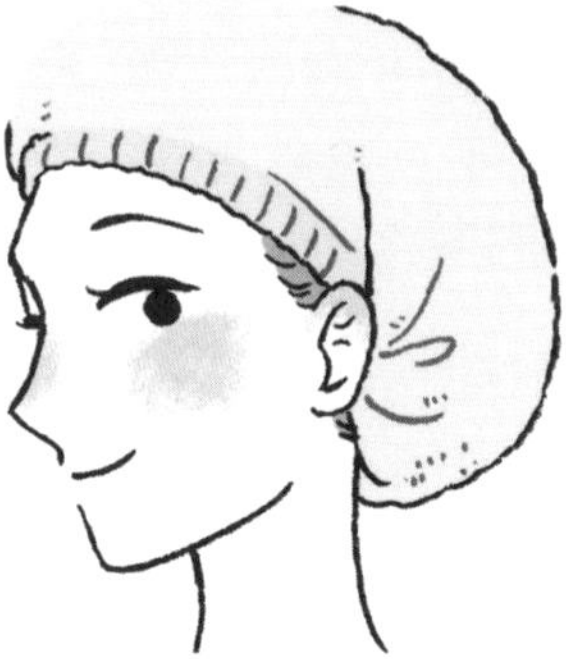

シルクのナイトキャップ または スカーフ

寝具と髪の摩擦を防ぎ、きれいなカールを保つため、そろえてほしいのがシルクのナイトキャップやスカーフです。髪全体をカバーできるサイズを選んで。寝ているうちにキャップがとれてしまうとか、キャップが気になって寝つけないという場合は、シルクのピローカバーでも。

ヘアキャップ (マイクロファイバーか バンブーファイバーのもの)

マイクロファイバーか、バンブーファイバーでできたヘアキャップ。洗髪後、着替えなどの間にかぶったり、髪を乾かすときに使うと便利。キャップをかぶって自然乾燥を促すことをプロッピングと呼びます。100円ショップでも購入可。

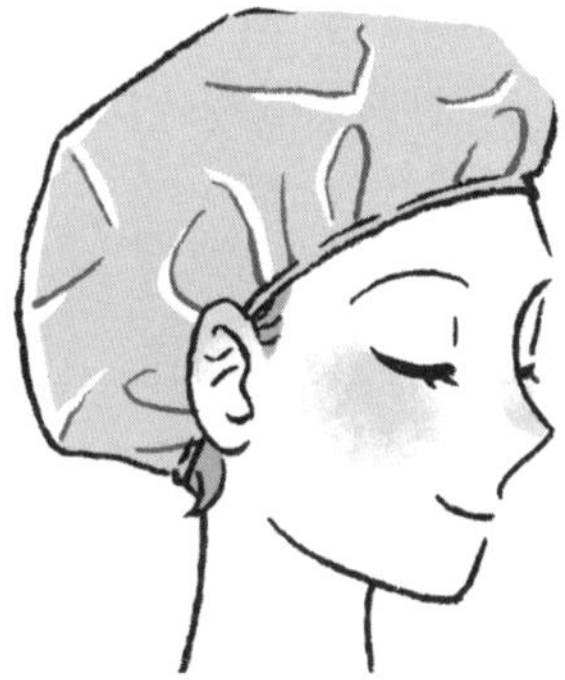

アルミ製ヘアキャップ

お風呂でトリートメント後にかぶると、髪にトリートメントの成分がしっかり浸透します。特に低ポロシティの方におすすめのアイテムです。

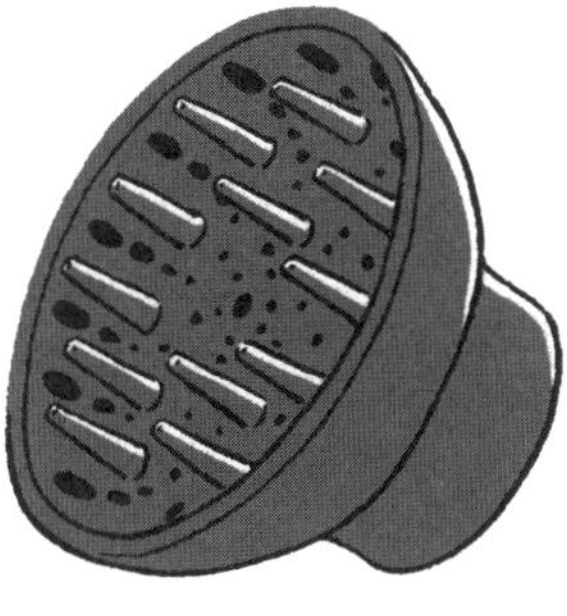

ヘアディフューザー

ドライヤーにつけるお椀のような形のアタッチメント。ドライヤーの強い風はキューティクルをめくれあがらせ、髪の乾燥の原因になりますが、ディフューザーをつけると風が分散し、やわらかい風で髪を乾かせます。カールの束も崩れません。ただし、布製のものはクセ活に向かないので注意。

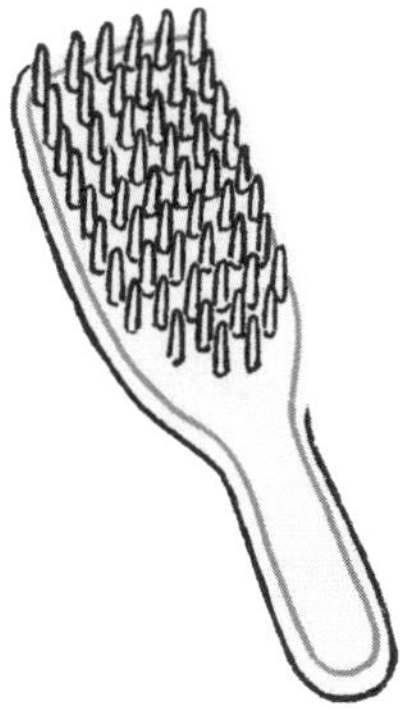

インバス(＝お風呂で使う)トリートメント用ブラシ

クセ活では乾いた髪にブラッシングしないことをおすすめしています。摩擦で髪を傷めるのを避けるためです。乾いた髪にブラシをする代わりに、おすすめするのが、シャンプー前やトリートメント中の濡れた髪へのブラッシング。そのときに使うブラシです。できるだけ目の粗いブラシだと、髪に負担をかけすぎずに素早くほぐせます。

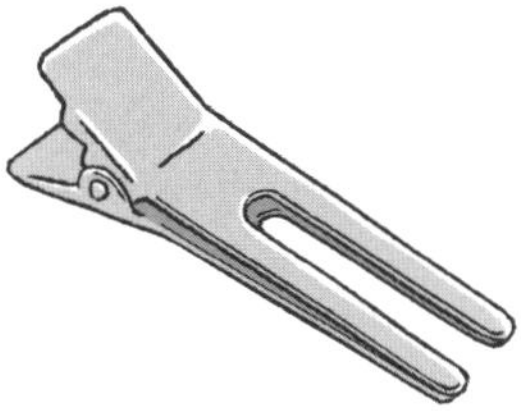

ヘアクリップ(ダブルピン)

髪の根元がぺたんこになりやすい方、頭頂部をボリュームアップしたい方におすすめ。髪を乾かす前、髪の根元に差し込みます（詳しい使い方は87ページ参照）。

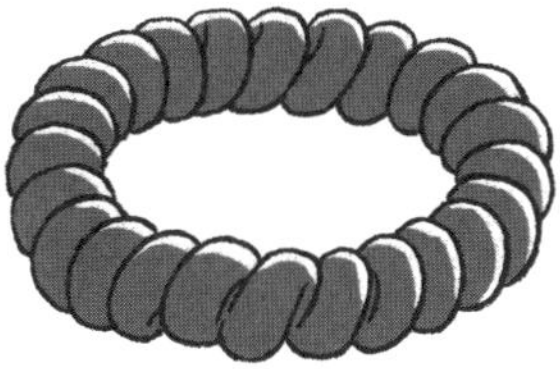

スプリングゴム

髪を束ねるときにおすすめ。普通のゴムより髪の毛に跡がつきにくく、きつく結ばなくても簡単にほどけないので、髪の毛への負荷を減らせます。

スタイリング（LOGメソッド）の流れをつかもう

まずスタイリングの4つの手順をチェック。海外ではこの流れをLOG（Liquid【水分】Oil【オイル】Gel【ジェル】）メソッドと呼ぶことも。

1 保湿する Liquid【水分】

髪の毛をしっかりと濡らし、ヘアクリームをたっぷりなじませましょう。キューティクルが開いているタイミングで、乾燥しがちなクセ毛に水分と栄養を十分に与えます。

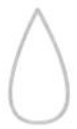

▼

2 フタをする Oil【オイル】

オイルをつけることで、髪にしっかりと水分を閉じ込めます。ヘアクリームでも「フタ」はできますが、オイルのほうがその効果は絶大。毛先を中心になじませて。ただ、オイルはつけすぎに注意。量が多いと髪がコーティングされすぎて、今後、必要な水分や栄養がはいらなくなる恐れが。

▼

3 固める Gel【ジェル】

濡れたままの髪にジェルをなじませ、やさしくたくさんもみ込むことで、カールの束をつくり固めます。クセ毛がボワッと広がるのを防ぎ、きれいなカールに。これがスタイリングの仕上げとなります。

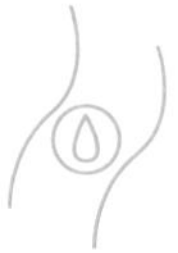

▼

4 乾かす

カールの毛束を崩さないように気をつけながら、髪を乾かします。手で髪を触らないよう注意しましょう！　乾いたらジェルで固まった毛束を軽くほぐしてフィニッシュ。

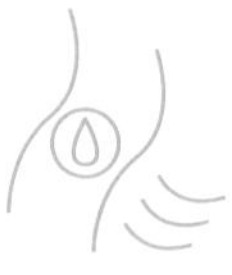

Curly Hair method

実践！ 基本のスタイリング

Styling

ここからは基本的なスタイリング方法を紹介します。ただ、ここで紹介するのは、あくまでたくさんあるクセ毛活かしの方法の中の1つ。この方法をベースに自分に合ったやり方を探り、アレンジしていただけるとよりクセ活を楽しめるはずです！

1 髪の毛を濡らすor洗う

スタイリングは髪がしっかり濡れた状態からスタート。髪を洗う（洗い方は97ページ）、またはスプレーボトルを使って髪をしっかり濡らしましょう。シャワーで濡らす場合、水圧は弱め、ぬるめの温度で。イラストはミディアムヘアですが、ショート・ボブ・ロングの方もやり方は一緒です。

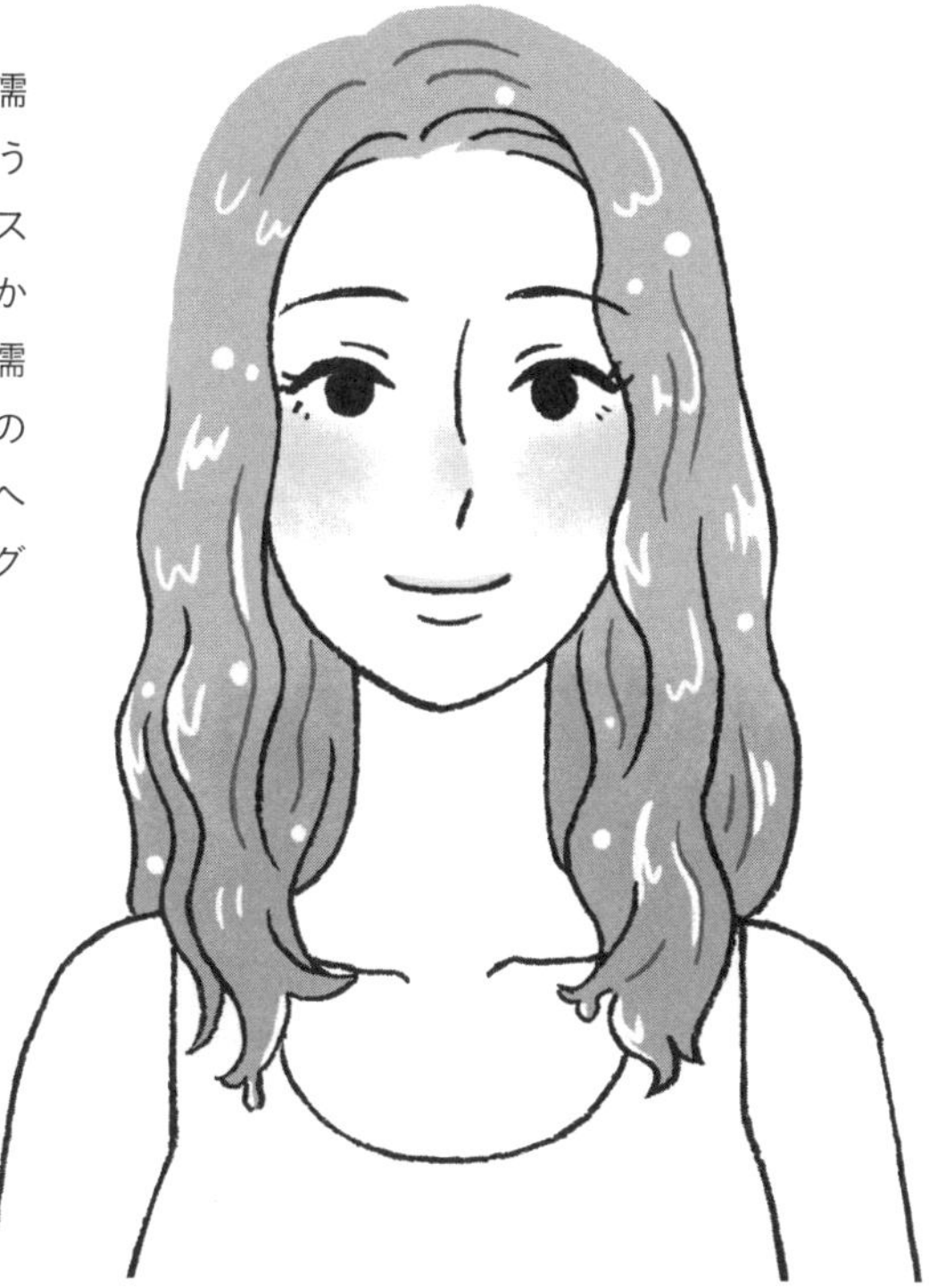

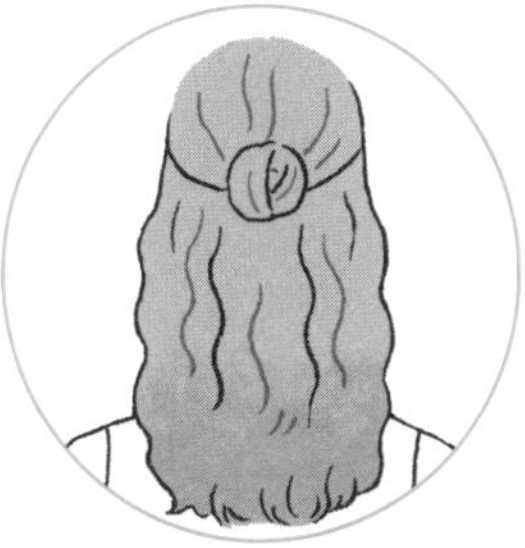

カーリー・コイリー・髪の量が多い方へ

カーリーヘア、コイリーヘア、髪の量が多い人は、髪を上下（コイリーヘアの場合は、4〜6ブロック）にブロッキングして2〜4の工程を行うと、スタイリング剤がしっかり髪に行き渡るのでおすすめ！

2 ヘアクリームをつけ、なじませる

ヘアクリームを手の平に広げ、まずは手櫛《てぐし》で、そのあとブラシで、髪になじませ、軽くもみます。髪を触って、ぐちゅぐちゅと音がするか確認を。頭皮にヘアクリームはつけない＆後頭部の髪へのつけ忘れに注意。

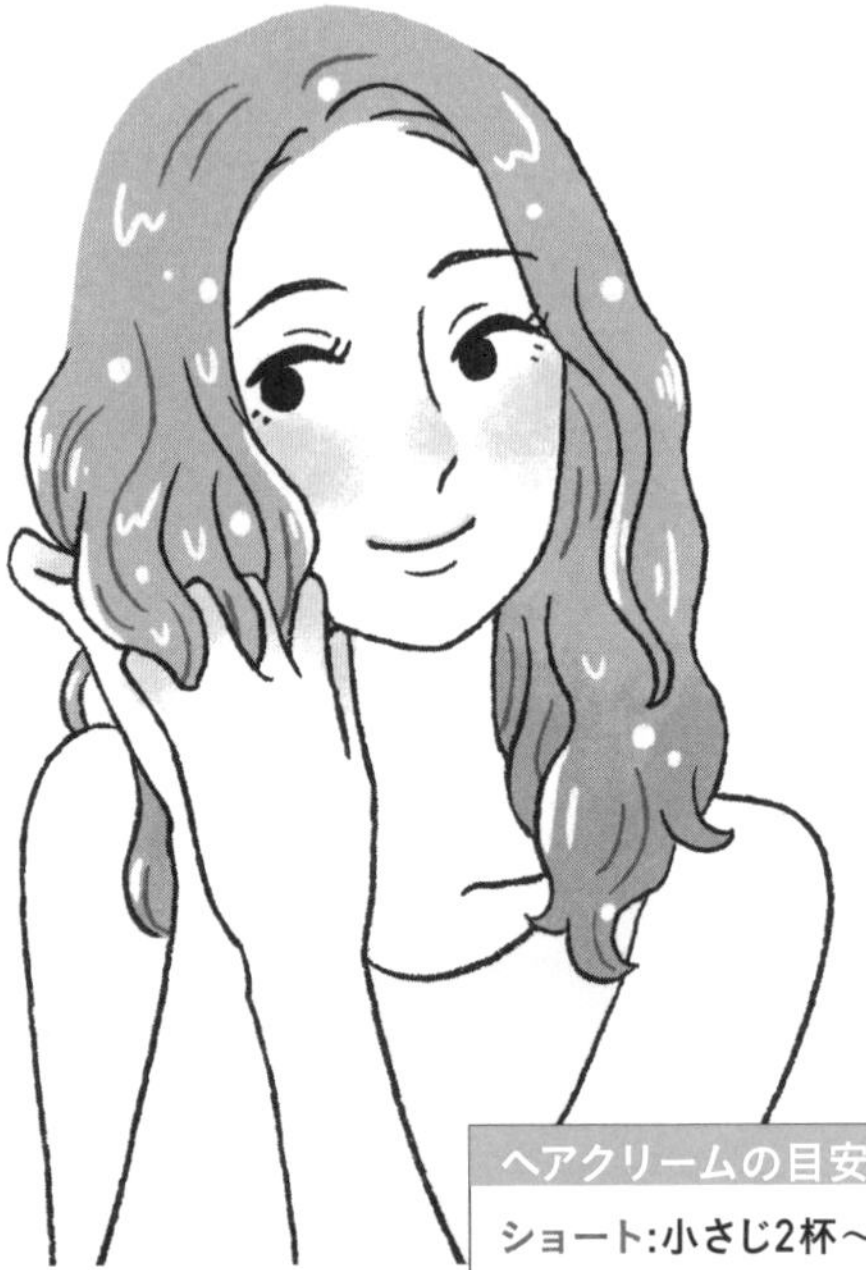

POINT

ヘアクリームの量は自分の髪の毛に合わせて調整してください。髪をもんだとき「ぐちゅぐちゅ音」が出ないならクリームが足りないのではなく、水分が足りない証拠。スプレーボトルで水を吹きかけて。この時点で髪に絡まりがある場合は、やさしくときましょう。髪がヌルヌルとした触感になって指通りがよくなったら OKです！

ヘアクリームの目安

ショート:小さじ2杯～
ミディアム・ロング:大さじ1杯～

ボリュームを抑えたい方のみ

ブラシで寝かしつけるようにとかす

髪全体のボリュームを抑えたい方のみ行うステップ。ヘアクリームを髪全体になじませたあと、ブラシで髪を根元から寝かしつけるようにしてとかしましょう。なでつけるようにしっかりとかすことで、ボリュームダウンがはかれます。

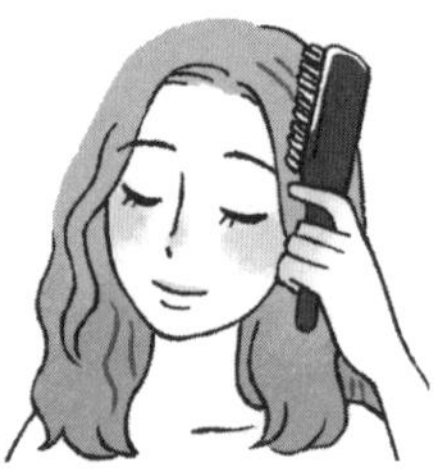

3 オイルをなじませる

オイルの目安
ショート:2滴
ミディアム:3〜4滴
ロング:5〜7滴

オイルを数滴手にとります。手になじませたら、まずは毛先に。残りを髪の毛全体になじませ軽く髪をもみましょう。頭皮にはつけないよう気をつけて。

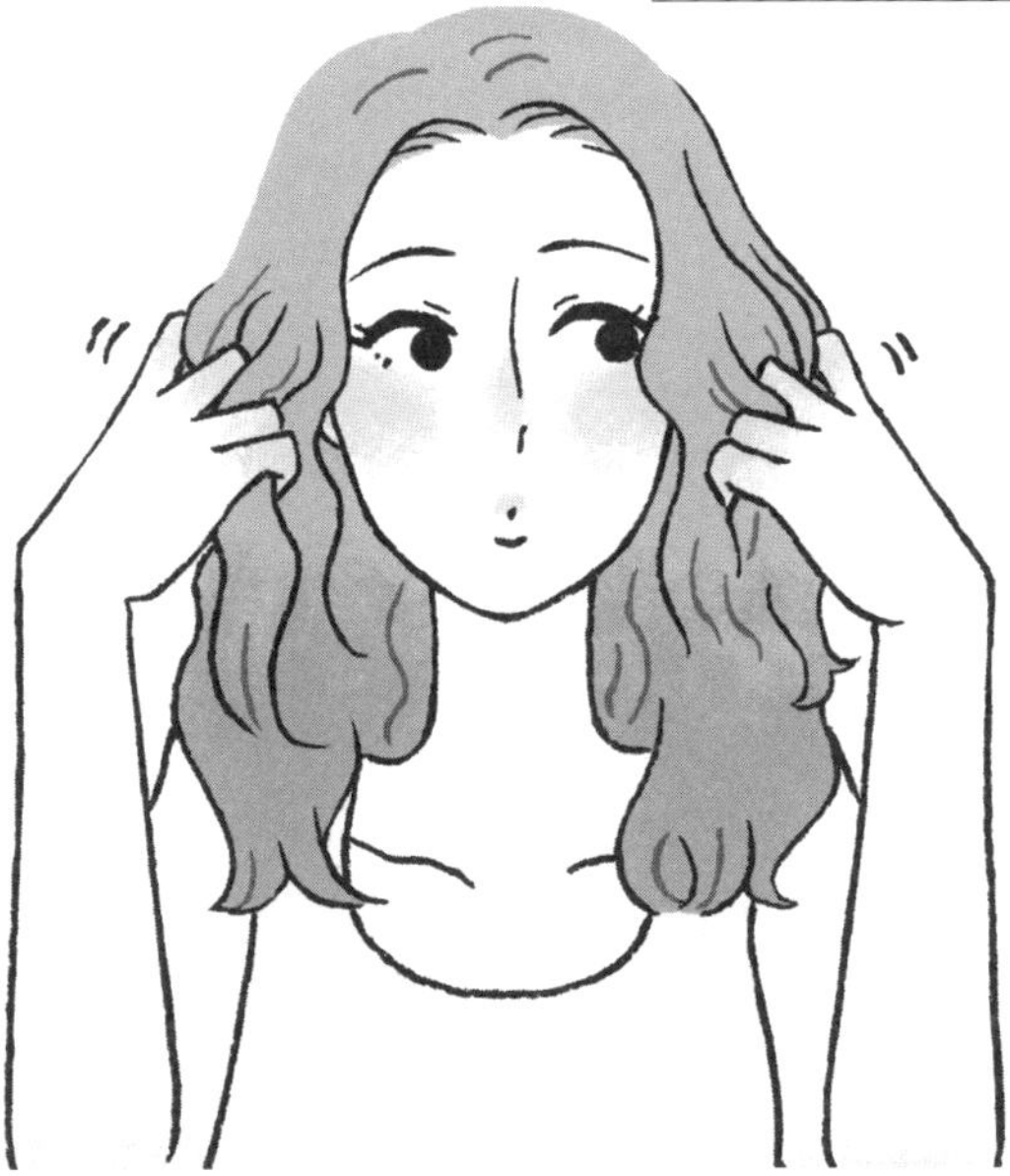

POINT

髪のベタつきが気になる場合はつけすぎなので、次回から調整を！ また、オイルを使って髪がごわごわした感触になってしまった場合はオイルが合わない髪質の可能性が大。次回からはこのステップをとばしてみて。

カールをしっかり出したい方のみ

ブラシで毛束をつくる

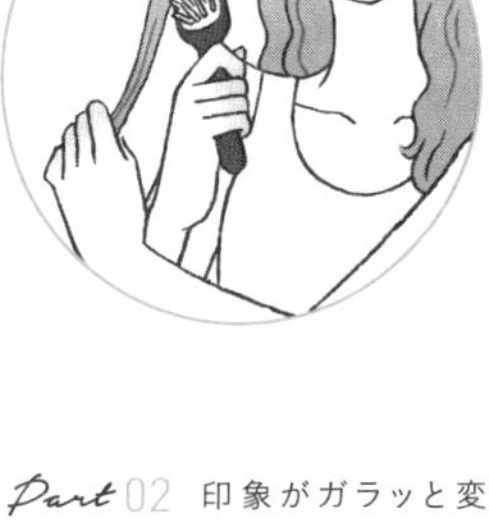

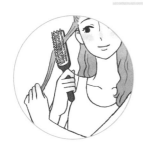

カールを強めに出したい方のみ行うステップ。少量の毛束をとり、毛束を片手でつまんだ状態で、もう片方の手でブラシをかけます。根元から毛先へと、ブラシを真横（床と水平）に動かすように。ブラシで毛束を横に引っ張るイメージで、とかすのがコツ。ウェービーヘアの場合は毛束をつくるのが難しいケースも。その場合はこの工程はスキップしましょう。

4 ジェルをなじませ、スクランチング

ジェルを手にとり、髪の表面になでるようにつけます。髪全体にジェルがなじんだら髪を一束とり、両手で下から掬うように握って、下から上へ手を動かしながら髪をもみましょう。これがスクランチング。

この要領で髪の毛すべてにスクランチングを行います。髪をもむときも力加減はあくまでやさしく。スクランチングを行うことで、スタイリング剤や水分が髪に行き渡り、カールやボリュームが出ます。途中で髪が乾いてきたら、スプレーボトルで水を吹きかけ、髪を濡らしましょう。コイリーヘアの人は細かくブロッキングをし、ジェルを丁寧に髪に塗るときれいなカールが出やすいです。

POINT

スクランチングはスタイリングの一番重要な手順。頭を左右や前に傾けて行ったり、毛先・根元中心に行ったりと、いろんな角度から何度もスクランチングしましょう。こうすることで、髪が頭皮にくっついてペタンとなることも防げます。

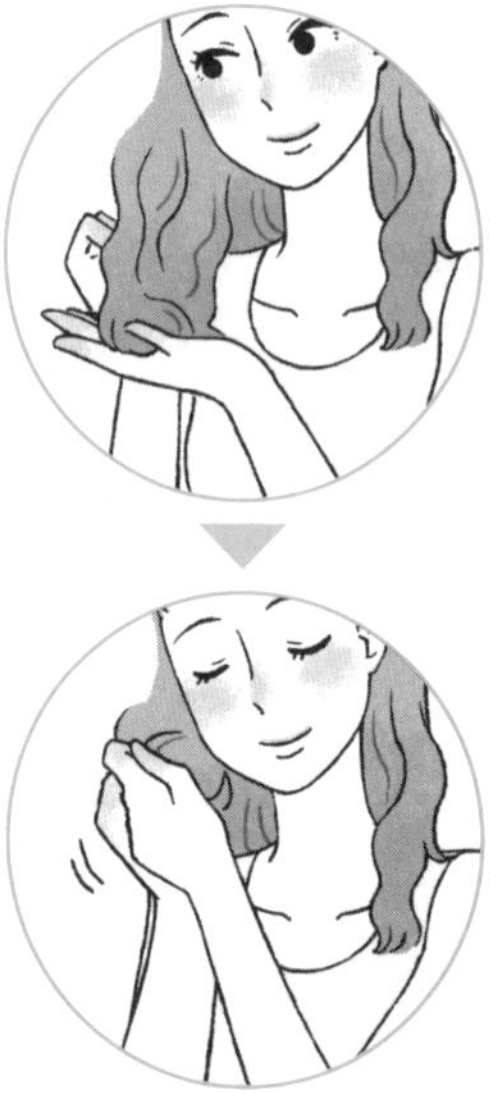

両手で下から掬うように握って、下から上へ手を動かしながら髪をもみましょう。

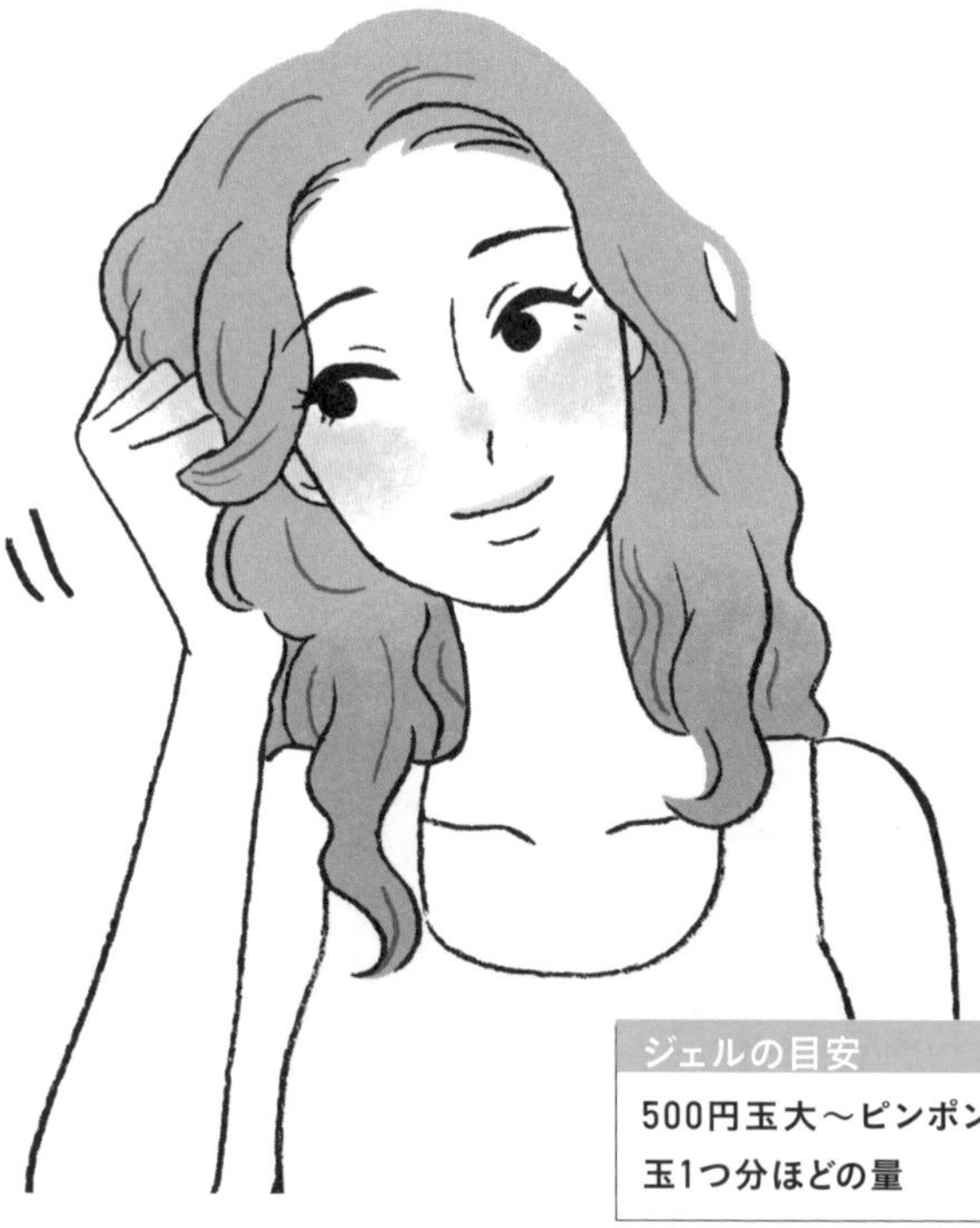

ジェルの目安

500円玉大〜ピンポン玉1つ分ほどの量

5 タオルで水分オフ→自然乾燥

タオルで、髪の毛を包むようにふき、軽く水分をとります。これがマイクロプロッピング。決してガシガシこすらないように。このあと、ヘアキャップをかぶったり、タオルで頭を巻いたりするのもおすすめ。これをプロッピングと呼びます。プロッピングを行うと、余分な水分をとり、さらに根元のボリュームアップが期待できます。プロッピングは5〜30分程度を目安に行いましょう。髪の長さにもよりますが、2時間ほど自然乾燥で髪を乾かします。髪を早く乾かしたい人は6へ。

POINT

カールキープと摩擦予防のため自然乾燥中は髪に触らないでください。

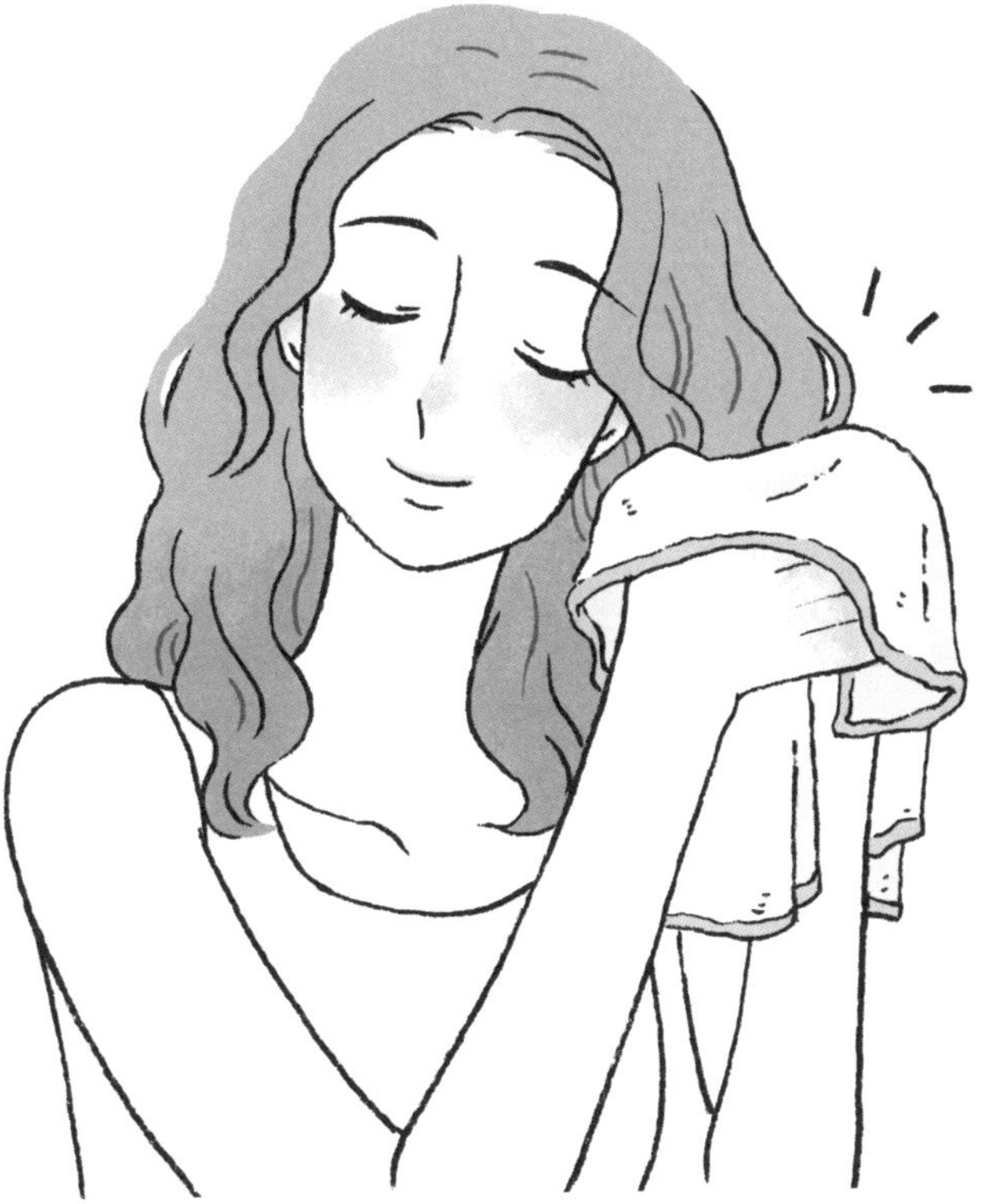

6 ディフューザーつきドライヤーで、根元から乾かす

ドライヤーにディフューザーをつけ、弱風・低温で、根元から乾かします。ドライヤーは地肌から数㎝離した位置で。乾くまで絶対に手やドライヤーで髪に触らないでください。触ることで、摩擦が起き、浮き毛が出てしまいます。頭を前後左右に傾け、色々な方向から風を当てると自然に仕上がります。

POINT

髪が乾いたかの確認は、軽く髪をつまんで行いましょう。とにかく触らないこと。

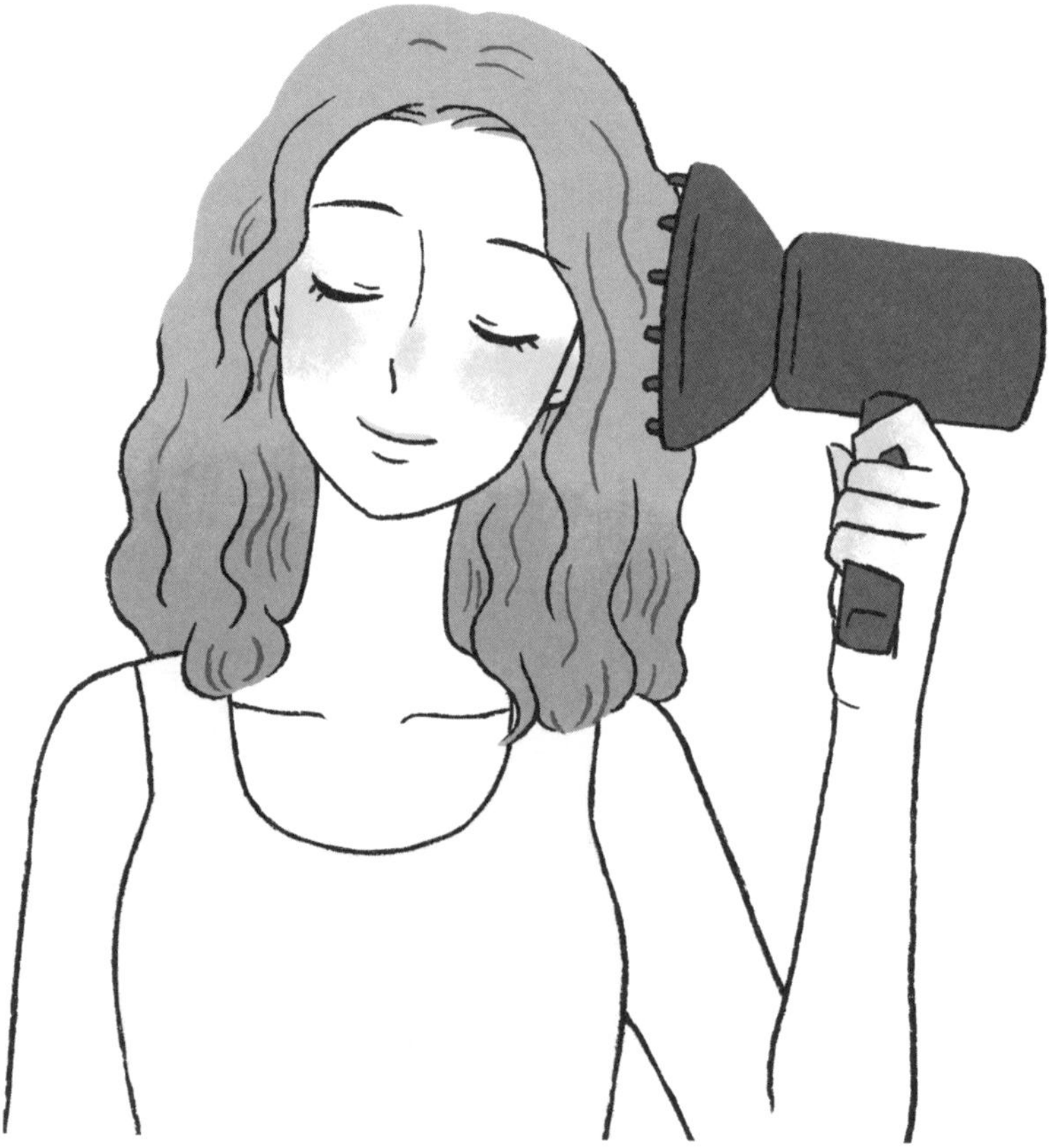

特にボリュームがほしい方へ

ピクシーディフュージングでカールを出す

ボリュームを出したい場合、仕上げに、ディフューザーに髪をのせ、下から上に持ち上げるピクシーディフュージングというテクニックを。カールがきれいに出るはず。また、根元付近の髪にディフューザーを少し当て、上に持ち上げると根元にボリュームが出ます。

POINT

この工程はミディアム～ロングヘアの方におすすめ！　ショート、ボブの方が行うと髪全体にかなりボリュームが出ます。

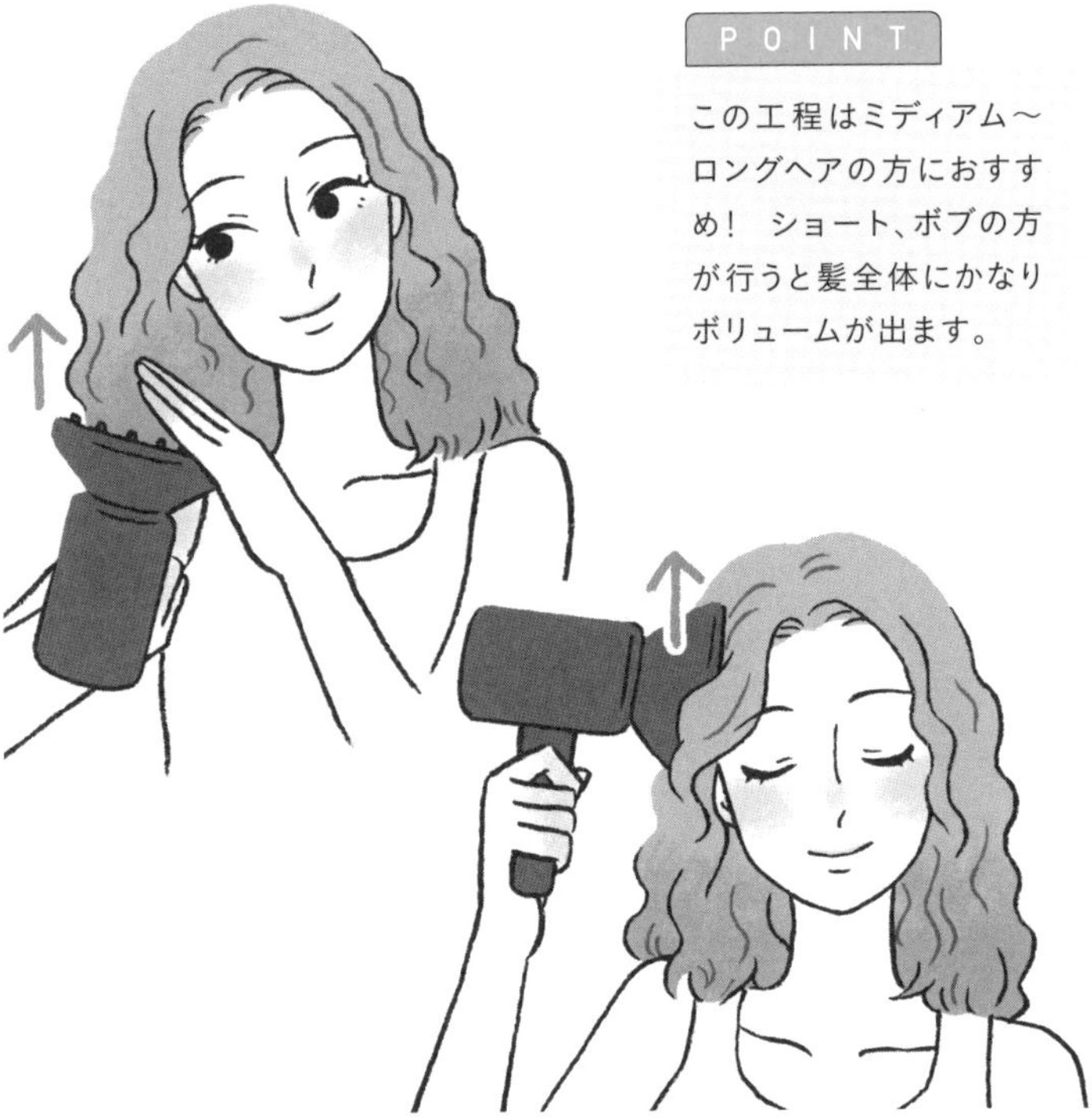

7 ジェルキャストをほぐす

最後に、ジェルで固まった毛束（ジェルキャスト）をほぐします。手に2〜3滴のオイルをなじませ、髪全体をくしゃくしゃと軽くもみましょう。このひと手間によって、髪の毛の手触りがよくなり、ジェルならではのカピカピ感が消え、ツヤも出ます。ただ、カールのもちが悪い人、雨の日などはカールが崩れやすくなるので控えめに行いましょう。また、コイリーヘアの人はこの工程をスキップしてもOK。

POINT

ジェルをつけるとどうしてもカリカリに固まった大きな毛束ができてしまいます。毛束をほぐすと、自然できれいなカールヘアに仕上がります。逆に大きなカールを残したい人はそこまでほぐさなくてOKです。

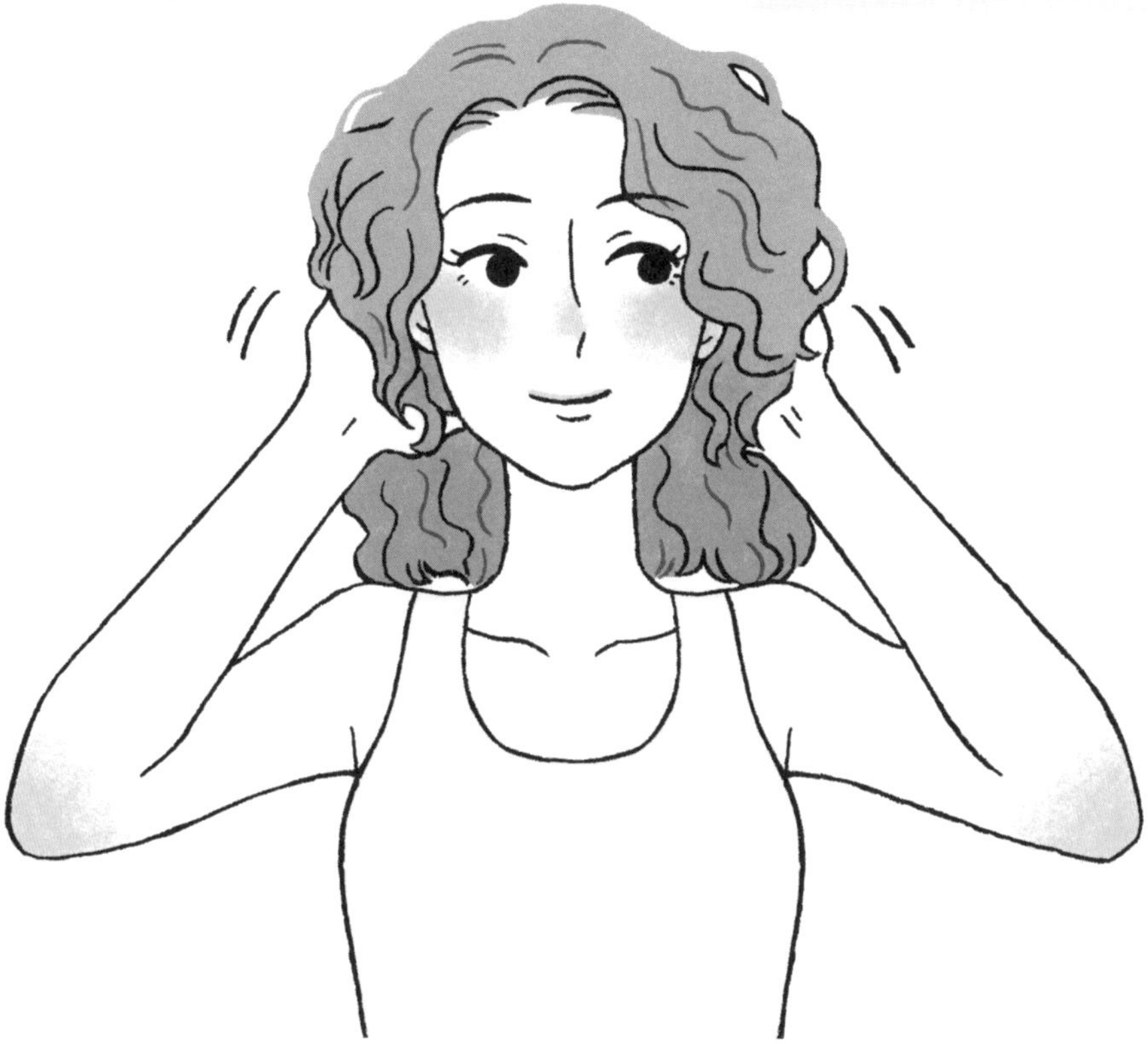

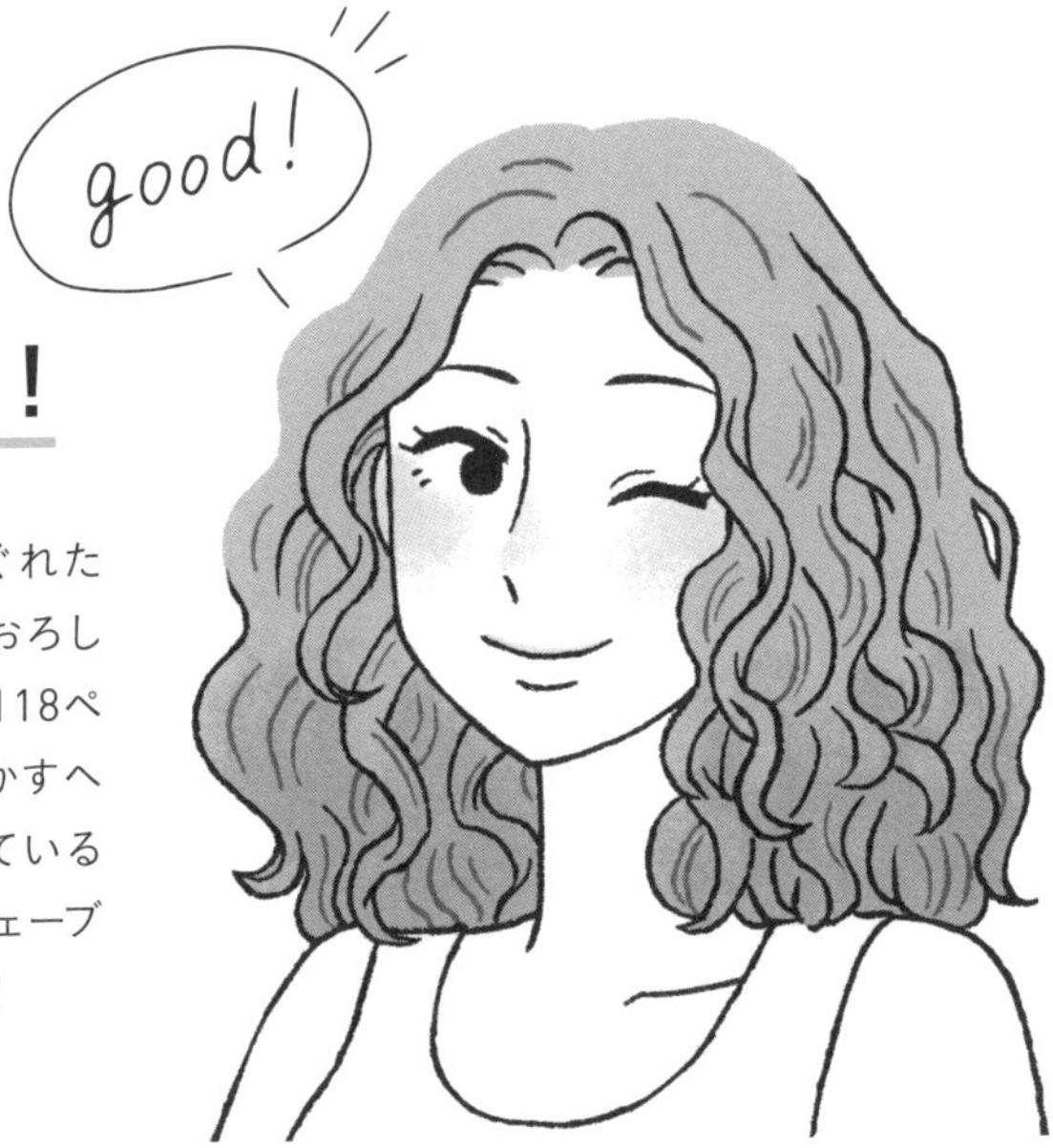

できあがり！

ジェルキャストがほぐれたら、できあがりです。おろしてもかわいいですし、118ページにはカールを活かすヘアアレンジも紹介しているので、ぜひカールやウェーブを楽しんでくださいね！

このあと

↓

1 このまま、本格的にクセ活をしてみたい！

3〜5日後に洗髪するまでカールを保とう。
カールを保つヘアケアは102ページから。

2 お試しだったから、いったんリセットしてみたい

入浴時などに洗髪しよう。洗髪の仕方は97ページを参考に。

大事なのは、自分にフィットするやり方を見つけること

基本のスタイリングはいかがでしたか。できるだけ多くの方にフィットする方法を提案したつもりですが、髪質も髪の量も本当に人それぞれなので、このスタイリング方法ではうまくいかなかったという方もいるかもしれません。

やり方や順序を少し変えたり、使うアイテムを変えるだけでスタイリングが決まることも少なくないので、もしもうまくいかなかった方は、次のページを参考にしてみてください。髪質（クセ毛のタイプ、髪の太さ・細さ、量、ポロシティ）ごとのスタイリング、ヘアケアのコツを、簡単にまとめました。自分の髪に合ったものを取り入れてみてくださいね。

また、クセ活を始めたらストレートに戻してはいけないという決まりもありません。気分次第で、ブローやアイロンでストレートを楽しむ日があってもいいと思います。大事なのは、自分のヘアスタイルに満足して、それを楽しむこと。自由に楽しく、やっていきましょう！

髪質ごとの
スタイリング・ヘアケアのコツ

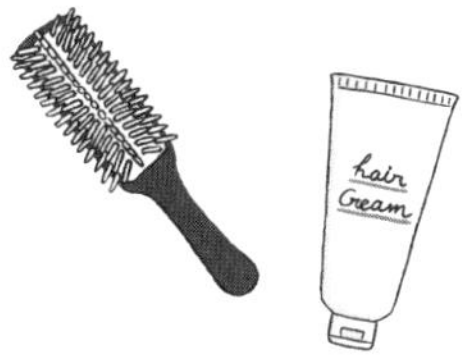

クセの度合いからポロシティまで…
髪質ごとのスタイリングやヘアケアのコツをまとめました。
ここを参考に、基本のスタイリングやヘアケアをアレンジしていきましょう。

クセ毛のタイプ

● ウェービー

ウェービーヘアは、ゆるめのカールのため、使用感が重いアイテムを使うとカールがダレてしまうことがあります。スタイリングがうまく決まらなかった場合は、ジェルの代わりにフォームかムースを使用し、オイルも控えめにしてください。スタイリングでは、スクランチングをしっかり行いましょう。ヘアケアもできるだけ、重い仕上がりになる「ディープコンディショナー・ヘアマスク」は避けて、サラッとまとまる軽い使用感のものを使って。髪にコシやハリを与えるプロテイントリートメントを試すのもオススメ。

● カーリー

基本的には、本書で紹介する「基本のスタイリング」やヘアケアを。ただ、カーリーの中でも、「タイプa」はウェービーよりで、「タイプc」はコイリーよりなので、うまくいかなかった場合は、それぞれのコツも試してみてください。

● コイリー・キンキー

スタイリングでは、フィンガーコイリングやフィンガーローリング（85、86ページ参照）を試しましょう。束感が出にくいのがコイリーヘア。きちんと髪をブロッキングして、ヘアクリームをつけたあとに、きれいなカールを指でつくるのが大事です。また、ジェルやクリームを塗るときは、1本1本の髪にきちんと塗布するよう丁寧に行いましょう。また、コイリーヘアは髪が最も乾燥しやすいタイプなので、頭皮から出る皮脂を守る必要があります。髪本来の潤いを奪ってしまうため、洗髪は控えめに。痛みやすいコイリーヘアを守ることもできます。

髪の太さ

● 太い

気をつけたいのが、スタイリング剤やヘアケアアイテムの塗り残し。自分では気づいていない「塗り残し」や「ムラ」がある可能性もあるので、スタイリング剤などをつけるときは、髪を細かくブロッキングして行いましょう。また、髪が太いと「髪が硬い」と感じることもあります。その場合はお風呂でトリートメントをしたあと、しばらく置いてみて。髪が水分を含んでやわらかくなり、扱いやすくなるはずです。髪が長ければボウルメソッド（84ページ）もおすすめ。

● 細い

髪全体がのっぺりしてしまうため、重い質感のスタイリング剤は避けましょう。ヘアケアアイテムも、できるだけ軽い質感のものを。特に根元にコンディショナーがつくとぺたんこになってしまうので気をつけて。また、髪が細いと、ドライヤーなどの熱器具のダメージを受けやすいため、注意しましょう。ボリュームがほしい場合は87、88ページを参考に。勢いよくタオルドライをするのもNGです。

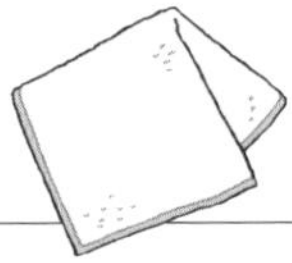

髪の量

● 多い

髪が多いとしっかりとボリュームが出る半面、うまく扱えないと、まとまりがない髪に。髪の量が多く、ボリュームを抑えたい場合はスタイリング時、ジェルをつける前に、しっかり髪を濡らし、重めのスタイリング剤（ヘアクリーム）をつけて上からブラシでとくのがおすすめ。スクランチングは控えめにしましょう。自然乾燥もボリュームダウンにつながります。また、ジェルキャストをほぐしすぎると、髪の広がりにつながるので注意して。髪が太くて多い場合は、重めの質感のヘアケアアイテムを使うとよいでしょう。

● 少ない

スクランチングの回数を増やすことで、ボリュームアップできます。また、87ページにトップにボリュームを出す方法を記載しているので、参考にしてください。

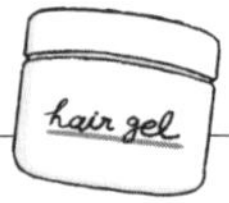

ポロシティ

● 高い
（水分が入りやすく、抜けやすい）

ヘアアレンジなどをする際、髪を強く結ばないようにしましょう（髪が切れやすいため）。また、乾燥しやすい髪のため、シャンプーの回数はなるべく少なくし、トリートメントは欠かさないこと。ヘアケアアイテムでは、油分を多く含む製品を選んだり、ダメージヘア用のものを使うのがおすすめです。毛先が絡みやすいため、扱いに注意して。

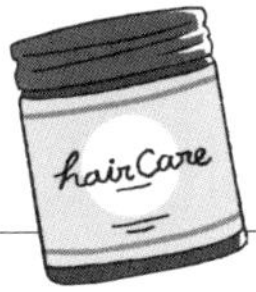

● 低い
（水分が入りにくく、抜けにくい）

シリコーンや油が髪の上に蓄積しやすいため、シリコーンを使ったヘアケアアイテムは避け、スタイリング時のオイルの使用は控えめに。髪に蓄積されたものを取り除くため、クレンジングシャンプー（94ページ参照）を1カ月に1回ほど使用してみましょう。グレープシードオイルなど、軽いテクスチャーのオイルを使うのもおすすめです。また、ヘアケア時にはぜひアルミのヘアキャップを使ってみて。熱でキューティクルが開いたところに、重めのトリートメントを塗布することで、髪に潤いを与えられるはず。

← 次のページからは、
時短する方法、カールを出す
方法など、スタイリングの
応用編を紹介！
参考にしてみてくださいね！

応用スタイリング
01

時間がないときの
爆速スタイリング

Styling

時間がないときに30分程度でできるスタイリングを紹介します。ブラッシングを一部省略&7割乾燥で時短。

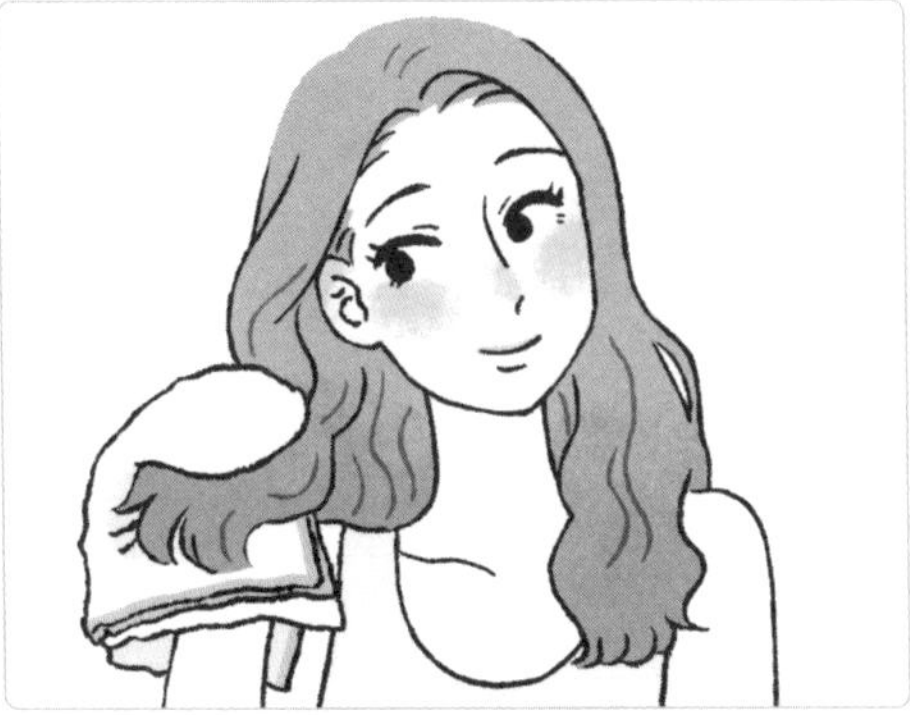

1

マイクロファイバータオルで水分をしっかりとる

髪を濡らすところまでは69ページと同様。時間短縮のため、まず水分をタオルで拭きとります。ゴシゴシとこすらず、きゅっと押さえるかたちで水分オフ。

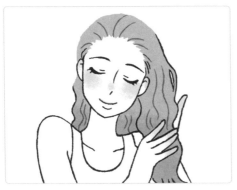

2

ヘアクリームをつける

ヘアクリームを手にとり、髪全体になじませましょう。油分多めのものを使うと、オイルの役割も果たしてくれ、オイルの工程をカットできます。

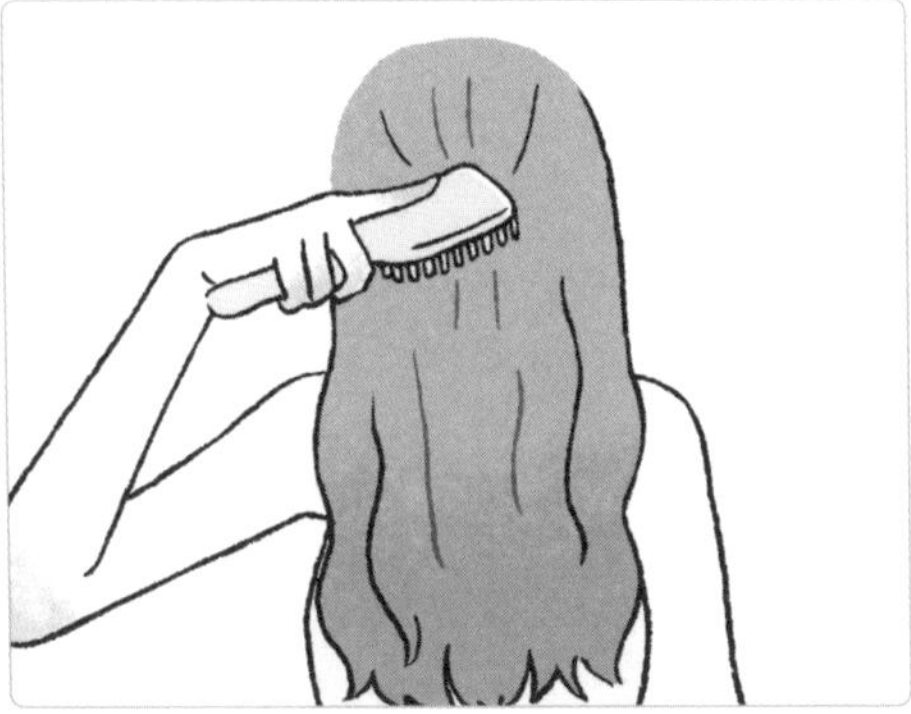

3

髪を前にもっていき、ブラシで、髪全体をとかす

通常は細かく毛束をつくってブラッシングしますが、時間がないときは髪をすべて前にもってきて、ブラシで全体をざっくりとかします。

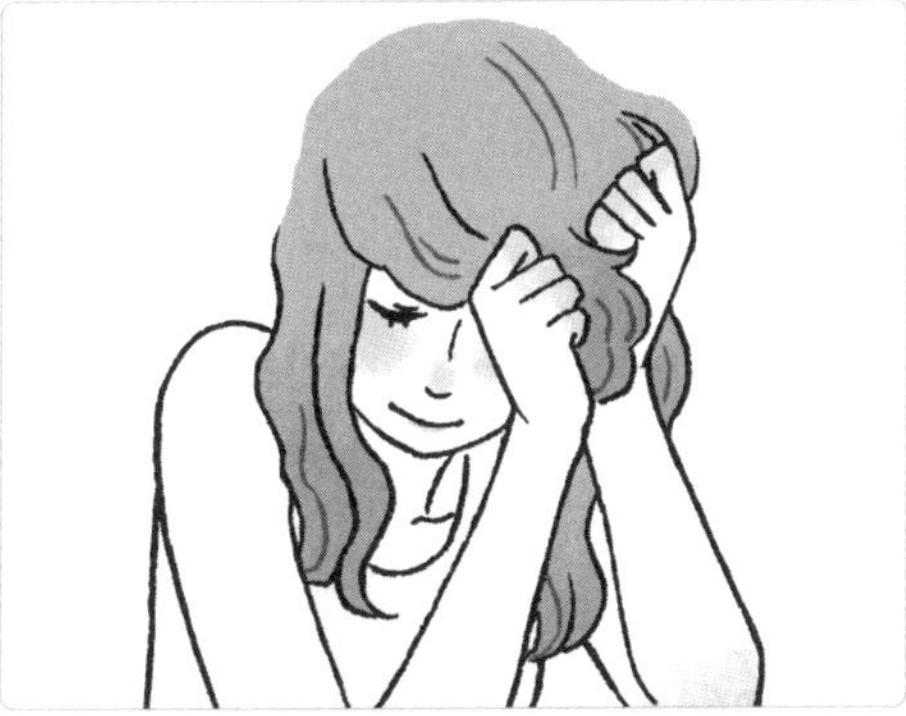

4

ジェルをなじませ、スクランチング

ジェルを手にとり、両手にまんべんなく広げ、両手の平で髪の毛を挟むようにして、髪全体になじませます。ジェルがなじんだら、スクランチングを（スクランチングの詳細は72ページ）。

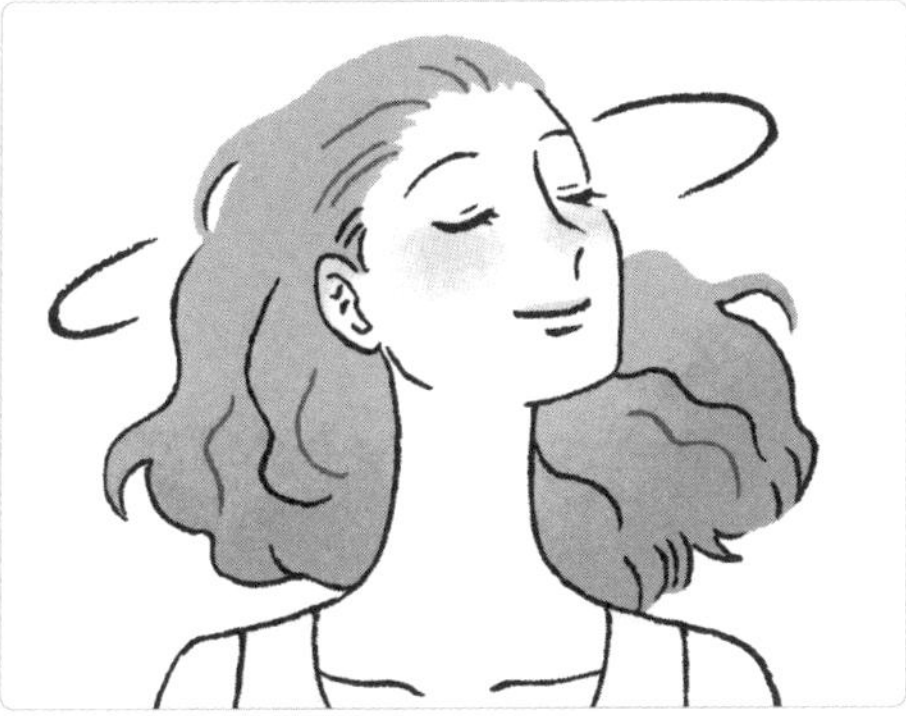

5

頭をシェイクしてカールを出す

髪の毛全体を後ろへ戻し、軽く頭を左右に振りましょう。この動きでもカールが出ます。髪を後ろへ戻すときも、できるだけ髪に触れないように。

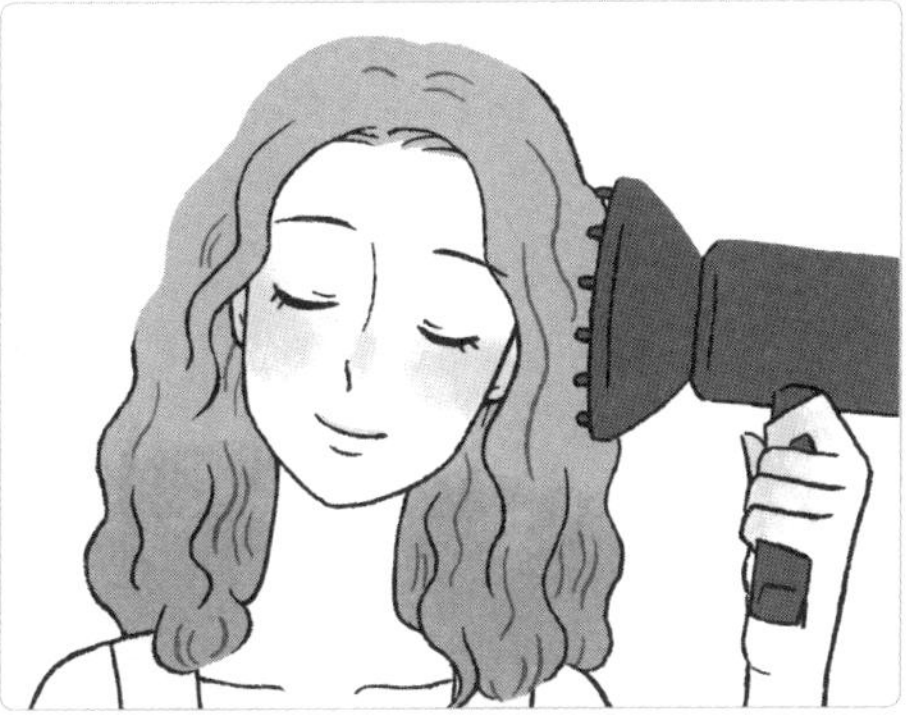

6

根元をディフューザーつきドライヤーで乾かす

ディフューザーつきドライヤーで髪を乾かします。手で髪を触らないこと。7割程度乾けばOK。ドライヤースタンドを活用して髪を乾かせば、手が自由になり、その間にメイクなどができます。

応用スタイリング
02

ロングヘア・硬い髪質の
人におすすめ!
ボウルメソッド
Styling

ヘアクリームを水と混ぜ乳化させます。ロングヘア&髪の毛が硬い人向け。かなりツヤが出るおすすめの方法です。

1 髪の毛を濡らし、ヘアクリームをなじませる

髪を濡らし、ヘアクリームをたっぷりつけ、両手で髪にもみこみます。

2 水を張ったボウルに髪の毛をつける→もむ

髪を前か横にたらし、水を張ったボウルに毛先中心に髪の毛を浸たし、手で水をしっかりもみこみます。数回、浸す→もみこむをくり返し、髪にたっぷり水を吸わせましょう。クリームが水に入って混ざっても大丈夫です。

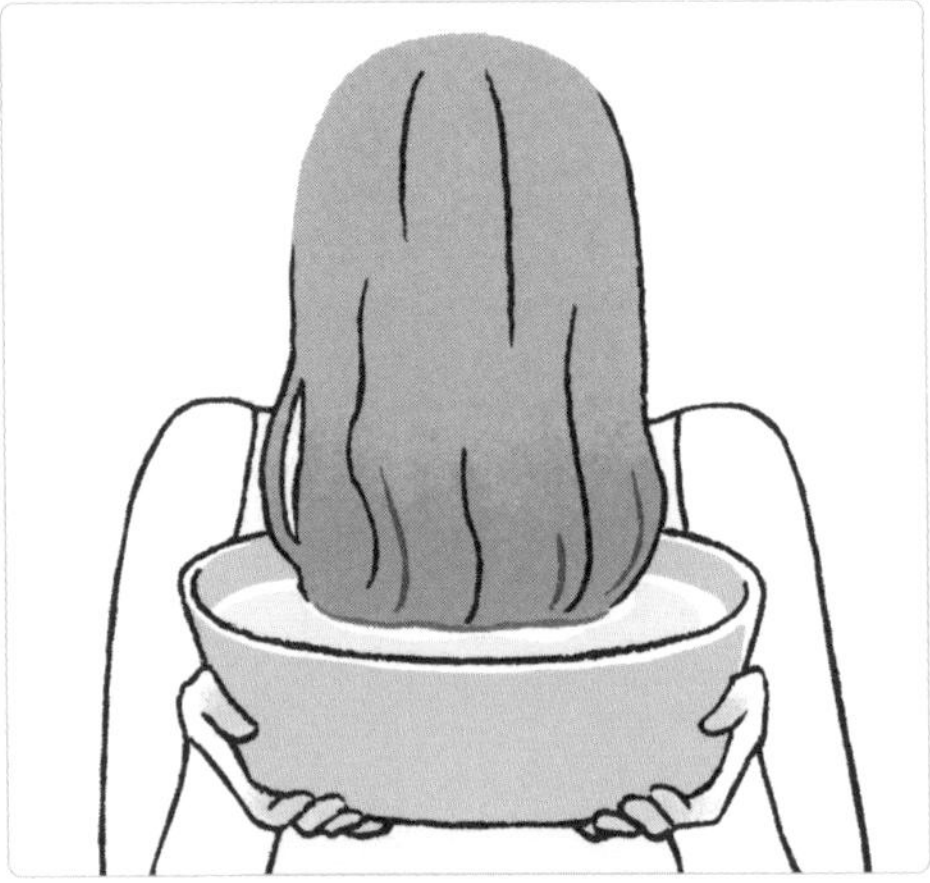

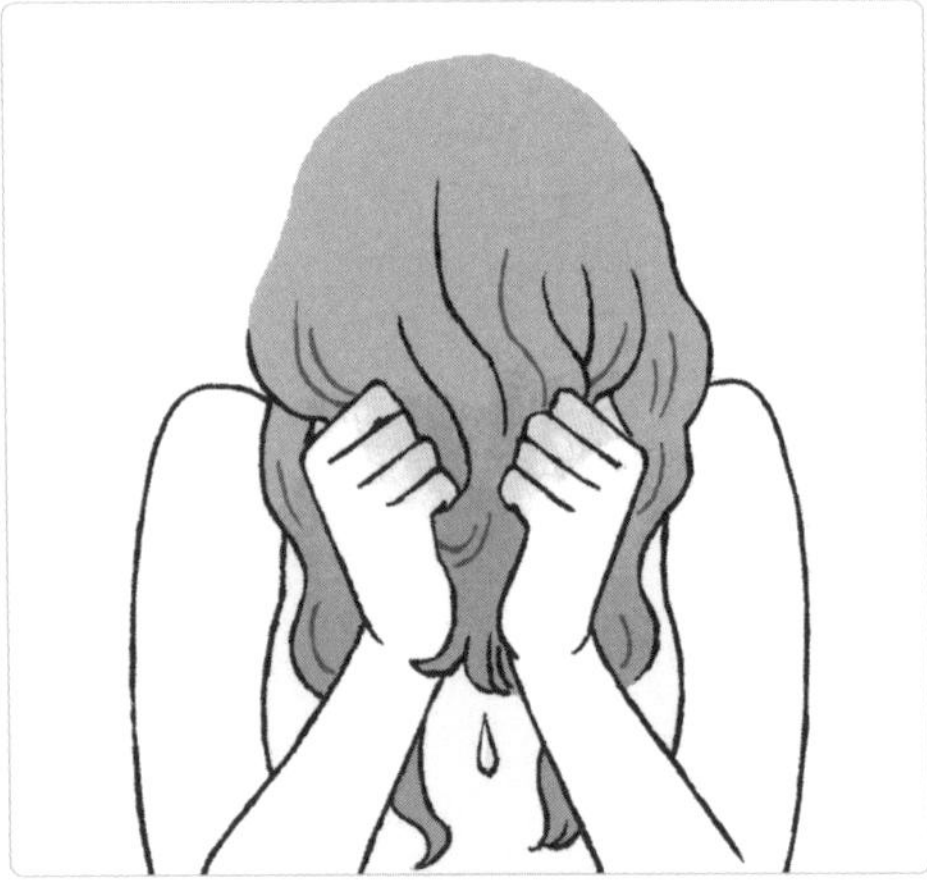

3 ジェルをなじませ、スクラチング後、乾燥

ジェルを髪全体にたっぷりなじませたあと、頭を左右に傾けつつ、いろいろな方向から何度も髪をもみます。その後、髪を乾かして終了(乾かし方は73〜77ページ参照)。

応用スタイリング 03

カールをきれいに出したい!

フィンガーコイリング

Styling

カールの弱い部分やカールを強く出したい部分に使える超簡単テクニック。次のページで紹介するフィンガーローリングのほうがカールが強く出ます。

1 髪の毛を濡らし、ヘアクリームをなじませる

髪を濡らし、ヘアクリームをたっぷりつけ、両手で髪にもみこみます。このとき水音がしなければミストで水を足します（詳しくは69～70ページ参照）。髪の量が多い人はブロッキングして行いましょう。

2 カールを出したいところを、フィンガーコイリング

ひとつまみぶんの毛束をとり、片手の人差し指に毛束をまきつけ、手を毛先のほうに移動させながら、毛束全体をねじります（コイリング）。ねじりながら軽く引っ張るような感じで。髪全体がしっかりねじれたら、そっと指をはなしましょう。カールを出したい髪、すべてに行います。

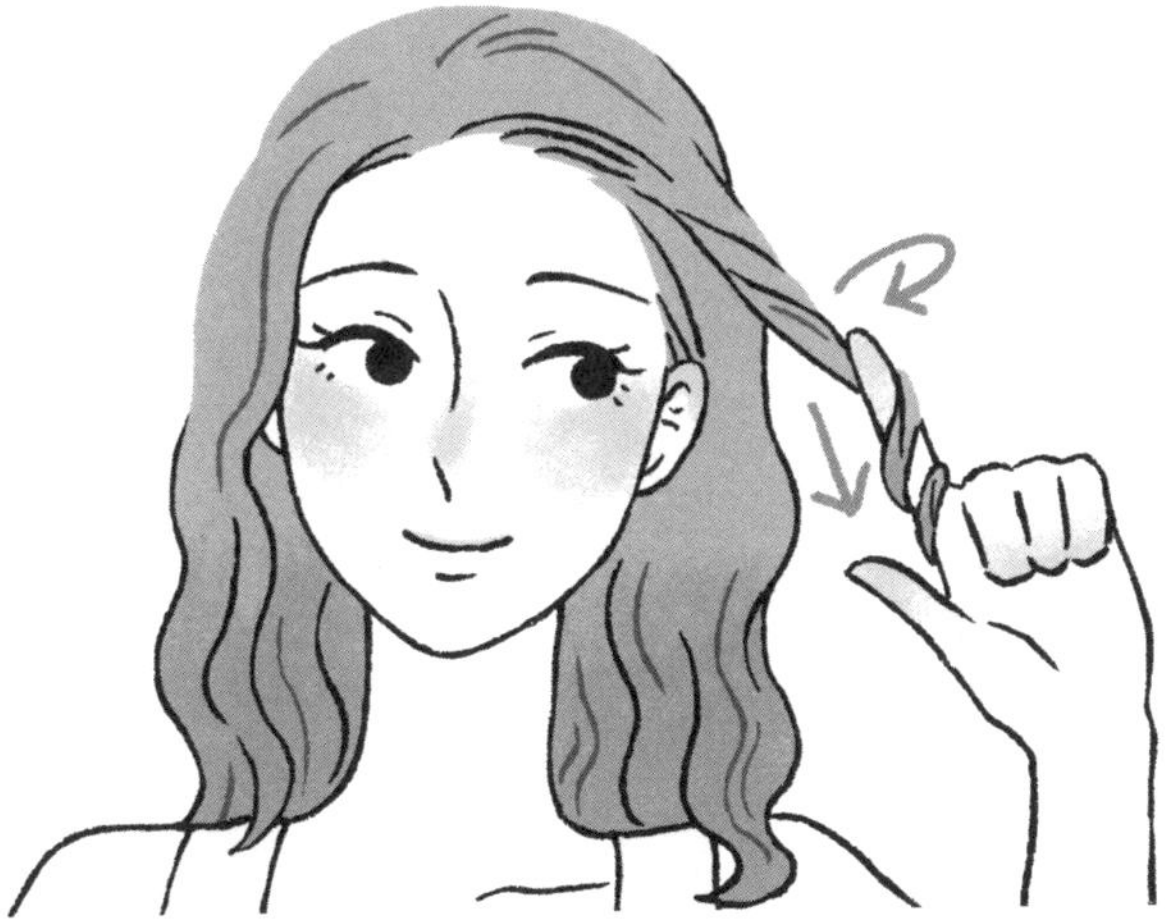

3 ジェルをなじませ、スクランチング後、乾燥

動画でCHECK!

ジェルを髪全体にたっぷりなじませたあと、頭を左右に傾けつつ、いろいろな方向から何度ももみこみます。その後、髪を乾かして終了（乾かし方は73～77ページ参照）。

フィンガーコイリングより強くカールを出したいときに。フィンガーローリングなら憧れのタテロールも夢じゃないかも。

応用スタイリング 04

カールを強く出したい！

フィンガーローリング

Styling

1 髪の毛を濡らし、ヘアクリームをなじませる

髪を濡らし、ヘアクリームをたっぷりつけ、両手で髪にもみこみます。このとき水音がしなければミストで水を足します（詳しくは69〜70ページ参照）。髪の量が多い人はブロッキングして行いましょう。

2 カールを出したいところを、フィンガーローリング

ひとつまみぶんの毛束をとり、両手の人差し指を毛先付近に添えます（毛束を挟むように毛束の左右に添えましょう）。両人差し指を回転させて毛束を転がしながら、内側に巻き上げます（ローリング）。根元近くまで毛束を巻いたら、カールをこわさないよう指をそっと引き抜いて。コイリングより強いカールが出るはずです。

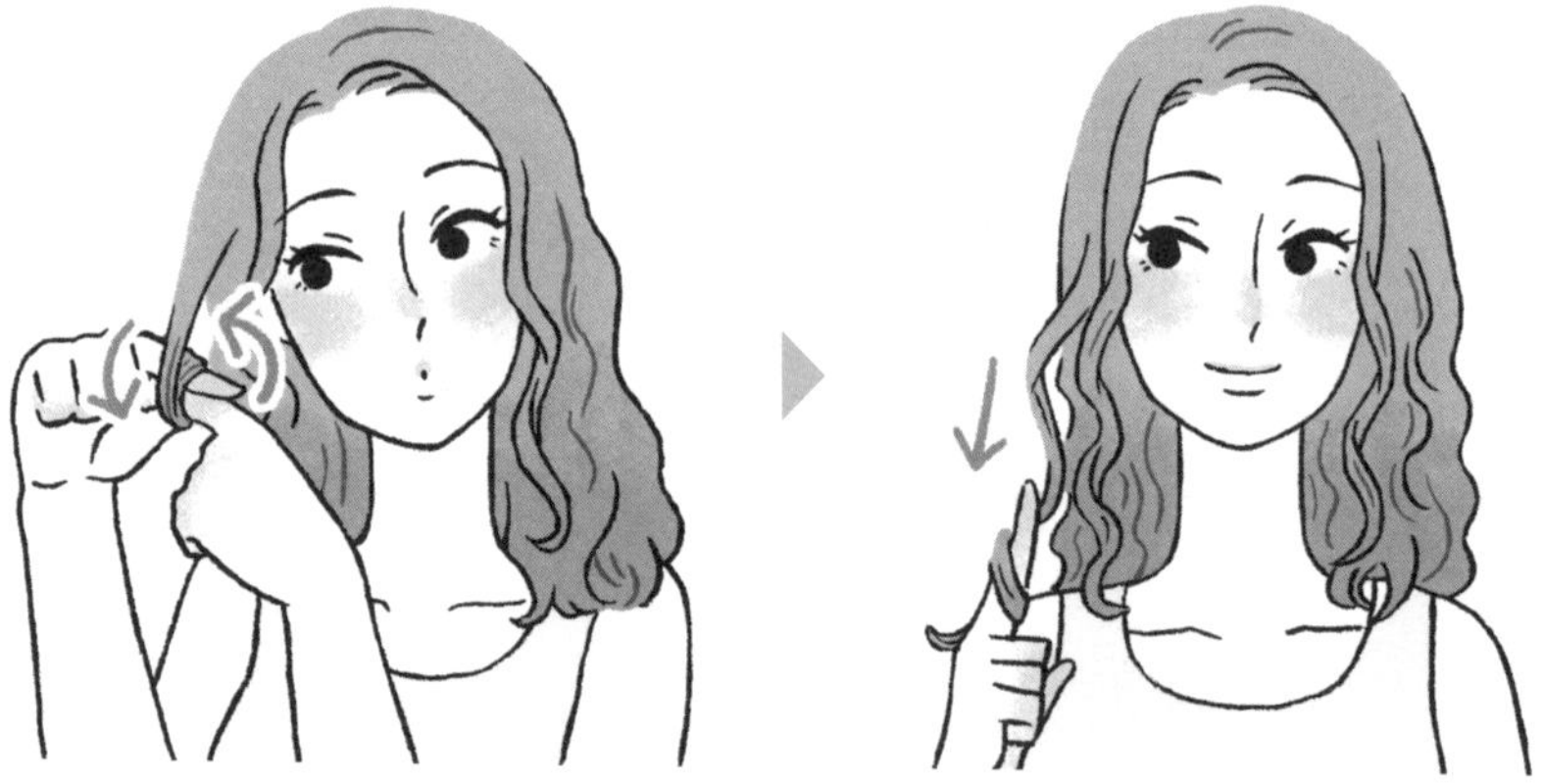

3 ジェルをなじませ、スクランチング後、乾燥

ジェルを髪全体にたっぷりなじませたあと、頭を左右に傾けつつ、いろいろな方向から何度ももみこみます。その後、髪を乾かして終了（乾かし方は73〜77ページ参照）。

動画でCHECK!

応用スタイリング 05

ボリュームを出したいときに！

クリップドライ

Styling

カールは出るけれど、トップがペタンコになりがちな方におすすめ。小さいヘアクリップ（67ページ参照）を10個ほど用意してから始めましょう。

1 髪を濡らし、ヘアクリーム→ジェル

69～71ページの要領で、髪を濡らして、ヘアクリームをつけ、ブラシで毛束をつくります。毛束ができたら髪全体にジェルをなじませ、スクランチングを行います。

2 クリップを髪の根元につける

毛束を細くとり、頭皮から3cm程度のところに、根元を立ち上げるようにクリップをさします。数か所同様に。根元以外にはつけないこと。

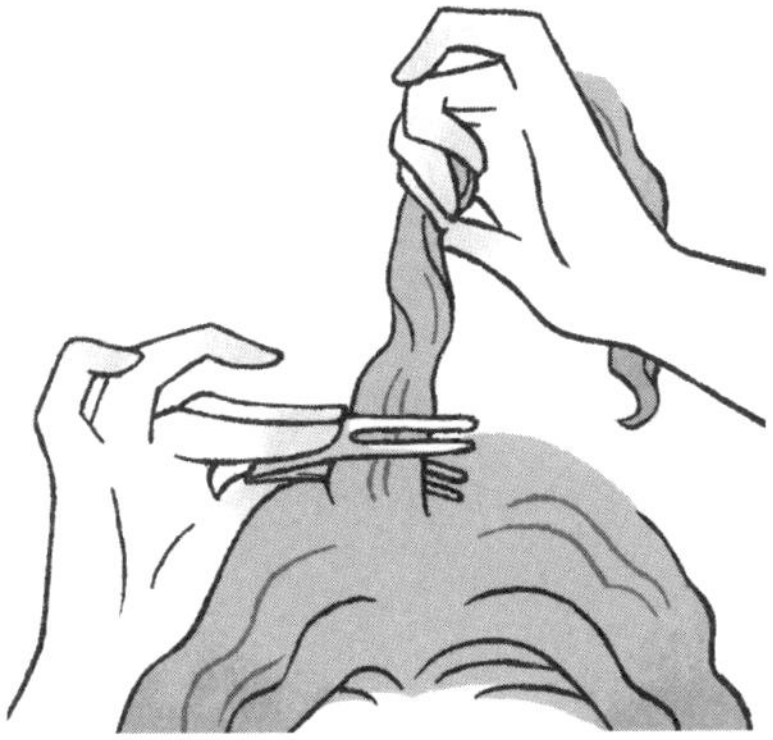

クリップをさす

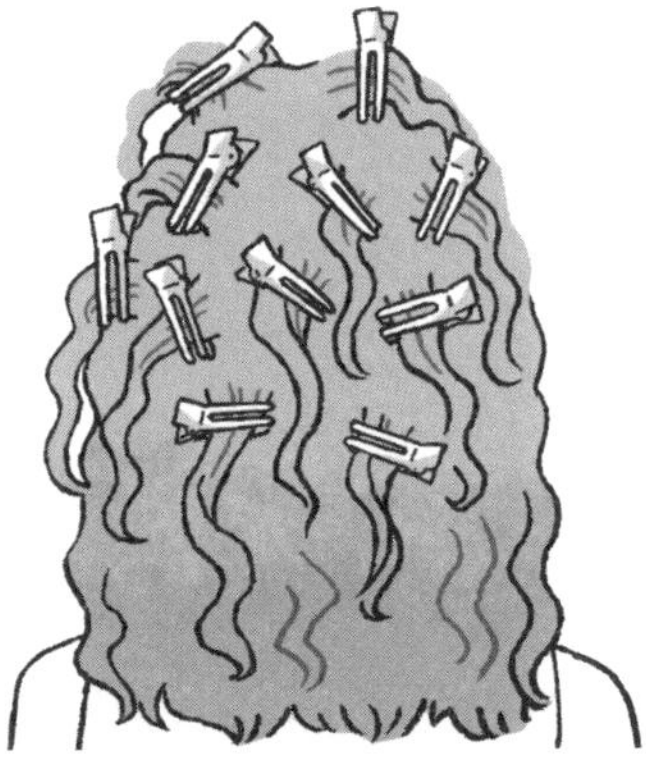

これで自然乾燥

3 自然乾燥2時間→ディフューザーつきドライヤーで乾燥

クリップをつけたまま2時間自然乾燥し、ディフューザーつきドライヤーで乾かします（乾かし方は73～77ページ参照）。乾いたらクリップをとり、髪の根元を軽くマッサージ。

Column_02

髪にボリュームをしっかり出したいときのヒント

クセ毛を活かすスタイリングをしている方の中には、「なかなか髪にボリュームが出ない」という方も。

ここでは、髪にボリュームを出すためのヒントをいくつかお伝えします。

ヒント1 スタイリング時の水分量をチェック!

クセが弱めの方の場合、スタイリング時に水を髪につけすぎると、水分の重さでカールがダレて（のびて）しまい、ボリュームがうまく出ないことがあります。もし、水を多めにふきかけているのに、ボリュームが出ない場合は、タオルで水分をとってからスタイリングをしてみましょう。

ヒント2 スタイリング剤を変えてみる

ヘアクリームやジェルを使ってボリュームが出ない場合は、軽めのスタイリング剤に変えてみましょう。

ムースを使うほうが髪に合っていて、ボリュームが出ることもあります。

ヒント3 乾かし方を変えてみる

ディフューザーつきドライヤーで髪を乾かすとき、頭をいろいろな方向に動かしてみましょう。顔を真下に向け、髪を前に思いっきり垂らして乾かす、頭を横に向けて乾かすなど、頭を動かしながらドライヤーで乾かすと、ボリュームが出やすいです。


合う方法は人それぞれ!

少しでもヒントになれば幸いです。

Part 03

もっとクセ活を楽しむ！「ヘアケア」の方法

クセ活をより充実させるのが、ヘアケア。
髪を健康に保つために大事なことをお伝えします。
できる範囲から取り入れてみてください！

2つのポイントを押さえると、髪がみるみる変わる

クセ活のスタイリングはいかがでしたか？

もし「もっとクセ活を楽しみたい！」と思ってもらえたなら、次はヘアケアにも挑戦してみましょう。クセ活のヘアケアで大事なことは次の2つ。

① 水分をたっぷり入れ、逃がさないようにする

⬇コルテックスが水分を保持した健康的な髪に。また、ツヤのあるきれいなカールになる。

② 摩擦を減らしてダメージを避ける

⬇パサつき感がなくなり、浮き毛も目立たなくなる。

①を実践するため、ヘアケアアイテムの成分にこだわり、水分が髪に入りやすい状態にしましょう。次からの項目に詳しく記載しますが、髪に水分を入れにくくする成分（シリコーン）や、髪を乾燥させる成分（アルコール）を避けることが大切です。また、シャンプーやトリートメントで水分を補うことも重要。

洗髪後、ＰＡＲＴ２でご紹介したスタイリングをする流れになりますが、すでに見ていただいたようにスプレーボトルで髪にしっかり水分を与えつつ、ヘアクリームやオイルで水分を閉じ込め逃がさないようにします。

②の髪の摩擦を減らす方法でまず大事なのは、髪が乾いた状態でのブラッシングをやめること。ブラッシングは「髪が濡れている＋トリートメントなどがついている」滑りのよい状態で行うようにしてください。

また、寝ているとき、寝具と髪との間に生まれる摩擦を防ぐことも重要です。シルクのナイトキャップやピローケースで髪を保護できれば、きれいなカールを翌日以降も楽しめます。

この２つのポイントを押さえられるヘアケアの方法を、ここからしっかり説明していきます！　ただし、これはあくまでも私がいいと思って実践している方法。

こちらの方法をベースに、ご自身の髪にぴったり合う方法を見つけてくださいね。

日々使うシャンプー、どう選ぶ？

クセ活ではシャンプーの頻度を週1〜2回程度にすることをおすすめしています。私自身も夏以外は週1回程度ですが、問題なく過ごしています。

PART1でもふれましたが、シャンプーの機会が増えるほど、ただでさえパサつきやすいクセ毛をさらに乾燥させてしまいます。また、髪を洗うことで摩擦が起こり、ダメージを負う機会が増えるのです。

「それならいっそ、シャンプーをしないでお湯で洗うだけのほうがいい？」「昔の人のようにブラッシングだけでいい？」かといえば、それは違います。

ヘアケアにおいては、頭皮と頭髪を清潔に保つことがとても重要。清潔な頭皮はいわば健康な土と同じ。健康な土でなければどれほど上質な栄養を補っても、丈夫できれいな花は育ちません。頭皮が健康だからこそ、健やかな髪が育ち、きれいなカールもつくれるのです。

頭皮を健康に保つためには、洗わなすぎも、洗いすぎもNGです。髪質と同様に、頭皮も人それぞれ。硬さも皮脂の出方も、個人個人で違います。自分に合ったベストな洗髪回数、洗髪方法を見つけるのが大切です。クセ活では週1〜2回ほどの洗髪を推奨はしますが、自分に合っていなければ、もっと洗髪回数を増やしましょう。

一般的に、男性よりも女性のほうが皮脂の量は少なく、30代をピークに頭皮から出る皮脂の量は減っていく傾向にあります。個人差はありますが、30代以降の女性であれば、それほど皮脂を頻繁に洗い流す必要はないと思います。

また、日々使うシャンプーは、次のページにある「ロープー、ノープー、コーウォッシュ」の中から、自分に合ったものを選びましょう。サルフェート入りのシャンプーは洗浄力が強すぎて、髪の毛の乾燥を招く恐れが高いため、できるだけ使わないように。ただ、ここでも〝自分に合った方法〟を見つけることが何より大事。無理しない範囲で取り入れていただけたらうれしいです。

シャンプーの種類と違いを知ろう

クセ活では使わないでほしい「洗浄力が強いシャンプー」と、髪の潤いを守る「おすすめしたいシャンプー」をジャンル分けし、まとめました。シャンプー選びの参考にしてください。

サルフェート入りシャンプー　ほぼ使わない

サルフェートとは硫酸系化合物を指します。市販の多くのシャンプーがこの種類にあたり、成分表に、ラウリル硫酸Na、ラウレス硫酸Naのように「〜硫酸」と書いてあれば、サルフェート入りシャンプーのはず。洗浄力が強いので、クセ活では基本的に避けてください。クセ活を本格的に始める前に、最後に一度この種類のシャンプーを使い、蓄積されたシリコーンやオイルを除去して髪をリセットする「ファイナルウォッシュ」を行うことも。

洗浄力 強

クレンジングシャンプー（クラリファイングシャンプー）　たまに使う

Clarifying shampoo。サルフェート系よりはやや洗浄力が弱いのが特徴。サルフェートが入っておらず、オレフィン（C14-16）スルホン酸Na、石けん素地、純石けん分、脂肪酸ナトリウム、脂肪酸カリウムのような成分表示があるものはこの種類にあたります。日常使いは避けてほしいのですが、汚れをしっかり落としたいとき、また、髪に付着・蓄積したスタイリング剤を除去したいときは、このシャンプーを使うのも◎。ただ、頻度は2カ月に1度ほどにしましょう。自家製のリンゴ酢リンスでも代用可能（レシピは134ページ）。

ロープー（低刺激シャンプー）　日々使う

Low Poo。クレンジングシャンプーより洗浄力が弱いシャンプーはここに分類されます。サルフェート・エタノール・シリコーン入りでなく、成分名に「〜ベタイン」とつくもの（コカミドプロピルベタイン、ココベタイン等）や、「〜グルタミン酸」「アラニン」「タウリン」「グリシン」とつくもの（ココイルグルタミン酸Na、ラウロイルメチルアラニンNa、ココイルメチルタウリンNa等）が該当します。

ノープー(クリームシャンプー) 日々使う

NoPoo。クリームのようなテクスチャーのシャンプーで、見た目はほぼコンディショナー。「クリームシャンプー」と呼ばれることも。サルフェート・エタノール・シリコンフリーのものを選びましょう。配合されている油性成分が、皮脂汚れなどの油性汚れになじみ、浮き上がらせて落とします。慣れ親しんだシャンプーに比べ、すっきりした洗いあがりとはいいがたいので、慣れるまでは洗った感じがしないかもしれません。

洗浄力 弱

コーウォッシュ(コンディショナーウォッシュ) 日々使う

Co-Wash。コンディショナーウォッシュのことで、シャンプーではなく、一般的なコンディショナーで頭皮を洗う方法を指します。コンディショナーにもわずかに界面活性剤が含まれるため、洗浄力は弱いのですが、やさしく洗うことができるのです。シリコーンを含まなければ、どんなコンディショナーでもよいですが、おすすめの成分名は「〜クロリド」で終わるもの。たとえばステアロキシプロピルトリモニウムクロリド、ベヘントリモニウムクロリド、あるいは、ボタニカル系のローズマリー、ラベンダー、ティーツリーが配合されているものがよいでしょう。

髪を濡らさず、すっきりできる!

ドライシャンプー たまに使う

汗やベタつき、においが気になるけど、洗髪するほどではない…。そんなときは、髪を濡らさずに使えるドライシャンプーを。髪や頭皮にスプレーするだけで、皮脂汚れをとってくれるものなど、種類も豊富。お気に入りを探してみましょう。

基本は週1～2回というけど…
シャンプーの頻度の見極め方

髪を洗いすぎないことを推奨していますが、よい洗髪頻度は人それぞれ。
以下に目安を設けてみたので、参考にしてみてください。
もちろん毎日洗いたい人は洗ってもOK。

▶ シャンプーの頻度を増やしてOK

- ☑ **ゆるいウェーブの人**
- ☑ **頭皮がかゆくなりやすい人**

2～3日に1回の頻度でロープーを！

▶ 多めに洗髪したほうがいいとき

- ☑ **頭皮が脂ぎっている、ギトギトした感じがする**
- ☑ **運動をよくした日、夏場など汗をよくかいた日**

汗をかいていたり、気持ち悪かったりしたら我慢せずにロープーを！

▶ シャンプーの頻度を減らしてOK

- ☑ **コイリーヘア・カーリーヘア**
- ☑ **ダメージやパサつきが気になる人**

コイリーヘアの人…1週間に1回コーウォッシュか、ノープー＋2カ月に1回クレンジングシャンプーを！

カーリーヘアの人…1週間に1回の洗髪でもOK。使うシャンプーをコーウォッシュかノープー⇒ロープー⇒コーウォッシュかノープー…と、交互に変えていくのがおすすめ。

クセ活式 髪の洗い方

髪にダメージを与えない洗髪の流れと方法をお伝えします。

乾燥が気になる方のみ

髪の乾燥が気になる方は洗髪の30分前に、髪にオイルを数滴塗りましょう。これをプレシャンプーと呼びます。プレシャンプーによって、シャンプーに含まれる洗浄成分から髪を守ることができます。

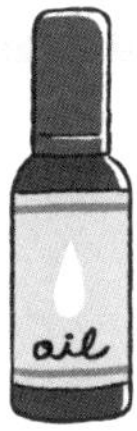

1 ぬるま湯で予洗いする

低温＆弱い水圧のシャワーで、まんべんなく髪を濡らします。予洗いだけで埃や汚れが落ちるのでやさしく数分洗い流しましょう。

2 ブラッシングをする

髪の絡まりをほどきます。トリートメントを濡れた髪の毛先に少しなじませ、滑りをよくしてから目の粗いブラシか指で髪をとかします。

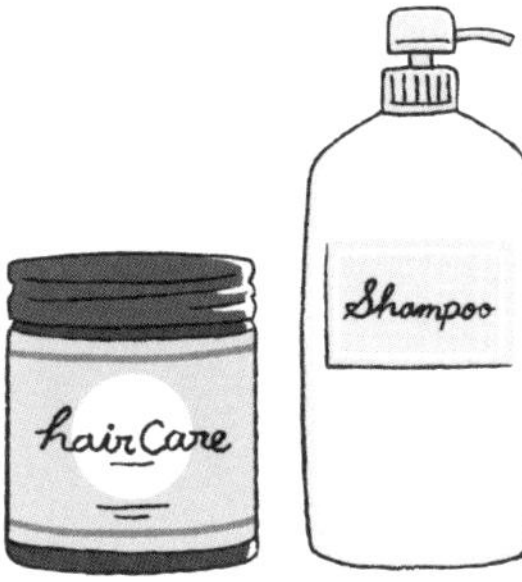

3 頭皮中心に洗う

指先に1～3プッシュ分のシャンプーをとり、指の腹で頭皮をマッサージするように洗います。髪の毛はゴシゴシこすらないで。泡立ったら（クレンジングシャンプー・ロープーの場合）その泡を髪全体にまんべんなく塗るようなイメージで洗っていきます。

POINT

ノープー・コーウォッシュの場合は、洗髪途中に水で髪を軽く濡らして再度頭皮を念入りにマッサージしましょう。指通りがよくなり、クリームが乳化することで頭皮の汚れが落ちやすくなります。

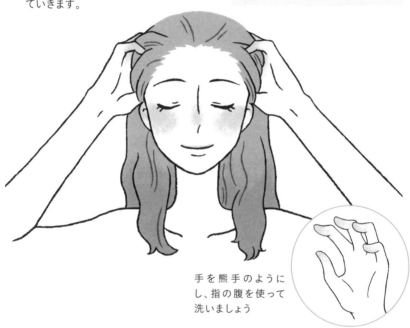

手を熊手のようにし、指の腹を使って洗いましょう

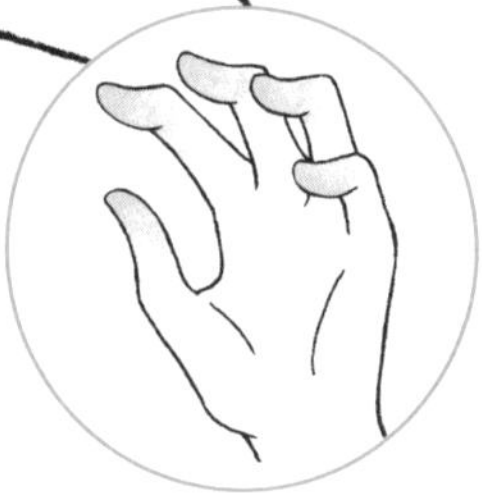

4 しっかりとすすぐ

シャンプーが頭皮に残らないよう、しっかり洗い流しましょう（2～3分目安）。ノープー・コーウォッシュの場合は通常の時間に1分追加し、すすぎましょう。

5 トリートメントを髪にまんべんなくつけ、ブラシでとかす

ピンポン玉大以上のトリートメントを手にとり、指で髪（特に毛先）をほぐしながらなじませましょう。頭皮にはつけないこと。目の粗いブラシ（あれば、タングルティーザーのザ・ウェットディタングラー）でやさしく髪を梳《す》きます。髪の摩擦を防ぐため、毛先のほうから梳き、絡まりがとれてから髪全体を梳きましょう。

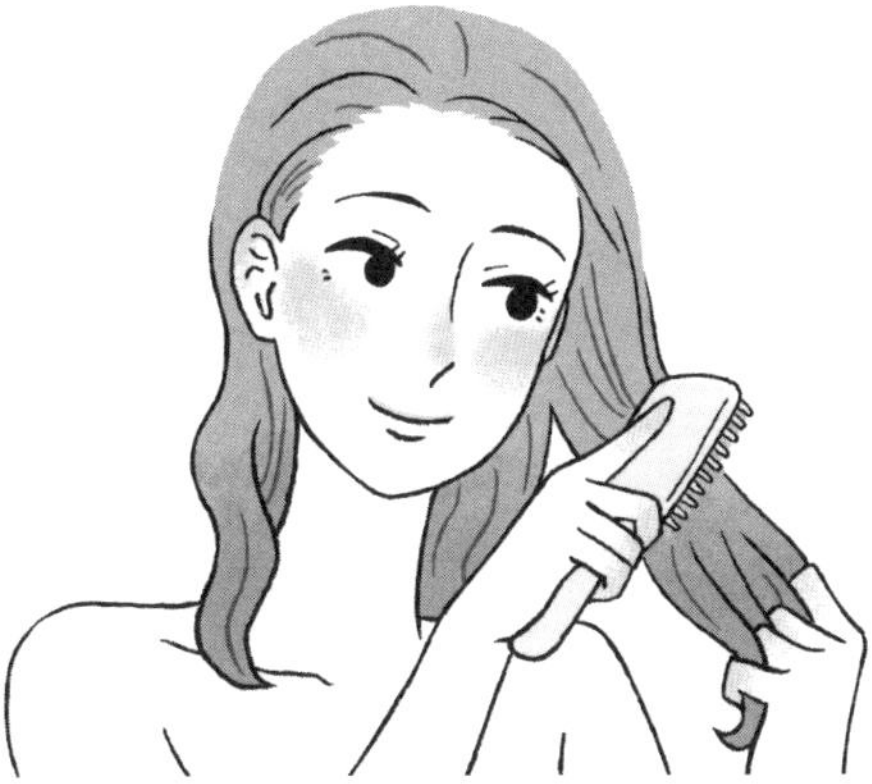

6 数分置いたあと、洗い流す

数分間そのままにして、トリートメントを髪に浸透させます。このとき、低ポロシティの人はアルミヘアキャップをかぶるのがおすすめ。その後、低温＆弱い水圧のシャワーで洗い流しましょう。

7 タオルで水分オフ→スタイリングに

タオルで水分をやさしくふきとります。あまり水分をふきとりすぎないのがポイント。本当に表面を少しタオルで押さえるだけでOKです。このあと、スタイリングをする場合は、髪が濡れた状態のままPART2の基本のスタイリングのステップへ（69ページ）。夜洗髪して、次の日スタイリングをする場合は、ドライヤーでやさしく乾かすか、自然乾燥を。

トリートメント選びで絶対に外せないポイントとは

コンディショナー、トリートメント、ヘアマスク、ヘアパック…。どれも髪をケアするためにつけるアイテム。メーカーによって定義は違うものの、コンディショナーは髪の表面に作用するもので、トリートメントは内部補修するものという考えが一般的なので、クセ活中はトリートメントを使うことをおすすめします。

ここでは、クセ活をするうえで、どうやってこれらのヘアケアアイテムを選べばいいのか、その選び方のポイントをお伝えします。

まず、選び方の基準として大事なのが「シリコーンが入っていないこと」。シリコーンは髪に堆積しやすく（この堆積は「ビルドアップ」と呼ばれます）クセ活で推奨する洗浄力がやさしいシャンプーでは落としきれない恐れがあるのです。また、このビルドアップはシリコーンだけでなくワックス、カチオン性ポリマー、ミネラルオイルなどでも起きえることを知っていただければと思います。

もし、成分名に「〜コン」「〜シロキサン」が入っていたら、注意。これらは、シリコーンの表示名である可能性大です。次に、よく見られるシリコーンの表示名を記載するので参考にしてください。

・ジメチコン　・ビニルジメチコン　・フェニルトリメチコン
・アモジメチコン　・シクロペンタシロキサン　・ジメチコノール

だからといって、「シリコーン＝有害」なわけではありません。洗浄力が弱いシャンプーでは落ちにくいため、本書ではおすすめしていませんが、シリコーンはそもそも医薬品や化粧品にも使われており、人体にとって安全という報告もあります。

また、ご存じかもしれませんが、コンディショナーなどの成分表示は、配合量が多いものから順に並んでいます。シリコーン系の成分が6、7番目以降に書いてあれば、配合量が少ないことが多いので、蓄積をそこまで心配する恐れはないという説もあります。

シリコーンの表示順が上位にないかをチェックし、そのうえで、髪の内部補修・タンパク質の構造維持のための成分（ジグルコシル没食子酸、r-ドコサラクトン、PPT、PPT誘導体、リンゴ酸、糖誘導体、ベタイン等）が配合されているものを選びましょう。

ツヤツヤカールが続く「寝るときのヘアケア」

せっかくきれいにスタイリングをして寝たのに、朝起きたらボサボサ&カールが崩れている…。それは、寝返りをうつたび、枕と頭に挟まれて髪がこすれるからです。

髪を洗わない数日間もきれいなカールを保つため、またそもそものダメージを減らすため、寝ている間もヘアケアを行いましょう。

髪をお団子にして寝る（105ページ参照）だけでもある程度の摩擦は防げますが、一般的なコットン素材の枕カバーはキューティクルを傷つけ、切れ毛の原因になるといわれています。そこでおすすめなのがシルク素材。ツルツルと滑らかなシルクは摩擦を減らし、静電気の発生を防いだり、潤いを保ってくれたりと、髪によいことづくめです。

枕カバーをシルクに変えると、髪の摩擦を大幅に防げますが、それでも摩擦がまったく起きないわけではありません。顔や頭と寝具の間にある髪には、ある程度の摩擦が起きます。

あおむけで、髪を上に扇状に広げて寝れば、摩擦も少なくなり、カールもかなり崩れま

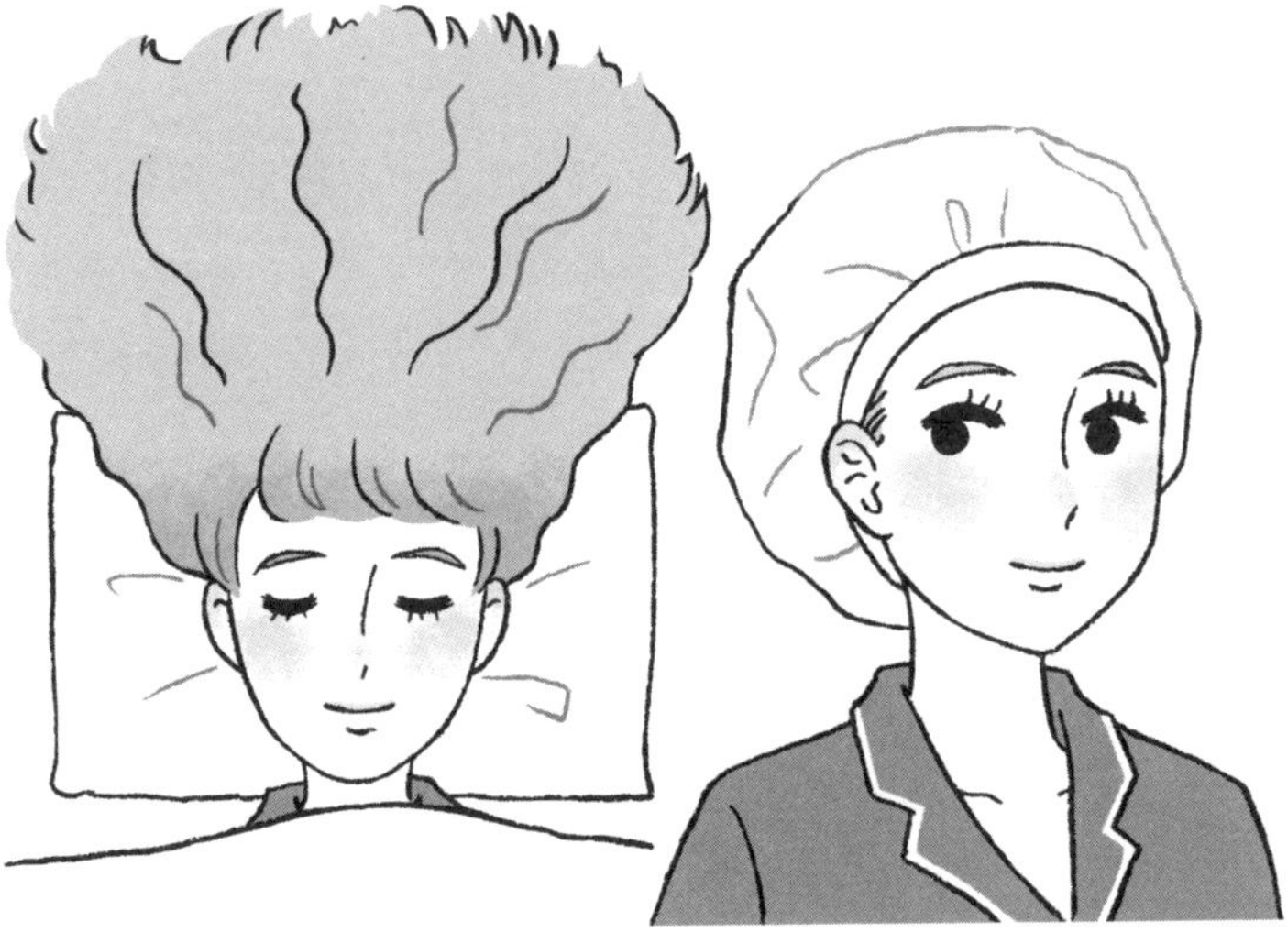

髪を扇状に広げて寝たり、シルクのヘアキャップをかぶるとカールが崩れない

せんが、朝までずっと同じ体勢で寝続けるのはなかなか難しいですよね。そこでおすすめしたいのが、髪を覆うシルクのヘアキャップ、またはシルクのスカーフで髪をまとめる方法。シルクのスカーフはできるかぎり大判（90㎝四方〜）のものを。寝ている間にほどけにくい巻き方をこのあと詳しくご説明します。キャップとスカーフは、旅先にも忘れずに持っていくようにしてくださいね。

寝ている間にキャップやスカーフが外れてしまう、または頭を覆われていると寝づらいという人もいると思いますので、やはりシルクのピローケースは1つ用意しておきたいところです。シルクではなく、サテンでもOKですよ！

また、ジェルをつけたまま寝る場合髪に埃がついたり、スタイリング剤が枕につくことで、顔などの肌荒れにつながったりする可能性もあります。そういった点からも、ヘアキャップやスカーフを活用してほしいと思います。

髪の摩擦を防ぐ シルクのスカーフの巻き方

摩擦から髪を守るためのシルクのスカーフの巻き方をチェック。
カールをつぶさないよう、髪を包むときはふんわりと。

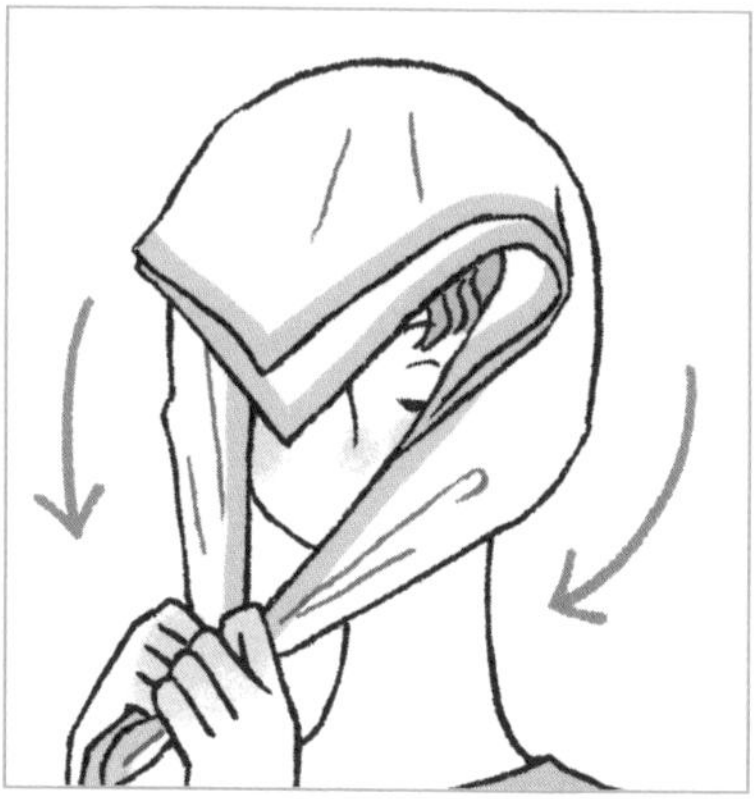

1 大判のスカーフを用意し、三角に折ります。三角の底辺の中心をうなじにぴったり添わせ、頭に巻きます。

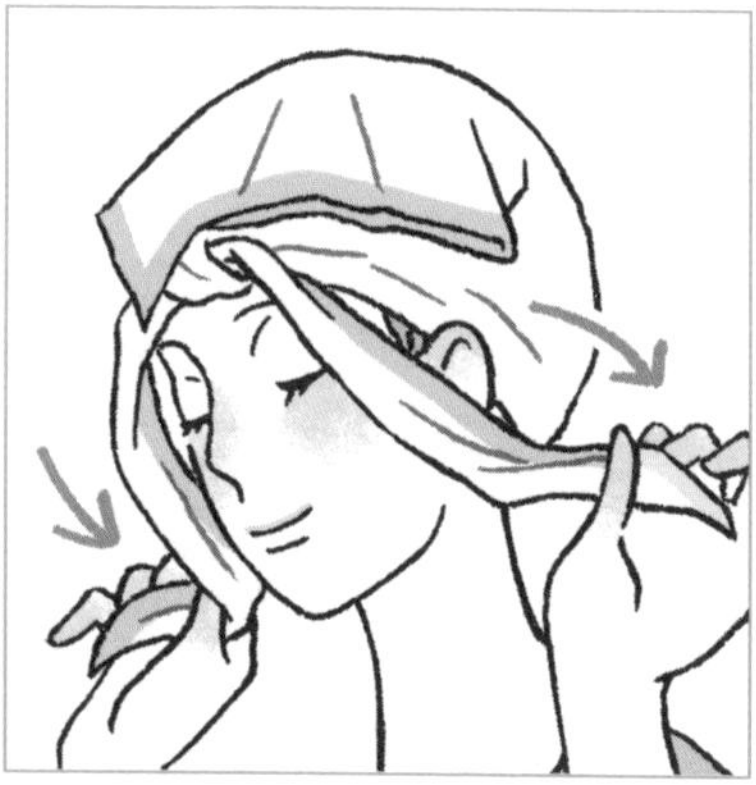

2 三角の両端を額の生え際あたりで一度結び、余った端を後ろへ。うなじの上あたりでもう一度結びます。

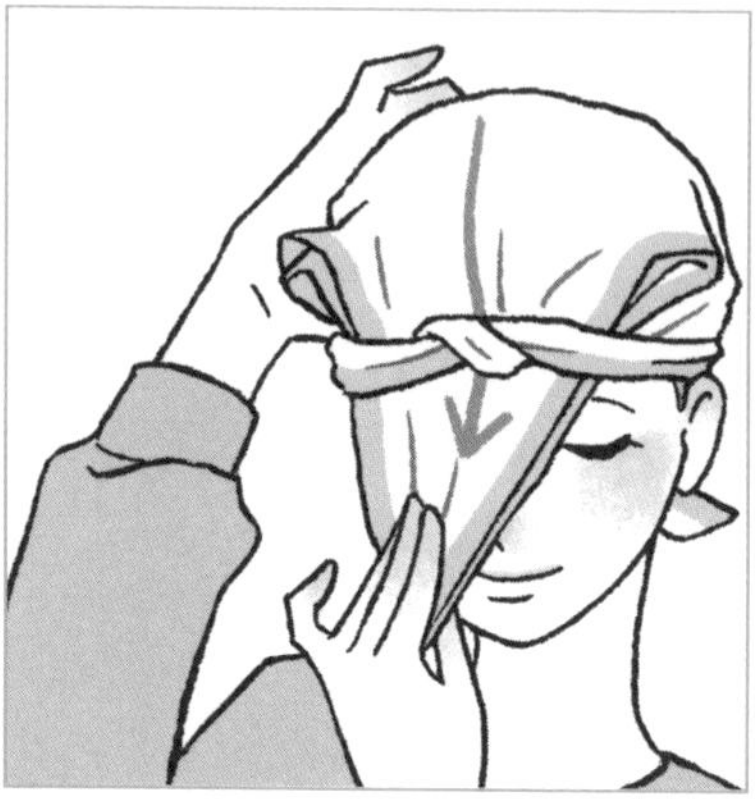

3 三角形の山の部分を前の結び目の下にくぐらせます。

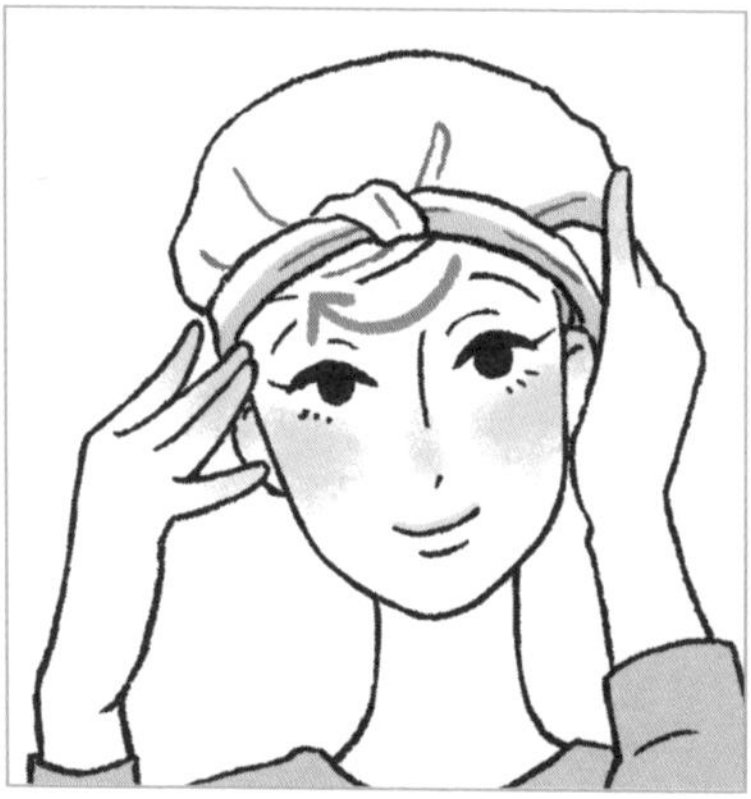

4 ③の手順で下に出た端を邪魔にならないように結び目に巻きつけて完成です。

髪の摩擦を防ぐ
お団子ヘアのつくり方

スカーフを巻くよりも簡単ですぐにできるのが「お団子ヘア」。
さっとまとめて寝るだけで、カールを崩さず、
摩擦からも髪を守れるのでおすすめです。

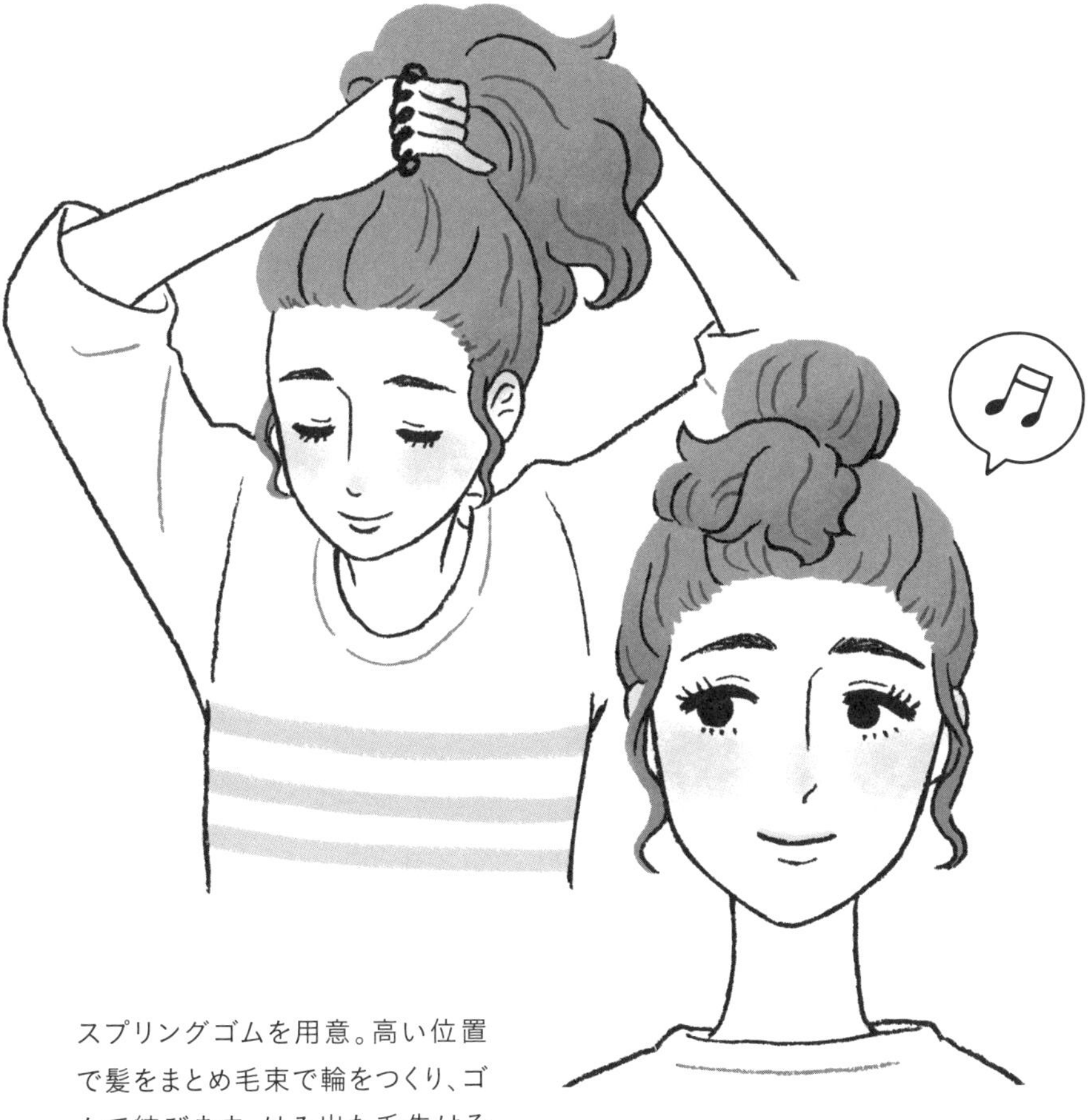

スプリングゴムを用意。高い位置で髪をまとめ毛束で輪をつくり、ゴムで結びます。はみ出た毛先はそのままにしておいてOK。

起きたあと、ヘアケアどうする？

朝、ヘアキャップやスカーフを外したとき、カールがきれいに残っていれば、特に何もせずに外出できます（ブラッシングはもちろんNG！）。スタイリングの時短が叶い、寝起きの大爆発した髪を見なくて済むので、メンタル面でもかなりラクになるはず。

朝の時間、ヘアケアをする余裕があるなら次のことをやってみましょう。

まず、ヘアキャップやスカーフを外したあと、頭皮をマッサージするときのように、指を立てて髪の根元でわしゃわしゃと動かし、軽く髪を立ててボリュームを持たせます。その後、スプレーボトルで水を髪全体に吹きかけて表面が湿る程度に髪を濡らしましょう。髪表面にあるジェルやクリームが復活し、髪に束感が戻ってくるはずです。

もしも、カールが崩れていて、きれいなカールを復活させたい！と思った場合は、次のページのメンテナンス方法を試してくださいね。

崩れたカールを復活させる「魔法のメンテナンス」

クセ活では、個人差はあれど最長で1週間（コイリーヘアの方、または髪型によっては1〜3週間）は髪を洗わないで過ごしてもOKとしています。シャンプーしない、つまりスタイリングしない期間が長くなってくると、どれだけ気をつけていてもカールがつぶれたり、浮き毛が出てきたりすることも。

ここでは、髪を洗わない日にカールをどう復活させるのか、カールのメンテナンス方法をお伝えしましょう。

カールが崩れてきたと感じたら、次のようなメンテナンスをしてみましょう。

まず、ミストタイプのスプレーボトルで髪に水をたっぷり吹きかけます。髪から水がしたたるぐらいしっかりと濡らしましょう。

手の上でジェル（洗髪後のスタイリング時ほどたくさんの量は必要ありません）と水を

よく混ぜ、髪をくしゅくしゅともむスクランチング（72ページ）をします。もしカールの弱い部分があれば、フィンガーコイリング（85ページ）、フィンガーローリング（86ページ）も試してみてください。浮き毛が目立っていたら、ジェルが残った手の平で髪を上から押さえると、髪全体がきれいにまとまるはずです。

たくさんのヘアケア製品が毎日髪に蓄積するのはよくないので、最低限のジェル&水で仕上げるのがポイント。ただ、どうしても保湿が気になる場合は少量のヘアクリームをつけるのはOKです。また、朝起きて髪がぺちゃんこになっていたら、一度髪を全部前に持ってきて、ばさっと一気に後ろに戻すだけでもだいぶ見た目が違うので試してみて。

カールがどれくらい持続するかは、その人のライフスタイルや気候によって変わるので一概にはいえませんが、一般的に夏場は汗や皮脂が出やすく、紫外線や冷房の風による乾燥があり、さらに湿度が高いため、特にカールが崩れやすい季節だとされています。

そのため、夏場はこのメンテナンスを多めに行うか、洗髪&スタイリングの機会を増やすのもよいですね。

ちなみに私は、夏場以外は週に1度、土曜日の朝に洗髪&スタイリングをしています。土曜日の午前中は自宅で作業をすることが多く、その前にスタイリングをしておくと、作業&身支度中に自然乾燥できるためです。髪がきれいにスタイリングできたら、その状態で土日を楽しく過ごすこともできます（夏場はプラス水曜日の夜か朝に洗っています）。

洗髪&スタイリングは自分の生活リズムに合ったかたちでＯＫ。参考にしながら、自分に合った方法を探してみてくださいね。

「髪は毎日洗いたい！」という方へ

本書では、洗髪の回数を少なくすることをおすすめしていますが、「そうしないと絶対にダメ！」というわけではありません。私の周りにも、毎日髪を洗いながらクセ活をしている方もいます。

クセ活は、自分が心地よいやり方で行うのが一番。自分と自分の髪にとってよいやり方なら、毎日洗髪しながらクセ活を行うのも、もちろんＯＫです！この項目では、毎日髪を洗いながらクセ活を行うときのポイントをご紹介します。

毎日髪を洗うときにも大事なのが、シャンプーの種類選びです。

ノープー・コーウォッシュと、ロープー（各種類に関しては94ページ参照）を織り交ぜながら使いましょう。特に、ノープー・コーウォッシュは、頭皮の油分をとりすぎないので、洗髪の頻度が高い方におすすめ。シャンプーは使わず、お湯ですすぐだけの湯シャンを取り入れる方もいますが、頭皮の油分をとらないという意味では湯シャンもよいと思います。また、シャンプー後は必ずトリートメントをしてくださいね。

「夜にお風呂で髪を洗い、そのまま何もつけずに寝たい」という方は、夜にノープー・コーウォッシュで髪を洗って、そのままスタイリングをせずにドライヤーで乾かしましょう。起床後に髪を濡らしてスタイリング（69ページ参照）すれば、きれいなカールが出るはずです。

ただ、睡眠時の髪の摩擦を防ぎたいので、スタイリングをしなかったとしても、就寝時にはできるだけ、102ページで紹介した「寝るときのヘアケア（シルクのピローケース、キャップなど）」を取り入れてくださいね。

Part

04

こんなときはどうすれば？
クセ活Q＆A

クセ活を実際に行うと、悩みや疑問も出てくるはず。
よく聞かれる疑問をピックアップし、
Q&A形式でお答えします！

Q 雨の日はスタイリングがうまく決まりません。どうすれば…？

A

雨の日は髪の毛が広がり、うねりやすくなりますよね。スタイリングが決まらず、毎日憂うつになる気持ち、よくわかります。

雨の日は湿度が高く、「髪の内部にある水分を吸いやすい細胞」が湿気を含んで膨らむため、髪のうねりが強くなりやすいのです。

髪型がうまく決まらない場合は、次のポイントに気をつけてスタイリングをしてください。ポイントは水分を閉じ込めることと、キューティクルをしっかり閉じることです。

具体的にはどうすればいいのか、簡単に説明していきますね。

まず、ヘアクリームをブラシなどを使って髪1本1本に浸透させるつもりで丁寧に塗りましょう。頭の表面だけに塗ると、内側の髪が膨らんでしまうので、内部までしっかり塗るために、ヘアクリップで髪をブロッキングするとよいでしょう。こうして、あらかじめ髪をしっかり保湿することで、湿気が入り込むすきをなくすのです。仕上げにオイルを薄く塗ってコーティングし、水分を閉じ込めます。オイルは水をはじく性質もあるのでおすすめです。

いくつかケアアイテムを使い分けている方もいるかもしれませんが、湿気の気になる日はグリセリン成分が含まれていない「グリセリンフリー」のものを選んでください。

グリセリンには水分を引き寄せて保つ性質があり、保湿剤の材料にもなっています。そのため、グリセリンの入ったアイテムを使うと、湿気を集め、髪を膨らませる恐れがあるのです。

何より一番大切なのは、完璧に髪を乾かしてから外出すること。キューティクルを閉じることで湿気をシャットアウトしましょう。ディフューザーつきドライヤーを使い、しっかりと乾かして。普段はカールをきれいに出すために下から上に持ち上げて乾かしますが、湿気対策のときはキューティクルがめくれ上がらないように上から下に乾かすことを心がけてください。

そして、76ページにも書きましたが、雨の日はジェルで固まった髪をほぐしすぎないのが重要です。髪をほぐしすぎると、カールが壊れやすくなります。

湿気が多い日、雨の日はここでお伝えしたことをぜひ試してみてくださいね！

Q 縮毛矯正のやめ方がわかりません

A 縮毛矯正をやめてから、地毛が十分に伸びるまでどれくらいかかると思いますか？人にもよりますが、だいたい1年半〜3年ほどだとされています。髪は1日約0・4㎜、1ヵ月で約1・2㎝程度伸びます。しばらくは半分クセ毛、半分ストレートのアンバランスな状態に耐えなければなりませんが、その移行期間を上手にやり過ごす方法をご紹介しましょう。

縮毛矯正をやめてから、1年半で地毛がだいたい22㎝伸びます。このとき伸びた髪を切り、ボブにすると、矯正のかかった髪とクセ毛が半々くらいになるはず。この状態で、ストレート部分にデジタルパーマやクリームパーマ（美容師さんと要相談）をかけて「全体をクセ毛のような状態」にあえてしたり、毛先だけヘアアイロンを使って巻いてみるのは、いかがでしょうか。

また、十分に髪が伸びるまでは、クセ毛部分をヘアアイロンで伸ばして全体をストレー

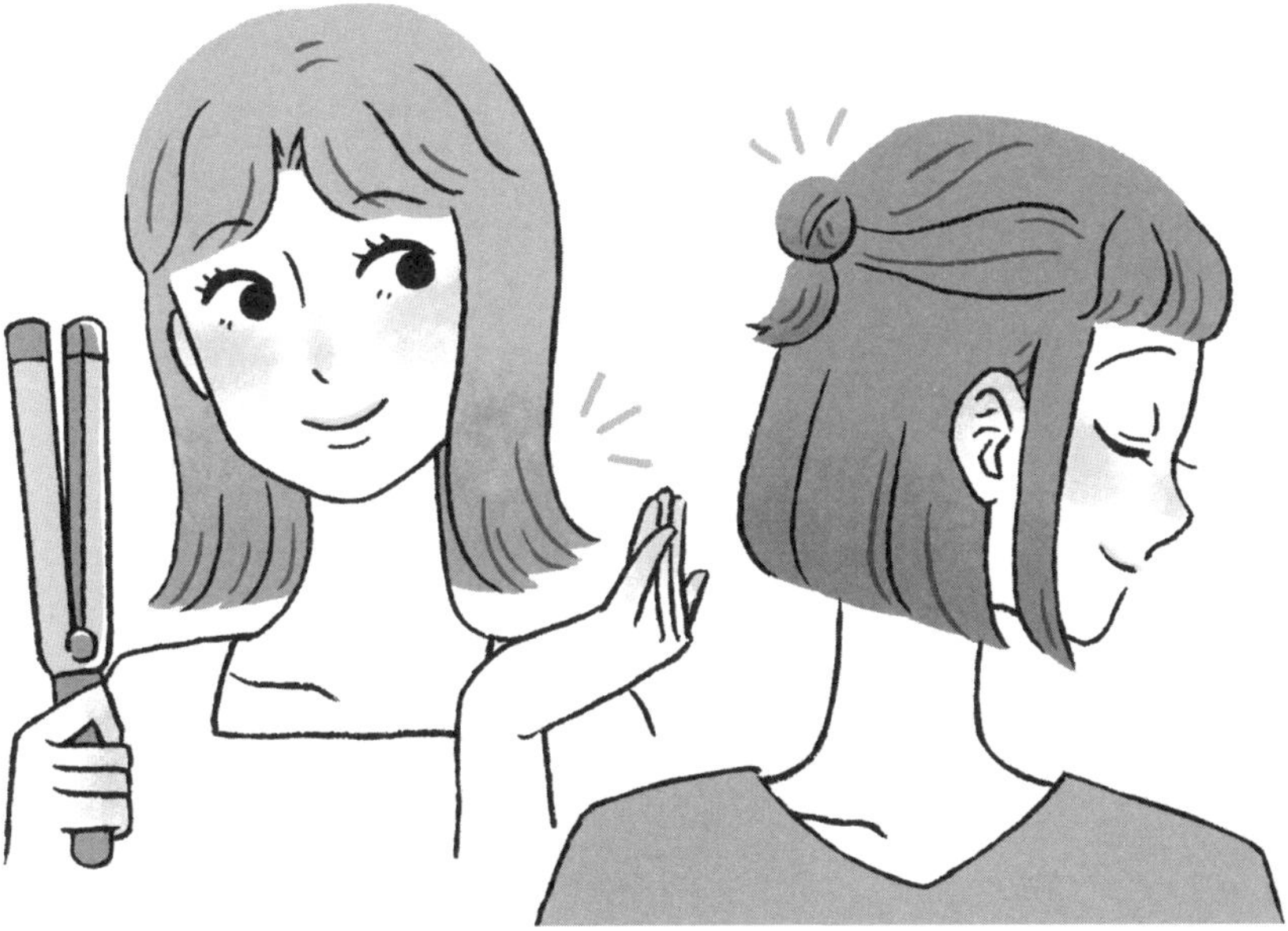

ハーフアップ、ストレートアイロンの使用などで移行期をしのぐ

トにし、その状態をしばらく保って移行期をしのぐ方法もあります。

ポニーテール・ハーフアップなどのヘアアレンジをし、顔周りや前髪だけにストレートアイロンをかける、帽子やスカーフで髪全体を覆うなどもひとつの手。

縮毛矯正をやめるとき、ある意味一番大事なのはメンタルです。伸びてきたクセ毛を見て耐えられなくなり、縮毛矯正をかけたくなるのをどれだけ我慢できるか。つらくなったら、髪のうねりが強いほど、クセ活のポテンシャルがあるということを思い出してくださいね。どうか意志を強く持って、この時期を乗り切ってほしいと思います。

Q サロンでは、どうオーダーしたらいいでしょうか？

A 縮毛矯正をやめても、カットのためにヘアサロンに行く方は多いでしょう。ただ、まだまだクセ毛を活かしたカットができる美容院の数は限られており（増えてほしい！）、オーダーに困る方もいるかもしれませんね。

サロンではどのようにオーダーすればいいのか…というご質問もよくいただくので、私のケースを踏まえながら、おすすめの方法をお伝えします。

私の場合はまず、髪を梳かないようにお願いをしています。髪を梳くと、先細りしてカールの見栄えが悪くなり、パサついて膨らむからです。根元付近からは、絶対に量を減らさないようお願いしてください。

そしてもうひとつ、「レイヤーを入れてほしい」とオーダーするのもおすすめです。レイヤーを入れることで、髪が毛先にむかって放射状に広がってぼってり見えることを防ぎ、丸みが出て、カールのよさが活かされるはず。お好みで多めにレイヤーを入れてもらうのはどうでしょうか。ただ、個人の髪質や顔型などによるところが大きいので、美容師さんと相談しながらよい方法を見つけられると一番いいと思います。

オーダーの仕方以外で、よく聞かれる質問には「サロンに行くときは、何もしない髪で行ったほうがいいのか、それともしっかりスタイリングした状態で行ったほうがいいのか」というものもあります。

私は完全に後者。つまり、スタイリングをした状態でサロンに行っています。そのほうが、普段どういうスタイリングをしていて、どんなスタイルを目指しているのかを美容師さんにわかってもらいやすいからです。また、「こういう仕上がりにしたい」というモデルとなるようなカールスタイルがあれば、その写真を持参できるといいですね。


最後にサロンでぜひ美容師さんに伝えてほしいことがあります。それが「髪にできるだけ触らずに乾かしてほしい」ということ。何もいわないと、手で髪を触りながら乾かされてしまうので、せっかくのカールが壊れてしまいます。ちょっと勇気がいるけど、クセ活で使っているジェルやヘアクリームを持参して、クセ活の話をしてみたり、自分でスタイリングをしてみたりするのもアリです。

美容師さんが興味を持って協力してくれたら、これからのクセ活ライフがさらに楽しく、ラクになるはず！

Q クセ毛が活かせる「おすすめのヘアアレンジ」はありますか？

A 私もやっている「おすすめのヘアアレンジ」が2つあるので紹介します！カーリーヘアとヘアアレンジは相性抜群。少し髪をまとめるだけでとてもゴージャスで、程よいゆるさが出ます。

くるっとまとめるだけ！

お団子ハーフアップ

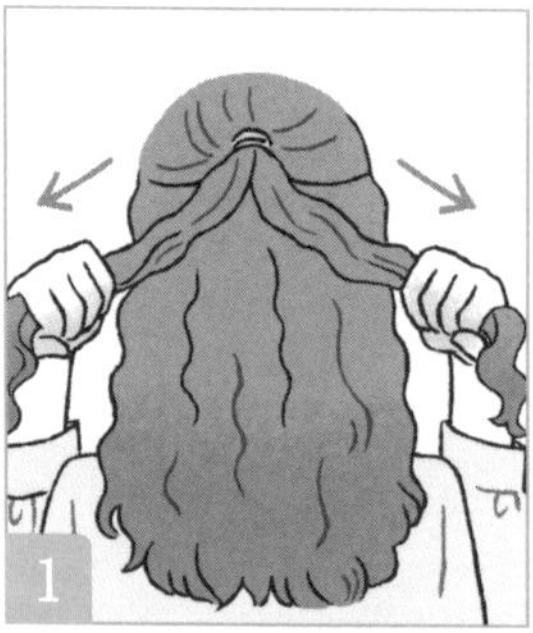

ヘアゴムを2つ用意。耳の上から髪をとり、高めの位置で髪を結び、結んだ髪を左右に分けます。

ひと味違った印象に

フェイク前髪風スカーフアップ

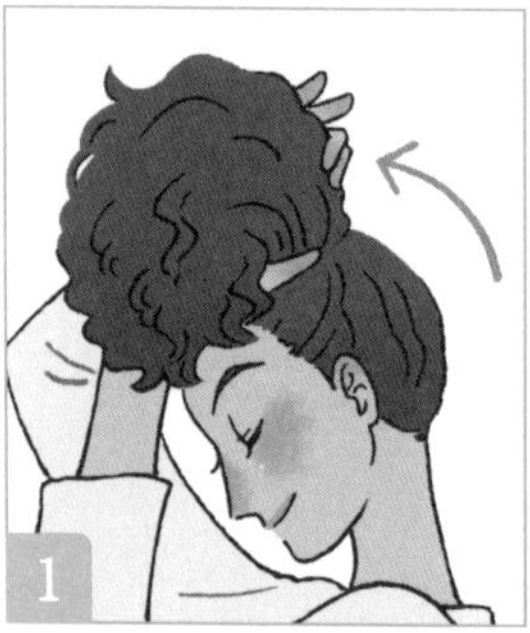

ヘアゴムと大判のスカーフを用意。ヘアゴムを使い、髪を頭の上で1つにまとめます。

こんなアレンジ！

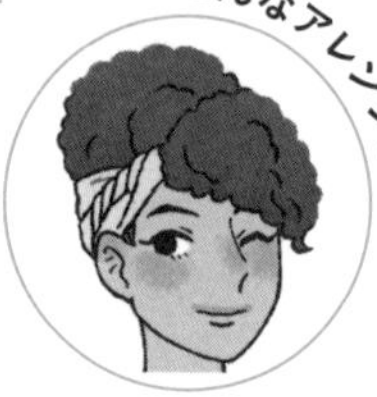

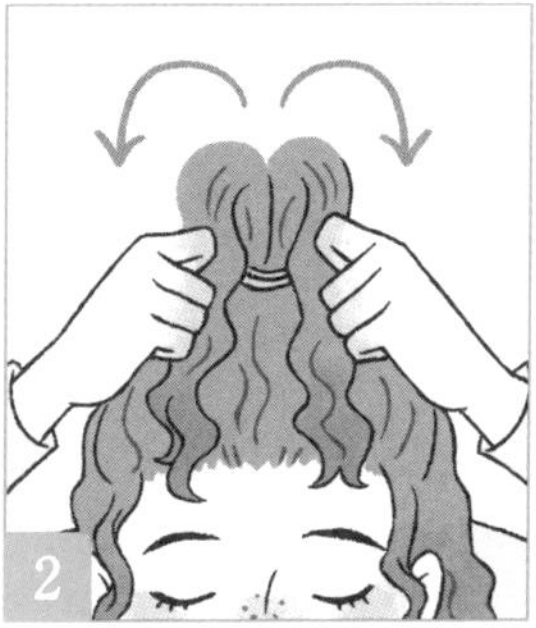

2つに分けた髪をそれぞれ下へ折り曲げ、折り曲げた状態で上からさらにゴムで結び、お団子をつくります。ゴムから髪を出します。

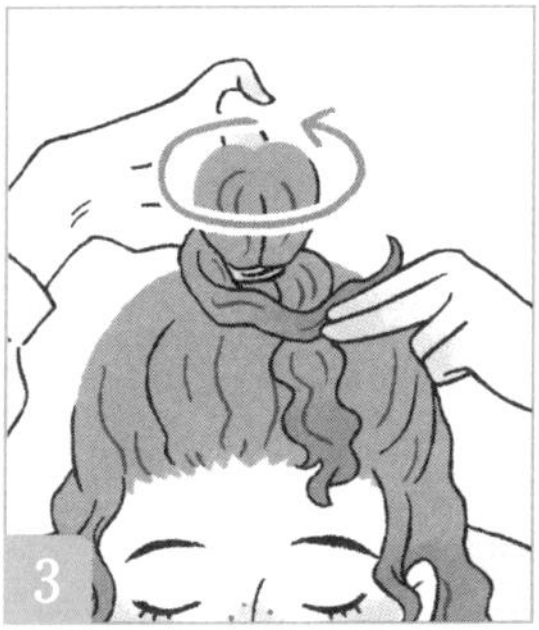

ゴムから出た髪（毛束）をお団子に巻きつけ、ゴムの中に入れます。長さが足りない方はそのままで。

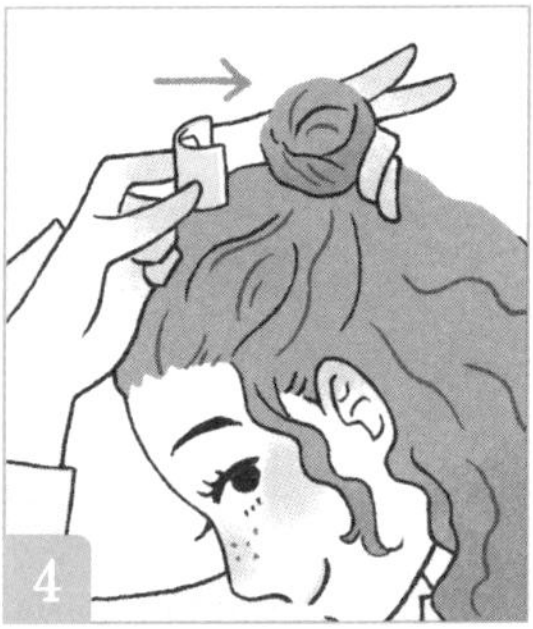

最後に、もしよかったらヘアフックを使ってみてください。さらに華やかさがプラスされます！

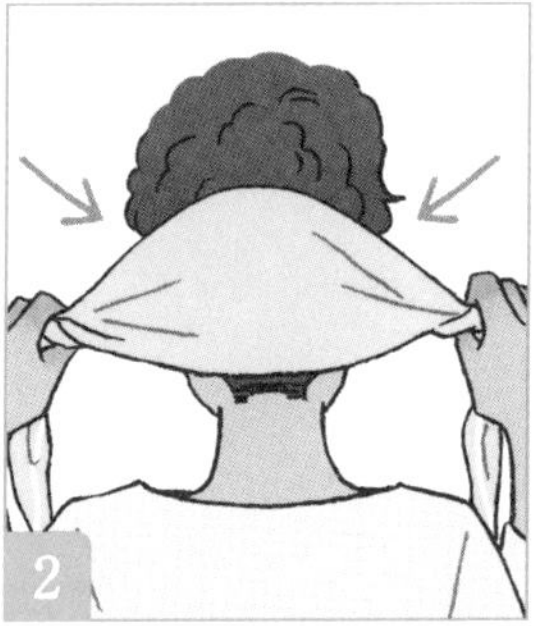

スカーフを折ります。まずは三角に折り、その状態で縦に二回折りましょう。細長くした状態で後ろから頭に巻き、スカーフの端を前方に持ってきます。

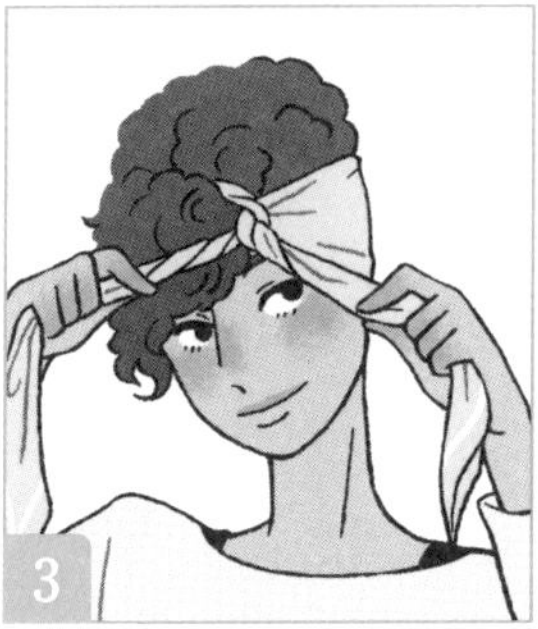

前方に持ってきたスカーフをぐるぐるとねじり、頭の横で交差させ、また後ろに持っていきます。

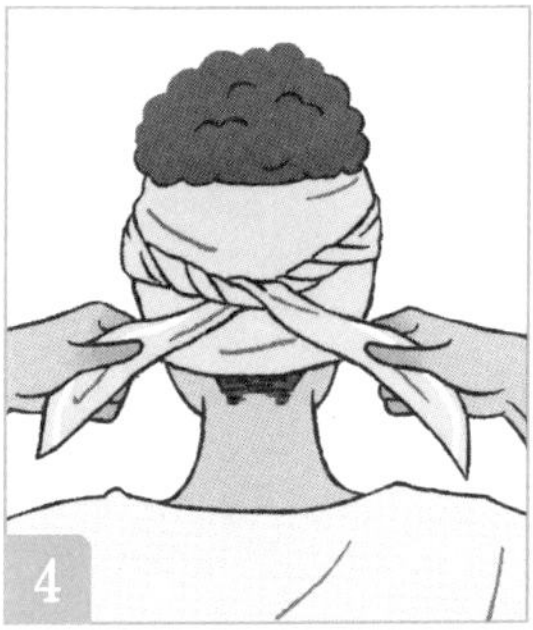

ねじったスカーフを、頭の後ろで結び、スカーフの端を結びめに巻きつけて完成です。スカーフから出た毛先が前髪のようになってかわいいので、ぜひ試してみて！

Q カールがうまく出ません。どうしたら？

A スタイリング時に髪がしっかり濡れていなくて、カールが出ないのかもしれません。自分で思っているよりかなり入念に髪の毛を濡らしてください。ただ、髪が細い人は、髪の毛が水の重たさで引っ張られている可能性も。その場合は、反対に水分をタオルなどでオフしてから、軽めのスタイリング剤を使ったほうがいいでしょう。

シリコーンやオイルなどが髪に蓄積（ビルドアップ）し、髪がダレている可能性もあります。その場合は、クレンジングシャンプーで髪を洗ってみましょう。

また、「カールは一日にしてならず」です。美しいカールを髪が覚えるまでには、時間がかかります。髪の傷みや乾燥が改善され、何度かスタイリングするうちに、きれいなカールが出るようになるはずなので、もしクセ活を始めたばかりであれば、もう少し時間が必要な可能性もあります。

もしも「スタイリングをしても、あの人のようなカールにならない」と思ったときは、次のことを思い出して。クセ活は、あくまであなたが本来持っているカールを活かすもの。

そのため、ウェービーヘアの人はクルクルのカーリーヘアにはなりません。ゴールが髪質によって違うこと、それ自体が個性であり、その個性を楽しんでいただけたらと思います。

前髪はカーリー、後頭部はウェービー…位置によってカールの強さが違います

A 一人の人の髪でも、部分的にクセの種類が違うのは普通のこと。気にしなくても大丈夫ですよ。私も部位によって、カールの強さが異なります。

また、頭皮の凝《こ》り、加齢による毛穴のたるみなどによって、髪の毛が出てくる毛穴の形が変わり、これまでと違う髪質のクセ毛が急に出てくることもあります。

もし、カールが弱い部分が気になる場合は、その部分だけ、フィンガーコイリング（85ページ）、フィンガーローリング（86ページ）をしてみてくださいね。

Q クセ活中、ブリーチやカラーをしてもいいですか？

A

「カラーやブリーチは髪にダメージを与える」。それは紛《まぎ》れもない事実です。また、カラーやブリーチをすることで、カールはダレて（伸びて）しまいます。

でも私自身も、クセ活をしながらカラーリングをしていますし、ダメージを引き受けられるのなら、個人の判断でカラーリングを楽しんでいいと思っています。何より、縮毛矯正中はダメージが怖いから大人しいカラーしかできませんでしたよね？ せっかくクセ活を始めたのだから、普段ケアを頑張っている分、思いきってやりたかったカラーに挑戦してもいいのではないでしょうか。

また、カラーでも特にメッシュやハイライトは、髪に立体感が出て、カールの美しさが際立つので、クセ活とは相性がいいはず。

もし、どうしてもダメージが気になるなら、植物性のヘアカラー剤であるヘナで染めるのはいかがでしょうか。ブリーチをしている髪なら、カラーバターというカラー剤を含むトリートメントを使うのもよいですね。

そして、カラーをしたらしっかりとケアを。

サロンのトリートメント（髪をストレートにする効果があるものなどは避けて）や、ホームトリートメントでケアしたり、カットもまめに行ってください。カットによって枝毛を取り除くことで、枝毛から髪が裂け、ダメージが広がるのを防げます。

Q クセ活をしたら、抜け毛が増えてきた気がします

A 抜け毛は誰にでもある当たり前の現象。意識していませんが、私たちの髪は、1日に70～80本ほど抜けているそうです（！）。

クセ活をしていると、ブラッシングをあまりしないし、髪を洗う頻度も減るので、髪を洗うタイミングでたくさん毛が抜け、「抜け毛が増えた！」と思われる方もいるかもしれませんね。抜け毛が増えたわけではなく、ただ毎日抜けていた髪の毛が落ちずに留まっていただけなので心配はいりません。

ただし、クセ活を始めて抜け毛が明らかに増えたのなら、使用しているヘアケア商品が合わないことも考えられます。また、毛穴に汚れが溜まったことで抜け毛が増える可能性も。その場合は月に一度のクレンジングシャンプー（94ページ参照）を試してみて。

また、女性は出産後、髪が抜けやすくなることも覚えておいてください。もしも、思い当たる原因がなく、考えうる対策をすべてとってみても、過剰な抜け毛が気になり、その原因がよくわからない場合は、皮膚科を受診するのが一番です。

Q クセ活を始めたら、頭皮がかゆくなる機会が増えました

A 頭皮がかゆいと感じたら、まず洗髪の機会を増やしましょう。頭皮がかゆいのに「シャンプーは髪がパサつくから」と我慢するのは、絶対にやめてください。

何度もお伝えしていますが、自分が心地いい状態でいられるために、そして自分のありのままの髪を好きになるために行うのがクセ活です。「洗わないのが正義」ではないので、

頭皮のかゆみをよく感じるのであれば、洗髪を。

また、アレルギーがある方や敏感肌の方は、頭皮についたスタイリング剤がかゆみの原因になることがあります。このため、スタイリング剤は髪だけにつけ、頭皮にはつけないことを徹底してください。

そしてもうひとつ、髪をしっかりと乾かしてから寝ることも意識してくださいね。スタイリングをしてから寝るときでも、髪をきちんと乾かすこと。髪を濡らしたまま寝ると、雑菌が繁殖しやすくなり、頭皮にかゆみが出ることがあります。

クセ活から少し話がそれますが、せっかくなので、頭皮のかゆみの原因と対策についてもう少しお話ししましょう。

かゆみの原因はさまざまですが、多くは免疫の低下などにより表皮の常在菌が過剰に繁殖することで起こるといわれています。この菌は誰でも持っているので、食生活や睡眠などを見直すことで、かゆみが改善する場合もあります。

髪を洗わないと、皮脂をエサにする常在菌も増え、かゆみを引き起こします。反対に洗いすぎによる乾燥が原因でかゆみが出てしまうことも。

もし、「毎日洗っていてもかゆい」という場合は、冒頭と反対の提案になりますが、あえて髪を洗う頻度を減らすのも手です。また、洗うときはロープーやノープー、コーウォッシュを取り入れるのもよいでしょう。水分を意識して多めに取り、頭皮を含む肌を潤してくださいね。

実は、ヘアケアアイテムの中には、かゆみを起こしやすいとされる成分もあります。「メチルイソチアゾリノン」「メチルクロロイソチアゾリノン」という防腐剤がヘアケア製品に入っていると、それがかゆみにつながることもあるので、それらが入っていないことも確認してみてください。

Q クセ毛を活かすようになってから、フケが増えた気がするのですが…

A 髪を洗う頻度をこれまでと比べて急に極端に減らしていないか、頭皮にヘアクリームやジェルをつけたりしていないか、すすぎが十分に足りているか、一度見直してみましょう。
もう1つ、髪を洗ったあと、マイクロファイバーの吸水キャップを長時間使用していないでしょうか。頭皮の蒸れがフケの原因になることがあるので、ある程度髪が乾いたらキャップを外すなど工夫してみてください。

グレイヘアでも、クセ毛を活かせますか？

A 白髪を隠さず、素敵に活かすグレイヘア。もちろん、グレイヘアの方でもクセ活はできますし、実際に両方を実践していらっしゃる方もいます。

白髪は年を重ねれば誰でもなるものであり、ありのままの自分を表現するという意味でグレイヘアの考え方は、クセ活とも共通しますね。

海外では、クセ毛を活かすグレイヘアの女性たちは本当にたくさんいます。「Curly gray hair」などで検索すると、あなたのスタイルに役立つ情報を得られるかもしれません。

また、国内でクセ活とグレイヘアを同時に楽しんでいるYukariさんに、グレイヘアとクセ活を楽しむコツを聞いてみました。次のページにまとめていますので、参考にしてみてくださいね。

グレイヘアとクセ活をうまく両立できると、すごく上品かつチャーミングな髪型を実現できるはずですが、悩むのはおそらく「移行期」。

まだ完全にグレイにはしたくない、まだらな髪が嫌という場合は、サロンで好みの髪色にするのもよいと思います。我慢して気に入らない髪色でいるよりも、テンションが上がる髪色でいるほうが、自分の髪を好きになれるはずです。

また、グレイヘア＋クセ毛活かしを実践する際は、ぜひハイライトも検討してみてください。グレイヘアとハイライトの相性は抜群。すごく美しいヘアスタイルになるはずです。

グレイヘアを実践している方の中には、白髪が黄色っぽくなるのが気になるという方も少なくありません。おすすめの対処法は、紫色の成分が含まれている紫シャンプーを使うこと。黄色の反対色である紫の色素を補うことで、ニュートラルな白髪に戻せます。

白髪は何らかの原因でメラニンが生成されない毛が生えてくることで起きますが、原因はよくわかっていません。そのため、根本的に治す方法はありません。ヘアカラーを何度も行うよりも、グレイヘアに以降しながらクセ活を行うのはすごくよい手だと思います。

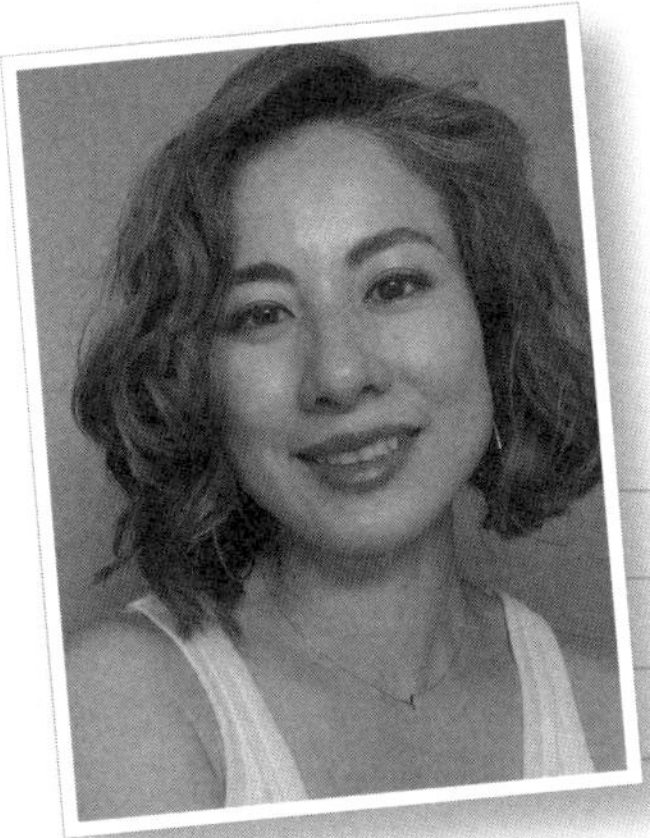

グレイヘアとクセ活を両立している Yukariさんの体験談

「縮毛矯正も、白髪染めも、もうやめよう」そう決めたのが5年ほど前。今では本当にどちらもやめていて、しかも5年前よりずっと、自分の髪が好きになっています。

私は過去、クセ毛に悩み、18歳から縮毛矯正をしていました。縮毛矯正をしている私をさらに悩ませたのが、30代から目立ってきた白髪。月に1度は染めないと、白髪が目立つので毎月美容院に行っていました。縮毛矯正をしていたため、髪のダメージが怖く、美容院で染めていたのです。

毎月の白髪染めに、数カ月に1度の縮毛矯正。出費がかさみ、時間もとられる中、ふと「これ、一生続けていくのかな…」と疲れを感じ、一気に両方を手放すことを決意しました。

そこで始めたのが、クセ活とグレイヘア活かし。たまたま同時に始めたのですが、実践してみてその相性がすごくいいことを実感しました。カールによって白い髪が目立たなくなり、さらにそこにハイライトを追加すると、雰囲気が出ておしゃれになるのです。クセ活中なら、カラーを楽しめるので髪全体を明るくして白髪を目立たせないようにもできます。昔は悩みのタネだったクセ毛と白髪ですが、今はこれが私だと思えるように。すごく気に入っているし、「私の髪って素敵！」と自信を持てるように。今の私が一番私らしいと胸を張っていえます。

クセ毛や白髪を隠していたのは、自分のためではなく、「周りの目から自分を守る」ためでした。そんなことに気づけたのも、クセ活とグレイヘア活かしを行ったからです。クセ活とグレイヘア活かしが、「自分を基準に生きる！」という大切な考え方に気づかせてくれたのです。

Q 子どもでもクセ活できる？

A 子どものクセ毛は本当にかわいらしいですよね。もちろんクセ活はできますが、PART2でご紹介した全過程を施す必要はありません。

幼いうちは、まだ髪に傷みがほとんどないので、ウェービーヘアやカーリーヘアの子はシャンプーとトリートメントだけでクセ活ができるはず。興味があれば海外のキッズ用のスタイリング剤をチェックしてみて。小学校に上がる頃になったら、ヘアクリームやジェルも加えてスタイリングの楽しさを教えてあげられるとよいでしょう。大人のクセ活と同じく、乾いた髪にブラッシングをするのは極力控えて、摩擦を減らしてくださいね。

反対に、トリートメントがたっぷりついた状態のときにはしっかりブラッシングをしてあげると◎。絡まりづらく、健康的な髪を保つのに役立つし、子どもも手触りのよい髪がお気に入りになるかもしれません。

そして、子どものクセ毛と、大人はどう向き合ったらよいのかも簡単にお話しさせてください。

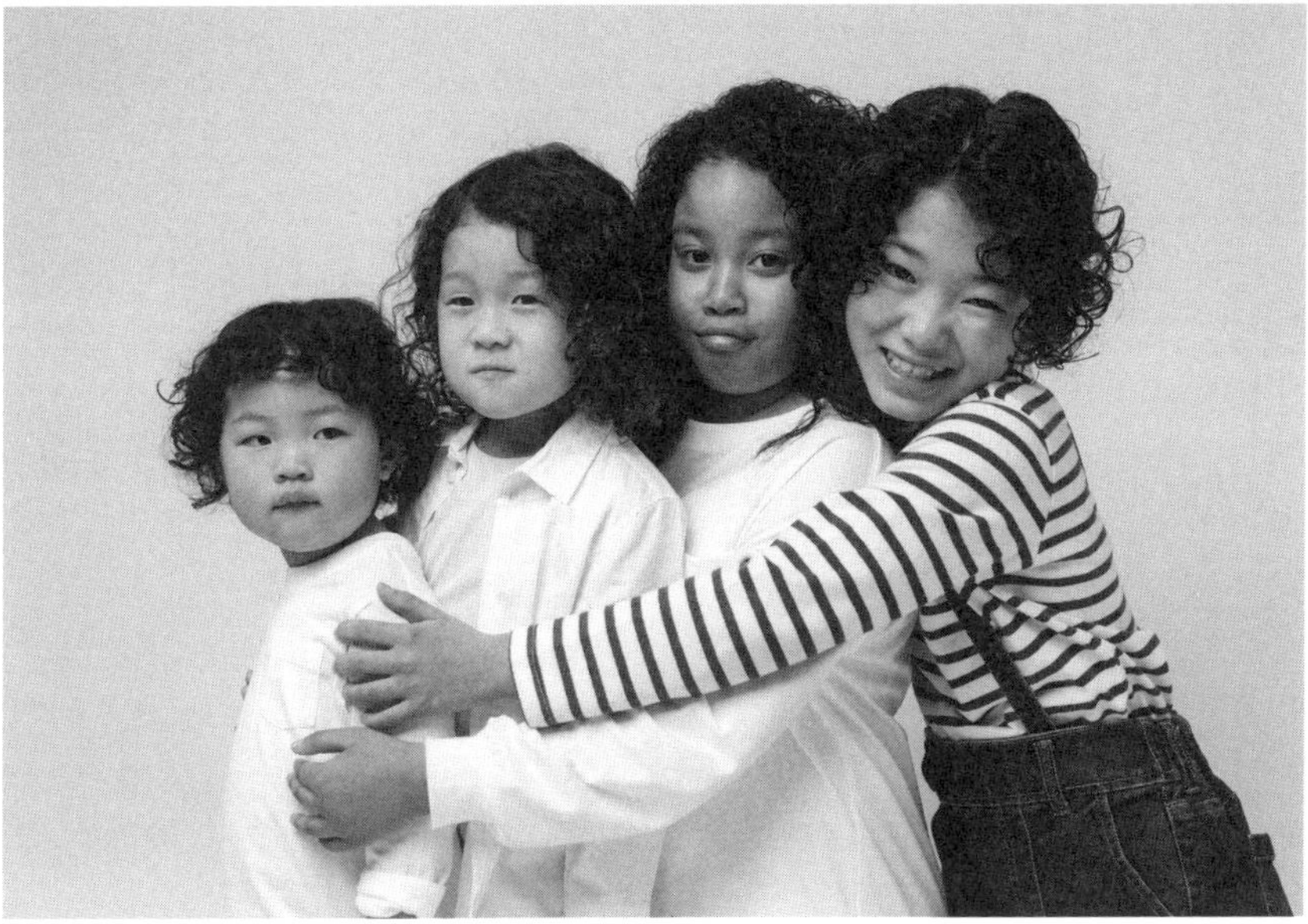

いずれ大きくなって本人が「縮毛矯正をしたい」というのなら受け入れてあげてほしいと思います。自分が好きな髪になるのが一番ですし、絶対にクセ活をしなさいというつもりはまったくありません。親の思いを押しつけるとクセ毛が嫌いになる可能性もあります。

ただ、世の中はまだまだ「ストレートヘアを目指そう」というメッセージでいっぱいです。

そんな中「あなたの持っているクセはとても素敵だよ。そのクセを活かす方法もあるんだよ」と示してあげることはとても大切だと思います。

そんなメッセージが子どもの心を軽くし、自分をまるごと肯定することにもつながるのではないでしょうか。

Q 髪全体のボリュームが出すぎてしまい、スタイリングがうまくいきません

A 本書のスタイリングを忠実に行うと、「カールが出すぎて、頭のシルエット全体が大きくなってしまう」という方がいらっしゃいます。髪の毛が膨らんだり、カールが強くなりすぎるのが嫌という場合は、次の方法を試してみてください。

❶ヘアクリームをなじませるとき（70ページ）、目の粗いブラシを使い、髪の毛を根元からとかす。このとき、上から下へ髪全体を押さえるようにしてとかすと、ボリュームを抑えられます。

❷スクランチング（72ページ）の回数を減らす。髪質によっては、少しのスクランチングできれいなカールが出る方もいます。そんな方が何度もスクランチングを続けると、髪全体のボリュームが出すぎて、まとまりのない髪になってしまうことがあるのです。

基本のスタイリングは、あくまでガイドライン。全員に当てはまるやり方ではありません。自分の髪に合った方法を見つける気持ちで、クセ活を楽しんでみてください！

クセ活で使えるシャンプーやジェルを手に入れるのが大変です

A 慣れていないと、クセ活で使えるアイテムを見つけるのはなかなか大変かもしれませんね。おすすめのアイテムを140ページにリストでまとめたので、参考にしてみてください。

クセ活を楽しむ方の中には、「自家製」のスタイリング剤やヘアケアアイテムを使う方もいます。次に代表的な自家製アイテムのつくり方を2つご紹介します。実は簡単につくれるので、ぜひ試してみてください。

フラックスシード（亜麻仁）ジェルのつくり方

【使い方】スタイリング時にジェルの代わりに使用。

【効果】簡単にきれいなカールをつくれる、髪にツヤとハリが出る、亜麻仁に含まれるビタミンEが髪のダメージを防ぐ。

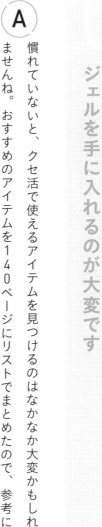

【用意するもの】フラックスシード、茶こし、フタつきの保存容器、水
【つくり方】
①小鍋に大さじ4杯のフラックスシードと、計量カップ2杯の水を入れて中火で煮る。くっつかないようによくかき混ぜ、水がゲル状になったら（2～3分後）火からおろす。
②かき混ぜながら冷まし、あら熱がとれたら茶こしでこす。ゲル状の部分だけ、保存容器に入れて冷蔵庫へ。使用前に2時間は冷やすこと。最大1週間冷蔵庫で保管可。

リンゴ酢リンスのつくり方

【使い方】シャンプー後に髪につけ、洗い流す。洗面器にリンゴ酢リンスを入れ、髪の毛を浸して2～4分置くのも。クレンジングシャンプーの代わりとしても使用可。リンゴ酢リンスのあとに、トリートメントやコンディショナーを使いましょう。
【効果】髪に蓄積した成分を除去する、カールにツヤやハリを出す。
【用意するもの】リンゴ酢（原料がりんごのみのもの）、水
【つくり方】ボウルに、大さじ2～4杯のリンゴ酢とカップ1杯の水を入れ、混ぜ合わせます。
※つくりおきができないので、つくったら一度で使い切りましょう。

「髪」から文化を守っていく ナチュラルヘアムーブメントについて

この本で紹介している「クセ活」の考え方やケア方法、テクニックも、ルーツをたどれば、黒人※の方々が生み出したクセ毛文化やクセを活かす技術にいきつきます。

彼らはアフロヘアやロックスヘアといったカールを活かしたヘアスタイルに誇りを持ち、ずっと昔から当たり前にクセを活かしていたというイメージがありませんか？　でも実は長らくストレートヘアしか許されないほどの、強烈な「ストレート主義」の圧力の中にあったのです。

「クセ活」とは切っても切り離せない関係にあるナチュラルヘアムーブメントについて、このコラムではアメリカに渡ることになった黒人の歴史とともに、髪の毛のケアやスタイルがどのように変化したかをご紹介します。

1619年ごろから始まった奴隷貿易によって、アメリカに連れて行かれた黒人たちにとって、変化していく社会の中で、ストレートヘアは、美しいというだけではなく、より良い生活へのアクセスを得るためのものでもありました。つまり、白人至上主義社会による黒人への抑圧が今よりずっと強かった時代、生活していくために白人の社会になじむため、そして白人の価値観による美の基準が織り混ざり、髪の毛をストレートにするための薬剤で施術をせざるを得ませんでした。この薬剤は頭皮や髪の毛にダメージを与えるものでした。

しかし1950年代から60年代、黒人差別の撤廃や社会における白人と同等の権利を求める運動（公民権運動）が起こり、その中で、抑圧の象徴ともいえる薬剤を使用したストレートヘアをやめる人々が現れました。

公民権運動の中のムーブメントの1つとして、そのままの髪質を活かしたアフロスタイルをする人が出てきたのです。黒人特有のカーリーヘアやコイリーヘアを隠さないことが自分たちの文化を肯定し、誇りや尊厳を取り戻すというメッセージを持つようになったのです。

こうした動きは人々に広まり、ありのままの自然なカーリーヘアやコイリーヘアを受け入れようとする「ナチュラルヘアムーブメント」が起こりました。

生まれ持った髪を隠さずに生きることは、精神的な抑圧から解放されること、そしてありのままで居場所を勝ち取るための戦いでもありました。

タブーを破るには、一体どれほどの勇気が必要だったのでしょう。

そして現在、若い世代を中心に自由をテーマにした新しい「ナチュラルヘアムーブメント」が起こっています。インターネットなどを使って情報交換をしたり、コミュニティをつくったりしながら、自分の髪を活かしたスタイルやアレンジを模索しています。

中でも注目したいのが、元々アフリカの文化として何千年も昔からあった「プロテクティブヘアスタイル」。プロテクトという言葉が示す通り、自分の髪を外気に触れる面積を減らすことで守り、潤いを保つ髪型のこと。例えば編み込みのスタイルのひとつであるコーンロウやロックスヘア、あるいは、エクステンションもこれに含まれます。この本を読んでくれたあなたにはもうおわかりの通り、カーリーヘアやコイリーヘアは乾燥しやすく、広がったり絡まったりしやすいので、このような髪を守れるヘアスタイルは合理的です。髪を大切にすることは、イコール自分の体をも大事にすること。そしてそのスタイルが、自分たちのファッションや文化を大切にすることにもつながっていくのです。

黒人の方たちが起こしたムーブメントは、本当の自分で生きる姿を見せることが社会を変える力にもなることを教えてくれます。たかが髪型、とはいえない、髪が持つ大きな力を思い知らされます。

一方、日本にも根強くストレート主義が存在していますね。同じストレート主義の話でも、当然ながら、黒人の方たちが命をかけて戦ってきたことと同様の文脈で語ることはできません。

ただ、冒頭に書いたように、私がここでご紹介している技術のほとんどが、元をたどればすべて黒人の方たちが生き延びるために生み出したものであることを踏まえ、そのことを改めてお伝えし、敬意を示したかったのです。

また、背景はまるで違いますが、日本のストレート主義から抜け出したいみなさんもとても大きな勇気が必要だと思っています。しかし、あなたがその勇気を見せることが、世間に大きな勇気を与える行いになることも知ってほしいと思い、ナチュラルヘアムーブメントのことをコラムにまとめました。

私は多様な人種の人たちが暮らすカナダで育ちました。多様な人がいるからこそ、自分のアイデンティティについて、そしてそのアイデンティティを大切にすることについて、学校やそれ以外の場で学ぶ機会が多くありました。

学びの中で、世界には、自分たちのアイデンティティを守るために、髪の毛を大切にするムーブメントがあることもこのときに知りました(これが、先に記載したナチュラルヘアムーブメントです)。髪で世界を変えていった人たちの活動や想いを知り、そのときに受けたインスピレーションが、私の価値観、人生観、そして自分自身のアイデンティティを考えることにもつながったのです。たかが髪、されど髪。その髪もあなたのアイデンティティの立派な一つです。少し難しいお話もしましたが、クセ活を語るうえで避けては通れない私の想いや歴史をここでまとめさせていただきました。

※黒人／白人という概念は奴隷貿易によって成り立っていたアメリカの経済を正当化するために生まれたもので、元々は肌の色のみで人を隷従させる慣行はありませんでした。ここでは、アフリカにルーツをもち、支配階級の「白人」と違う特徴的な髪質を持つ人たちのことを総称して「黒人」といいます。

おわりに

ここまで読んでいただき、ありがとうございました。クセ活メソッドはいかがでしたか？

もし、ちょっとでもワクワクしていただけたなら、とてもうれしいです。

「クセを活かす」という考え方自体に、この本ではじめてふれた方も多いかもしれませんね。

クセ活をするうえで、ぜひ覚えておいてほしいことがあります。それは、あくまでここに書いてあることは私が実践してよかった方法であり、私のおすすめの方法でしかないということです。人は生活習慣も、肌質も体質も十人十色であるように、クセ毛のタイプも十人十「髪」。だから、あなたにとってベストな方法をじっくりと探ってみてほしいのです。


クセ活のおもしろいところであり、難しいところは、スタイリングの結果が毎回同じではないところです。毎回違うカールが出るから楽しい。そんな気持ちで、クセ活をエンジョイいただけたらうれしいです。

また、「仲間がいたらもっと楽しいかも」と思ったら、ぜひSNSなどで他のクセ毛さんとも出会ってみてください。例えば、私のInstagramアカウントcurlygirl.rinをフォローしてくれている方はほとんどがクセ毛さんで、中にはオリジナルのクセ活メソッドやおすすめのヘアケア商品を紹介してくれている人もいます。そこであなたに似たタイプの人を探したり、こんな風になりたい！と思える素敵な人をフォローしたりすると一気に視野が広がるはず。勇気を出してあなたのクセ毛をアップしたら、自分では気づかなかったあなたのクセの素敵なところを教えてもらえたり、アイデアをもらえることもあるかもしれません（顔出ししないで、ＳＮＳを楽しんでいる方もたくさんいるので、ぜひ！）。

今まであなたのストレートヘアを見慣れていた周りの人は、あなたの新しいスタイルを見て、最初はびっくりするかもしれません。悪気なく「前のほうがよかったよ」なんていう人もいるかも。自分でも、今までと違いすぎて「やっぱり変？」と出かけるのをためらってしまうかもしれませんね。私も最初はドキドキしました。そんなときは、スモールステップでクセ活を試してみて。まずは家にいるときだけ、慣れてきたら休日にもやってみる、うまくいくようになったら平日も楽しんでみる…といったように少しずつ、クセ活テリトリーを広げていってみるのはどうでしょうか。

最後に、ここまで支えてくれたフォロワーのみなさん、カーリーヘア仲間のみんな、本当にありがとう！　クセ活を一冊の本のかたちにできたのは、みながいてくれたからです。

あなたはそのままで美しい。ありのままのあなたは最高。そのことをどうか忘れないでいてください。

あなたのカーリージャーニーに幸あれ！

＼ クセ活で使える！ ／

おすすめのアイテム一覧

Shampoo …… シャンプー

- LebeL／IAU　イオセラム クレンジング ロープー
- ナプラ／インプライム シルキースムースシャンプー アルファ ロープー
- N Brand／クレンジングクリーム ノープー
- MIMURA／シックスマジッククリーム ノープー

※シャンプーの種類分けは、あくまで本書内での定義となり、メーカーが提唱しているものとは異なります。

Treatment …… トリートメント

- ナプラ／ケアテクトHB カラートリートメントS
- OLAPLEX（オラプレックス）／No.3 ヘアパーフェクター
- THE PUBLIC ORGANIC（ザ パブリック オーガニック）／スーパーポジティブ 精油トリートメント

Cream …… クリーム

- Curly Me／カールクリーム
- KURURI HAIR／クルリ ナイトケア ヘアクリーム
- 松山油脂／アミノ酸ヘアクリーム
- 柳屋本店／ジェノス ヘアクリーム

Gel …… ジェル

- Curly Me／スタイリングジェル
- giovanni（ジョヴァンニ）／L.A. ホールドヘアスタイリングジェル
- Curlsmith／Curl Defining Styling Soufflé（カールディファイニングスタイリングスフレ）

Oil …… オイル

- YOU TOKYO／ヘアオイル
- ブランド未指定／椿オイル
- ブランド未指定／アルガンオイル
- ブランド未指定／ホホバオイル

＼ クセ毛を活かしたカットができる！ ／

おすすめの美容院

監修Hiroさんが代表を務めるサロン！

MEY TOKYO

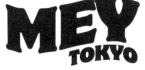

さまざまな国の方が来店するインターナショナルサロン。海外で経験を積んだスタイリストが多数在籍する。クセ毛を活かすカット・スタイリングに定評があり、全国からクセ毛に悩む方の予約が絶えない。

住 東京都渋谷区神宮前1-9-8 KI-438ビル2F-B
☎ 03-6804-1919

Nepenji はなれ

NYのカーリー専門店で勤務したCurly specialist(Kiyoko)が在籍。ひと束ひと束のカールを活かすため、ドライカットを行うのが特徴。おうちでもきれいにカールが出せるようヘアケア方法を伝えてくれる。

住 東京都渋谷区恵比寿南2-5-2 TYフラッツ1F
☎ 03-5720-8292

Fam（美容師・ヘアメイク）

FU株式会社代表取締役。GARDEN、Unamiでの勤務を経て、現在はフリーの美容師として活動中。クセ毛を活かしたカット・スタイリングを行ったお客様は5万人以上。クセ毛のスペシャリストとして雑誌などのメディアでも活躍。

予約方法 公式LINE「藤田ファム」にて予約可。

chill hair

年間4000名以上のクセ毛さんをカットする「クセ活カット」の創始者が在籍。ひとりひとりが持っている"素材美"を活かすヘアデザイン、高い技術が評価され、テレビなどのメディアでも取り上げられている。

住 大阪市中央区南船場4丁目13-11　ミフネ南船場ビル4F
☎ 0120-154-262

Hair Room Ginza

梳きばさみは使わず、ニューヨークドライカットを行う。クセ毛を活かす、多毛を落ち着かせる、きれいなシルエットのショートをつくるなど、お客様の悩み解決に特化したプライベートサロン。

住 東京都中央区銀座3-11-16 日向野ビル2F
☎ 080-4182-0408

Chlori

再現性の高いヘアデザイン技術と、クセ毛を活かすカットが話題の美容院。ヘアカットのみならず、トリートメント、ヘッドスパなどのヘアケアメニューも豊富。

住 大阪府大阪市東淀川区東淡路4-18-12 トライアングルビル2F
☎ 06-6990-8100

Lily

東京表参道にある美容院。顧客の100%がクセ毛であり、クセ毛の扱いに長けた「クセ毛マイスター」野坂信二が在籍。乾かすだけで決まる再現性の高いカット・クセ毛を活かしたカットに定評がある。

住 東京都渋谷区神宮前5-15-11 1F・2F
予約方法 kusegemeister_notch1221@yahoo.co.jpにメール。

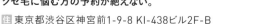

Curly Meの紹介

Curly Me について

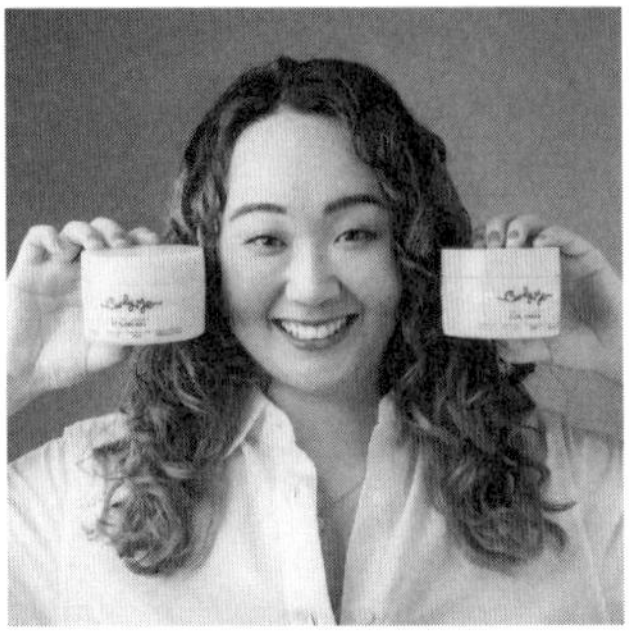

Curly Meは、日本発のカーリーヘアブランド。ブランド名には、使っていただく方に「カーリーなところも私の個性で大好き！」と思ってもらいたいという想いが込められています。「メソッドはあるのに、クセ毛を活かす日本の商品がない」と思っていた私、Curly Girl Rinがクラウドファンディグとさまざまなフォロワーさんの協力を得てつくったブランドです。植物由来の成分（できるだけ自然由来・日本由来のもの）で、日本の気候、アジア人の髪、ライフスタイルに合わせた商品をお届けしています。

Curly Me 商品一覧

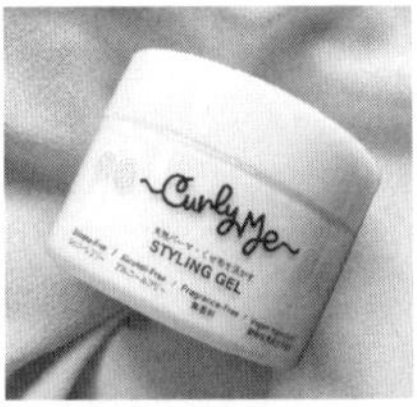

スタイリングジェル　180g/1個

Curly Me一番人気の商品。発売1年未満で約2万個を売り上げました。天パを活かしてきれいなカールにできるスタイリングジェル。濡れた髪にもみ込むようにして使います。自然由来の保湿・ダメージ補修成分を配合し、貴重な水分を閉じ込めながら天パやクセ毛を活かして、整えます。カーリーガールメソッドでも使えるジェルになっています。

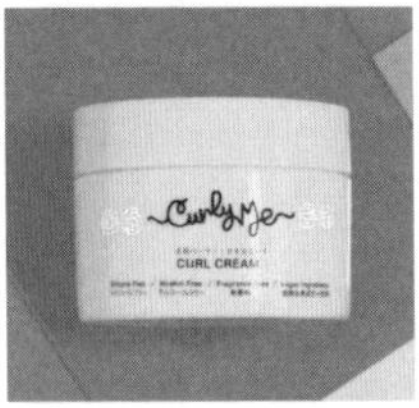

カールクリーム　180g/1個

クセ毛の扱い方に悩んでいる方にピッタリのクリームです。ジェルをつける前の濡れた髪に使います。塗り込むことで、毛先までしっとりまとまり、浮き毛なしのカールになります。保湿効果が高く、ツヤのあるカールを出すのに向いています。こちらもカーリーガールメソッドフレンドリーな商品です。

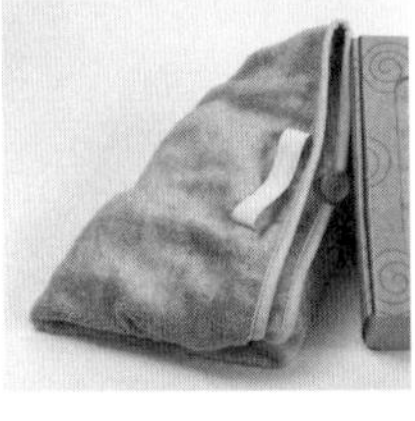

バンブーヘアタオル　長さ105㎝×幅60㎝

バンブーファイバー（竹繊維）と綿をブレンドしたタオル。吸水、速乾性、抗菌力に優れていて、肌触りもやさしいので髪への負担も少なく、切れ毛が少なくなる効果も。ボタンがついているので、ケープとしても使え、背中や首を水やスタイリング剤から守ってくれます。

※商品の詳しい素材・価格はwebサイトをご参照ください。

お買い求め方法

右記サイトよりお買い求めいただけます。 https://www.curlyme.jp/

著者 Curly Girl Rin（カーリーガールリン）
毛髪診断士。クセ毛を活かすブランド「Curly Me」オーナー。天パ歴31年。クセ毛を活かす方法「Curly Girl Method」を実践したところ、天パがきれいなカールに変わり、涙が出るほど感動する。同じような髪の悩みを抱える人へ「クセ毛を活かす方法」を届けたいと、2020年からSNSでの活動を始める。
Youtube https://www.youtube.com/@curlygirlrin **Instagram** @curlygirl.rin **TikTok** @curlygirlrin **Twitter** @curlygirlrin

監修 Hiro（ヒロ）
MEY TOKYO代表。クセ毛を活かすカット、ヘアケア、スタイリング法に造詣が深く、予約が絶えないトップスタイリスト。

参考文献・参考サイト

『化粧品辞典』日本化粧品技術者会 編（丸善株式会社）／『改訂版 ヘアサイエンス――毛髪診断士認定講習会テキスト』木嶋敬二 監修、木嶋敬二・伊藤雅章・乾重樹・中谷靖章・山内力 執筆（公益社団法人日本毛髪科学協会）／『ヘアケアってなに？ 美しい髪・健康な髪へのアプローチ（改訂新版）』花王株式会社ヘアケア研究所 著（繊維社企画出版）／『美肌成分事典』かずのすけ・白野実 著（主婦の友社）／『シャンプーをやめると、髪が増える 抜け毛、薄毛、パサつきは“洗いすぎ”が原因だった！』宇津木龍一 著（角川書店）／『美容皮膚科医が教える大人のヘアケア再入門』吉木伸子 著（青春出版社）／『美容師のケミ会話』前田秀雄（のりこ美容室）著（髪書房）

https://www.naturallycurly.com/curlreading/wavy-hair-type-2/3-ways-to-figure-out-your-hair-density-once-and-for-all
https://jessicurl.com/pages/porosity
https://www.buzzfeed.com/patricepeck/12-things-you-should-know-if-your-natural-hair-is-always-dry
https://www.outlookindia.com/outlook-spotlight/the-best-hair-oils-for-curly-hair--news-268717
https://www.kao.com/jp/haircare/hair/
https://www.womenshealthmag.com/jp/beauty/a41286423/silk-pillowcase-20221005/
https://www.aujua.com/media/archives/1083
https://cosmetic-ingredients.org/

もう天《てん》パで悩《なや》まない！
あなたのクセ毛《げ》を魅力《みりょく》に変《か》える方法《ほうほう》

2023年7月25日 第1刷
2023年10月5日 第2刷

著者 Curly Girl Rin《カーリー ガール リン》
監修 Hiro《ヒロ》
発行者 小澤源太郎

責任編集 株式会社 プライム涌光
電話 編集部 03(3203)2850

発行所 株式会社 青春出版社
東京都新宿区若松町12番1号〒162-0056
振替番号 00190-7-98602
電話 営業部 03(3207)1916

印刷 大日本印刷 製本 大口製本

万一、落丁、乱丁がありました節は、お取りかえいたします。
ISBN978-4-413-11398-4 C0077